간호에서의

이론개발전략

Strategies *for* THEORY CONSTRUCTION *in* NURSING

Sixth Edition

STRATEGIES FOR THEORY CONSTRUCTION IN NURSING 6th Edition
by WALKER, LORRAINE OLSZEWSKI; AVANT, KAY COALSON
ISBN: 9780134754079

간호에서의 이론개발전략 6판

Strategies for Theory Construction in Nursing sixth edition

2021년 9월 5일 1판 1쇄 인쇄
2021년 9월 10일 1판 1쇄 발행

지은이 | Lorraine Olszewski Walker · Kay Coalson Avant
옮긴이 | 이인숙 · 조순영 · 김상희
펴낸이 | 김진환
펴낸곳 | 학지사메디컬 HAKJISA MEDICAL
04031 서울특별시 마포구 양화로 15길 20 마인드월드빌딩
대표전화_ 02-330-5188 팩스_ 02-326-0338
등 록 | 2010년 2월 8일 제313-2010-36호
메 일 | hakjisamd@hakjisamd.co.kr
홈페이지 | http://www.hakjisamd.co.kr

ISBN 978-89-6069-960-1 93510

가 격 | 25,000원

간호에서의

이론개발전략

6판

Lorraine Olszewski Walker · Kay Coalson Avant 저

이인숙 · 조순영 · 김상희 공역

Strategies *for* THEORY CONSTRUCTION *in* NURSING

Sixth Edition

Pearson

학지사메디컬
HAKJISA MEDICAL

역자 소개

이인숙　　창원대학교

조순영　　국군간호사관학교

김상희　　연세대학교

역자 서문

이 책은 저자들이 서문에서 밝힌 것처럼 이론개발을 처음 접하는 학생들에게 간호학의 이론개발에 관한 참고자료를 제공하는 것이다. 역자는 2005년 대학원에서 간호이론개발을 수강하면서 간호지식체 개발 개념과 방법에 대한 난해함으로 힘겨워했던 기억이 아직도 선명하다. 이 책은 2008년 Walker와 Avant의 Strategies for Theory Construction in Nursing(4판)이 한국어로 처음 번역된 이래로 3번째 작업이다. 이번 제6판 번역작업에는 참여하지 못하셨지만 처음 제4판이 번역될 당시 "읽히는 책"이 되어야 한다며 한 문장 한 문장을 심사숙고하고 제자들과 줄탁동시(啐啄同時)해 주셨던 오가실 교수님께 역자들은 무한한 감사과 존경을 바친다. 교수님의 번역문장을 초석으로 이번 번역작업이 수월할 수 있었음을 고백한다.

Walker와 Avant의 Strategies for Theory Construction in Nursing은 간호이론개발에서 실제적으로 활용할 수 있는 전략들을 기술하고 있어 간호이론에 관심이 있는 연구자들에게 유용할 것이다. 또한 간호이론개발을 처음 접하는 대학원생들에게도 구체적인 이론개발전략을 공부하는데 도움이 될 것이다. 역자들은 번역을 하면서 한글로 번역하였을 때 의미전달이 잘 되지 않는 경우에는 외래어를 사용하였으며, 자세한 설명이 필요한 경우 주석으로 표기하여 독자들이 읽고 이해하는데 어려움이 없도록 보완하였다. 독자들이 효과적으로 간호이론 개발전략을 학습하는 데 도움이 되기를 바란다.

COVID-19 팬데믹으로 변화된 일상으로 인해 서울, 대전, 창원에 흩어져 있는 역자들이 함께 하는 시간을 갖기 어려워 번역작업을 시작하는데 오랜 시간이 걸렸고 진척도 쉽지 않았다. 그럼에도 불구하고 온라인 회의를 통해 함께 번역하고 번역된 한글 개념이나 문장에 대해 함께 고민하고 토론했던 역자들에게 감사의 말씀을 전한다. 또한 책이 완성되기까지 긴 시간 동안 함께해 주신 학지사메디컬 관계자에게도 감사드린다.

한편, 간호학자로서 아직 이렇다 할 간호이론의 개발 결과물을 내놓지 못함에 부끄러움도 있다. 관심개념을 잘 탐구하고 발효시켜 간호이론을 개발하게 될 날을 소망한다. 또한 머지 않은 미래에 우리나라 간호학자에 의한 이론개발서가 출간되기를 기대하면서 번역서를 내놓는다.

2021년 8월

역자 대표 **이인숙**

저자 서문

이 책의 목적은 초판과 같이 독자들에게 간호학의 이론개발에 관한 참고자료를 제공하고자 하였다. 특히, 이론개발에 대해 처음 접하는 초보자로서의 학생의 요구를 고려하려고 노력하였다. 이론개발 주제에 관해 복잡한 철학적, 메타이론적(metatheoretical) 작업을 시작하는 것은 이전에 이론을 접해 보지 않은 학생들에게는 혼란스러울 수 있을 것이다. 그런데 최근에는 더욱 간호이론개발에 대한 관심이 전 세계적으로 고조되고 있으며, 간호사도 이론과 실무와의 관련성을 찾기 위해 노력하고 있는 추세에 있다. 간호대학 학생의 교육적 배경이 점점 더 다양해지고, 간호학과 및 대학원 과정이 생기면서 다양한 교육진로를 반영하고 있다. 우리는 이러한 수많은 변화요인을 고려하여 각 장의 내용을 업데이트하였고, 독자들은 제 1, 2, 13장의 이론개발과 제 3장부터 제 12장까지의 개념, 문장, 이론개발의 전략에서 추가된 내용을 확인할 수 있다.

제 1장은 간호이론개발에 영향을 미치는 새로운 트렌드와 간호이론개발에 대한 글로벌 관점, 대상인구중심(population-focused), 영역중심(domain-focused) 이론에 관한 관점뿐만 아니라 간호이론개발의 역사적 맥락을 제공한다. 또한 제 1장에서 간단한 용어 해설과 몇몇 성찰활동(reflective activities)도 제공하였다. 제 2장은 실무에서 역동적 관계에 대한 간호 지식과 이론을 고려한다. 먼저 어떤 현상의 이론이 간호사정과 중재를 어떻게 이끌어갈 수 있는지를 설명하였고, 근거기반실무, 실무기반근거, 정보학과 실무와 간호이론의 연계를 포함하여 간호지식개발과 관련된 다양한 주제를 다루었다. 또한 개념, 진술 및 이론개발을 위한 전략을 고려한 후 제 13장에서는 개념, 진술 및 이론의 검증 및 테스트를 다룬다. 간호지식의 중심 관심사에 대한 새로운 섹션이 1952년 간호연구에서 시작되어 현대 지식개발의 70년 동안 간호가 발전함에 따라 제 13장에 추가되었다.

이전 판처럼 제 3장은 이론구축 전략의 선택을 위한 틀을 제공한다. 그 다음으로 제 2부의 제 4, 5, 6장에서 각각 개념, 문장, 이론과 관련된 유도전략을 다루었고 마찬가지로 제 3부는 개념, 문장, 이론과 관련된 합성전략을, 제 4부는 분석전략을 설명하고 있다.

어떤 독자들은 개념분석과 같이 단 하나의 전략에만 중점을 두기를 원할 수도 있겠지만, 우리는 일반적으로 개념부터 문장, 이론으로의 적용이 익숙해짐에 따라 이론개발의 전략을 사용하기가 더욱 쉬워진다고 생각한다. 따라서 다양한 전략 사용에 관한 최신 목록과 사례를 제시하였고 비교적 덜 사용되는 전략에도 전형적인 예를 제시함으로써 이해를 높이고자 하였다.

6판에서 추가된 내용

- 학생의 요구와 관심을 각 장의 내용과 연결 짓기 위하여 "이 장을 읽기 전에"를 각 장마다 제시하였다.
- 이론유도, 이론적용, 이론분석을 구분하는 새로운 틀은 학생들이 각각의 전략에 대한 새로운 이론개발을 학습하는데 도움을 주리라 기대한다.
- 제 3장에서 제시한 실무 학문으로서의 간호발전에 개념이 미치는 역할에 대한 논의를 제시하였다. 이는 과학철학자로부터 시작하는 문헌을 접하며 혼란에 직면할 학생들에게 간호학의 개념개발에 대한 이해를 확대할 수 있으리라 기대한다.
- 유도, 합성 및 분석 전략과 관련된 이론 작업에서 새로운 예시를 제시하였다. 이러한 예시를 통하여 학생들은 새로운 이론 개발을 위한 각각의 전략을 학습하는 데 도움이 될 것으로 기대한다.

6판과 이전 판 출판에 여러 방면을 통해 기여해 준 동료, 학생, 가족들에게 감사드린다. 물론 Maggie Hank와 Appleton-Century-Crofts의 선임 간호편집장인 Charles Bollinger가 이 모든 것을 가능하게 하였고 특히 Charlie, 언제나 그렇듯이 정말 고마워요.

마지막으로 이번 6판을 가능하게 해준 Pearson Education의 직원들, Barbara Price, Ashley Dodge, Pamela Fuller, Zoya Zaman에게 특별히 감사드린다. 개정된 각 장을 읽고 우리의 비전보다 더 나은 판으로 만들 수 있도록 도전하게 해준 외부 감수자들에게도 특별한 감사를 드린다.

Antonia Arnaert, RN, MPH, MPA, PhD
McGill University
Ingram School of Nursing
Montréal, Quebec, Canada

Ann M. Bowling, PhD, RN, CPNP-PC, CNE
Associate Professor
College of Nursing
Wright State University
Dayton, Ohio

Cynthia Brown, DNS, RN, AHN-BC, CNE
Associate Professor
Tanner Health System School of Nursing
University of West Georgia
Carrollton, Georgia

Latefa Dardas, PhD, PMHN
The University of Jordan
School of Nursing
Amman, Jordan

Dr. Margaret G. Landers, PhD, MSc, FFNRCSI, BNS, RNT, RGN, RM
University College Cork
School of Nursing and Midwifery
Brookfield Health Science Complex
Cork City, Ireland

Merav Ben Natan, PhD, RN
Hillel Yaffe Medical Center
Pat Matthews School of Nursing
Hadera, Israel
Tel Aviv University
Department of Nursing
Hadera, Israel

Norma Ponzoni, N, MScN, MEd, PhD(c)
McGill University
Ingram School of Nursing
Montréal, Quebec, Canada

Brandon N. Respress, PhD, RN, MPH, MSN
Assistant Professor-Clinical Track
University of Texas
Arlington, Texas

Bertha Cecilia Salazar-González, PhD, MHED, BNS
Universidad Autónoma de Nuevo León
School of Nursing
Monterrey, Nuevo León (N.L.), México

Ethel Santiago, EdD, RN, CCRN

Assistant Professor

Tanner Health System School of Nursing

University of West Georgia

Carrollton, Georgia

Catherine Witt, PhD, NNP-BC

Associate Professor, Coordinator NNP Program

Loretto Heights School of Nursing

Regis University

Denver, Colorado

L.W.

Austin, Texas

K.A.

Waco, Texas

차례

PART 1 이론 및 이론개발의 개관

PART 2 유도전략

PART 3 합성전략

CHAPTER 07 개념합성

CHAPTER 08 문장합성

CHAPTER 09 이론합성

PART 4 분석전략

CHAPTER 10 개념분석

CHAPTER 11 문장분석

CHAPTER 12 이론분석

PART 5 이론에 대한 전망과 신뢰

CHAPTER 13 간호지식체 개발의 범위와 신뢰성 평가: 개념, 문장, 이론

PART

1

이론 및 이론개발의 개관

OVERVIEW OF THEORY AND THEORY DEVELOPMENT

제 1부에서는 간호이론개발의 역사, 쟁점, 용어에 대한 배경, 이론과 실무와의 연계, 이론개발전략의 개관에 대하여 기술하였다. 제 1장에서는 간호이론의 주요 측면을 역사적인 시각으로 요약하였다. 간호이론의 네 가지 수준을 소개하고, 각각의 수준에서 이론적 기여와 쟁점을 요약하고 대상인구 및 영역중심 이론과 모델도 설명하였다. 간호이론개발과 관련된 세계적인 경향도 간단히 소개하였다. 간호학적 사고에서 개념적으로 획기적 사건이 된 실체이론(substantive theories) 또는 개념적 모델에 대한 추가적인 고찰과 요약은 Fawcett(1993, 1995), Fawcett과 DeSanto-Madeya(2013), Riehl과 Roy(1980), Fitzpatrick과 Whall(2005) 등의 저술에서 볼 수 있을 것이다.

제 2장은 간호실무에 영향을 미치는 간호지식과 이론에 초점을 두었다. 이 장은 간호사정과 간호중재를 위해 이론이 어떻게 사용되는지를 보여주는 것으로 시작하여 이론개발을 위해 근거기반실무(evidence based practice, EBP)와 실무기반근거(practice based evidence, PBE)의 도구로 사용되는 부분까지 포함하였다. 또한 간호실무와 관련된 정보학의 발전을 소개하였으며, 마지막으로 간호실무 연구와 이론개발을 고찰하였다.

제 3장에서는 본 책에서 사용된 기본적인 용어와 이론을 구성하고 있는 개념, 문장, 이론의 정의와 관계를 간호과학의 관계 측면에서 검토하였으며, 이론구성을 위한 기본적인 전략(합성, 유도, 분석)도 소개하였다. 이론의 구성요소와 세 가지 접근법을 결합하여 이론개발을 위한 아홉 가지 전략을 소개하였다. 본 책의 제 2, 3, 4부는 개념유도, 문장유도, 이론유도, 개념합성, 문장합성, 이론합성, 개념분석, 문장분석, 이론분석의 전략으로 구성된다.

독자들이 제 3장을 자세히 주의 깊게 읽는다면, 자신들의 요구와 흥미에 가장 적절한 이론개발전략을 일차적으로 결정할 수 있을 것이다. 특정한 한 가지 개발전략에만 관심이 있다고 하더라도 관련 전략에 관해서 모두 읽기를 강력히 추천한다. 예를 들어 이론분석에 대해 완전히 이해하고자 하면, 문장분석에 대한 장까지도 자세히 읽어야 한다. 독자의 목적에 따라 개념전략에 대한 장 전체와 같이 주어진 요소와 관련된 장 전체를 읽기를 원하는 독자도 있을 것이다. 마지막으로, 어떤 독자들이 선호하는 것처럼 제 1부와 제 5부를 연결하여 읽는다면 이론개발의 맥락을 더 큰 관점에서 이해할 수 있을 것이다.

참고문헌

REFERENCES

Fawcett J. *Analysis and evaluation of nursing theories.* Philadelphia, PA: Davis; 1993.

Fawcett J. *Analysis and evaluation of conceptual models of nursing.* 3rd ed. Philadelphia, PA: Davis;1995.

Fawcett J, DeSanto-Madeya S. *Contemporary Nursing Knowledge: Analysis and Evaluation of Nursing Models and Theories.* 3rd ed. Philadelphia, PA: Davis; 2013.

Fitzpatrick JJ, Whall AL. *Conceptual models of nursing:Analysis and application.* 4th ed. Upper Saddle River, NJ: Pearson Prentice Hall; 2005.

Riehl JP, Roy CR, Eds. *Conceptual models for nursing practice.* 2nd ed. New York, NY: Appleton-Century-Crofts; 1980.

CHAPTER

1

간호에서의 이론: 어디로부터 와서 어디로 가고 있는가?

Theory in Nursing: Where Have We Been? Where Are We Going?

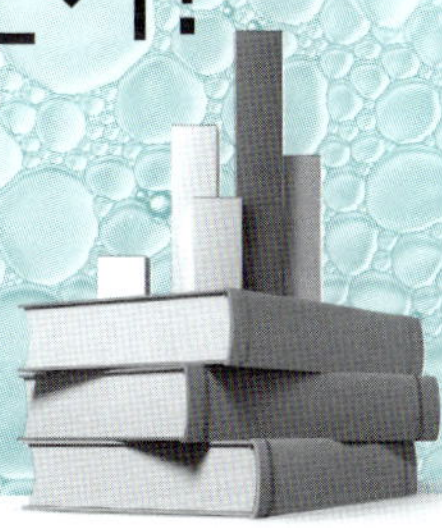

이 장을 읽기 전에

- 다학제적 돌봄의 맥락에서 간호가 어떻게 기여할 수 있을 지의 본질을 표현하는데 어려움을 경험한 적이 있나요?
- 왜 이론이 간호에서 강조되었는지 궁금했던 적이 있나요?
- 이론이 간호직무와 간호교육의 발전에 도움이 되었는지 또는 방해가 되었는지 궁금한 적이 있나요?
- 간호이론이 실습과 연구를 어떻게 향상시키는지 궁금한 적이 있나요?

들어가는 말

위의 질문들은 간호학을 전공하는 많은 대학원생들이 자주 고민하는 문제일 것이다. 누군가에게는 교실 밖에서 거의 사용되지 않을 쓸모없는 전문용어에 불과하고, 누군가에게는 매우 익숙한 임상경험을 새롭고 풍부한 견해로 사고하게 하는 탐구적인 질문이다. 또 어떤 사람은 이 질문이 위압적이고 알아내기 어려운 주제로 생각되어 불안할 것이다. 간호에서 이론개발을 왜 공부해야 하는지에 대해 세 가지 측면에서 서술하고, 이론개발의 배경을 다루고 있는 본 장에서 간호이론개발의 전개를 간단하게 하였다. 독자들이 제 1장과 제 2장에서 실무에 영향을 미치는 지식개발과 이론의 활용을 읽음으로써 '왜' 간호이론을 공부해야 하는지에 대해 스스로 자신의 생각과 결론을 이끌어낼 수 있기를 바란다.

간호이론개발: 초보자를 위한 가이드

THEORY DEVELOPMENT IN NURSING: A BEGINNER'S GUIDE

간호학은 실천학문이다. 간호사는 다양한 건강과 질병의 상태, 다양한 생애주기, 다양한 환경에 있는 사람들에게 복합적인 건강관리를 제공한다. 간호사들은 급성기 환자를 치료하는 병원의 병동에서부터 보건소, 학교보건에서의 교실, 간호연구 실험실에 이르기까지 개인, 가족, 지역사회의 안녕과 건강증진을 위한 지식을 다루고 있다. 이론개발이 실천학문인 간호학의 복잡한 차원과 어떻게 관련되어 있는 것인가? 이론이 실무를 만드는 것일까? 아니면 실무가 이론을 만드는 것일까? 유일한 간호이론 같은 것이 있을까? 간호이론이 연구과정에 어떻게 영향을 미쳐야만 할까? 다른 종류의 이론이 있는가? 이러한 물음들이 간호에서 계속되고 있다.

간단히 말하자면, 이론개발은 간호실무의 본질에 대한 핵심적인 아이디어를 확인하고 표현하는 방법을 제공한다. 이론개발을 통하여 간호의 본질이 탐구된다. 이러한 탐구는 특정 실무환경이나 대상 인구에 초점을 두고 있다. 예를 들어, 실무의 본질은 섭식장애가 있는 청소년 운동선수의 신체상 지각, HIV 환자의 건강증진행위 또는 인지기능이 떨어진 저소득층 노인을 위한 공공부조 등과 같이 특정 상황에서 발생되는 구체적인 사건에 초점을 둔다. 반대로 서술은 메타패러다임의 개념인 인간, 건강, 환경, 간호에 대한 큰 그림을 설명하는 데 중점을 둔다. 그러나 어떤 학자들은 간호학을 실천 분과학문으로 정의하는 메타패러다임에 이의를 제기하기도 한다(Fawcett, 1984, 1996; Fawcett & DeSanto-Madeya, 2013). 그러한 추상적인 이론개발은 건강 및 간호와 관련되어 있으므로 전반적인 인간과 환경의 관계를 설명할 수 있다. 범위가 좁거나 넓은 것에 관계없이 이론개발은 간호사가 더 완전하고 통찰력 있게 실무를 이해하도록 돕는 것에 목적이 있다. 만약 그렇지 않다면, 그 이론은 명확히 표현되지 않았거나 잘못된 것이거나 간호와의 관련성이 제한된 것일 수 있다. 본 책의 다른 장에서 '어떻게' 이론개발을 하는가에 대해 자세히 설명하겠지만, 공부를 시작하는 학생들은 '왜'에 대한 시각을 잃어버려서는 안 된다.

그러나 이론의 중요성에 대한 인식은 바쁜 실무환경에서 일하는 간호사들 입장에서는 성찰이 필요할 수 있다. 간혹 간호사들은 매일 필요한 실무 때문에 현재 시행하고 있는 방법이 정말 가장 좋은 방법인지 묻기를 배제한다. 그러나 의료환경은 다음과 같은 측면에서 변화하고 있다. 이로 인해 해당 분야를 이끌어 갈 새롭고 증가된 간호지식(근거)이 필요해졌다.

리더십은 연구와 이론개발을 통한 발전에 기반을 둔 실무를 위한 지식을 필요로 한다. 그러나 역동적인 경향은 지식과 이론이 개발되는 방식을 좌우할 수 있다. 간호지식개발 영역과 개발을 이끄는 경향의 예시는 아래의 내용을 포함한다(Henly et al., 2015; Wyman & Henly, 2015).

- 빅데이터 출현
- 유전체학/단백질 유전 정보학
- 환자 중심 성과를 확인하기 위한 새로운 방법론
- 양적연구 방법론의 심화
- 중개연구 및 팀 연구
- 정보학
- 보건경제학

간호사들은 이러한 변화들이 무엇에 관한 것인지 질문하게 되고, 연구, 실무, 이론이 간호에서 보여지는 방법에 대한 혁신을 만들게 한다.

동시에, 간호의 핵심 학문적 지식이 간호사의 교육과 실무에서 절대적으로 필요한 요소라는 것을 상기시킨다(Grace, Willis, Roy & Jones, 2016; Thorne, 2014; Villarruel & Fairman, 2015). 핵심 간호지식의 구성요소와 정의에 대한 질문은 이론과 지식개발을 촉진하는 '왜'를 강조한다. 이러한 핵심적인 질문이 있어야 간호 대상자인 개인, 가족, 지역사회 보건영역에서 중요한 기여를 할 수 있을 것이다. 제 13장의 마지막 부분에서 이러한 문제를 살펴볼 예정이다.

전문직으로서의 간호에서 이론의 역사적 발전의 자취

A HISTORICAL GLIMPSE AT THEORY IN NURSING AS A PROFESSION

업무 중심 직업에서 전문직으로

첫 번째, 20세기 중반 이후에 간호지도자들은 자율성이 거의 없는 단지 업무 중심 직업이 아닌, 전문직으로서의 간호를 명확히 확립시키기 위해 이론개발을 하나의 도구로 생각했다. 따라서 이론개발은 간호의 지식체를 정의하는 일에 오랫동안 관심을 가져왔다. 금세기 초 Flexner의 획기적인 논문에서 전문직의 특성을 정의하였다. Flexner는 전문직 특성을 "지적 조작"과 "과학과 학습으로부터 원자재의 유도"라고 하였다(Roberts, 1961, p. 101). 따라서 간호가 과연 전문직인가에 대한 평가에서 간호가 실무를 위해 "지식체"를 얼마나 활용하고 확대하였는가를 구체적으로 검토하였다(Bixler & Bixler, 1945, 1959). 사실 Bixler와 Bixler(1945, p. 730)는 이러한 지식을 간호과학이라는 용어로 사용하였다.

지식체에 대한 관심은 어떤 지식체가 간호를 전문직으로 세울 수 있다는 믿음이 있을 때 생기게 된다. Donaldson과 Crowley는 "분과학문이 정의되어 있지 않다면, 전문직의 생존은 위험할 수 밖에 없다."(1978, p. 114)고 강력하게 기술하였다. 그러나 뒤이어 Dickson(1993)은 "남성 전문직 모델을 따르는 것"도 간호사에게 예기치 못한 결과라고 주장하였다. 그 중 하나는 "직장에서 간호사의 돌봄을 여성적 가치와 견해로 주장하고 믿는 것을 주저하는 것"(p. 80)이다. 그럼에도 이론개발, 연구, 반성적 실무를 통해 간호의 고유한 지식기반을 발전시킨 것은 간호가 의학의 보조적인 직업으로부터 오늘날 건강관리전문직의 일원으로 변화하게 되는 기초가 되었다.

두 번째, 이론개발에 대한 관심은 간호를 위한 이론의 내적 가치에 의해 자극되었다. 간단히 말하자면, 이론은 간호사의 성장을 돕고, 실무가 무엇이며 무엇을 할 수 있는지에 대한 이해를 돕는다. 이론개발의 내적가치에 대해서는 Bixler와 Bixler(1945)의 전문직으로서의 첫 번째 기준에 잘 반영되어 있다.

> 전문직은 잘 정의되고 조직된 전문적 지식을 실무에 활용한다. 이 전문지식은 고학력의 지적 수준을 기반으로 한다(p. 730).

전문적인 지식의 통합으로서의 이론은 단지 사실적인 지식보다는 실무를 보다 완전하게 해준다. 따라서 확실하고 신뢰할 수 있는 실무는 그 지식이 이끄는 특정 전문직과 실천학문의 아이디어로서 고유한 것이다. 또한 실무를 위해 폭넓은 기틀을 제공하는 이론들은 전문직의 목적과 핵심가치를 분명하게 한다. 이러한 기틀은 종종 거대이론이라 불리지만, 간호가 단지 의료전문직의 확대가 아니라, 고유의 목적을 가진 전문직이라고 분명하게 구분하는 데 도움을 주고 있다. 따라서 초기의 많은 거대이론(본 장의 '거대 간호 이론' 부분 참조)은 간호가 업무와 기술 이상으로 확장된 그 무엇이라고 명시하기 위한 시도였다.

마지막으로 잘 개발된 이론은 기존의 지식을 조직화할 뿐만 아니라, 실무를 향상시키기 위한 새롭고 중요한 혁신을 돕는다. 예를 들어 Lydia Hall의 이론적 작업은 뉴욕의 Loeb Center for Nursing과 관련된 수많은 간호실무의 쇄신을 가져왔다(Hale & George, 1980).

간호지식체의 발전

간호이론개발 상태를 체계적으로 고찰해보면, 간호의 이론적 기반을 설명하는 데 많은 발전이 있었음을 보여주고 있다. 예를 들어 Fawcett(1983)는 간호이론개발에서 성공적인 네 가지 특징을 언급하였다(pp. 3–4). 이는 "간호를 위한 메타패러다임, 간호를 위한 개념적 모델, 간호의 고유한 이론, 다른 학문과 공유하는 간호이론"이다. 1952~1980년까지의 간호연구문헌을 체계적으로 고찰한 Brown, Tanner, Padrick(1984)은 저자들이 "개념적 관점을 분명하게 주장"하려는 경향이 있음을 알 수 있었다고 하였다(pp. 28–29). 사실 그들이 고찰한 연구의 절반 이상에서 분명한 '개념적 관점'을 포함하고 있다고 판단하였다(p. 28).

이와 비슷하게, Moody 등(1988)은 1977~1986년까지의 간호연구에서 분석한 문헌의 절반 정도가 '이론적 관점'을 포함하고 있는 것을 발견하였다. 그러나 이 중에는 간호이론이 아닌 것이 대부분이었으며, 몇몇 문헌들은 간호이론개발의 발전을 분석하였다. 1988년 Walker와 Avant는 간호연구 현상의 개념적 초점을 (1) 건강행위와 건강상태, (2) 스트레스와 대처, (3) 발달 및 건강에 관련된 전환, (4) 인간–환경 상호작용으로 제안하였다. 그 후 Walker(1992)는 부모–영아 간호과학을 개괄하는 이론적 동향을 기술하고 요약하였다. Fawcett(1993)는 간호과정과 인간의 돌봄과 같은 내용을 다룬 간호이론들을 분석하고 평가하였으며, 최근에는 이론과 관련된 간호지식을 모아서 한 권의 종합적인 서적에 담았다(Fawcett, 2005; Fawcett & DeSanto–Madeya, 2013).

위에서 언급된 이론적 업적이 있지만, 실천학문인 간호의 발전을 위해서는 새롭고 지속적인 연구가 이루어져야 한다. 전 세계의 간호사들은 21세기 간호가 지향해야 할 입장에 대한 수많은 질문에 직면하고 있다. 건강관리 접근성과 재정, 간호사의 적절한 근무환경, 정보와와 기술의 발전, 건강관리 우선순위의 변화가 당면하고 있는 쟁점들이다. 간호사가 개발한 이론의 예는 LaCoursiere(2001)의 온라인 사회적 지지 이론과 Covell(2008)의 간호 지적 자본으로서 대두되고 있는 건강관리 요구에 부응하여 개발한 것이다.

또한 간호사들은 폭력과 테러의 희생자, 살아남기 위해 노력하는 하위층 계급의 빈곤한 가족들, 증가하는 노인인구와 같이 매우 다양한 대상 인구에 직면하고 있다. 이러한 대상자들은 수많은 다른 민족 문화적 배경, 각각 다른 언어 사용, 새롭고 예상치 못한 건강관리 요구들을 가지고 있다(본 장의 '대상인구 및 영역중심 이론과 모델' 부분 참조). 간호사들은 가장 많은 건강전문직의 일원으로서 미래의 건강관리를 선도할 수 있는 잠재력을 가지고 있으며, 지식개발에 기여하고 있다는 사실을 확신하는 것도 중요하다. 따라서 간호이론개발에서 많은 것이 이미 이루어졌지만, 21세기를 위한 간호사의 지식요구에 부합하는 유용하고 관련 있는 이론을 개발해야 하는 도전은 아직 남아 있다.

다음 부분에서는 먼저 주로 미국에서의 간호이론개발의 변천에 대해 설명할 것이며 이론개발의 단계를 살펴본 후, 대상인구 및 영역중심 이론과 모델을 다룰 것이다. 그 다음으로 세계적인(이전에는 국제적이라 칭했던) 관점에서 간호이론개발을 바라볼 것이다[간호지식개발의 역사에 관심 있는 독자는 Gortner(2000)의 문헌을 참고하기 바란다].

이론개발의 변천: 메타이론에서 실무이론까지
EVOLUTION OF THEORY DEVELOPMENT: METATHEORY TO PRACTICE THEORY

개요

20세기 후반에 간호이론개발을 위한 노력은 네 가지 형태로 분류된다. 이러한 초기 연구의 대부분은 미국에서 이루어졌다(간호이론개발과 관련된 세계적인 연구는 본 장의 후반부에서 설명하였다). 첫 번째, 메타이론(meta-theory)으로 간호를 위한 이론적 기반의 개발과 관련된 철학적이며 방법론적 물음에 초점이 있다. 두 번째, 거대이론(grand theory)으로서 실무를 위한 폭넓은 관점을 규정하는 개념적 기틀과 이런 관점에 근거하여 간호현상을 바라보는 방법으로 구성된다. 세 번째, 덜 추상적인 수준의 이론인 중범위이론(middle-range theory)으로서 거대이론과 간호실무와의 격차를 메우기 위해 만들어졌다. 네 번째, 실무 지향적 수준의 실무이론(practice theory)이다. 실무이론은 실무를 위한 처방 또는 좀 더 광범위하게는 실무를 위한 양상이 기술되어야 한다. 앞으로는 이상의 이론들의 발전 상황을 간단히 살펴보고, 각 이론들이 서로 어떻게 관련되는지를 보여주는 모델을 제시함으로써 간호이론개발 수준을 요약하고 결론짓고자 한다. **박스 1.1**은 바로 이해되지 않는 용어를 정의하였고, 기타 용어들은 본문에서 설명할 것이다.

메타이론

이론과 과학에 대한 초기 논쟁

메타이론은 간호에서 이론과 관련된 광범위한 쟁점에 초점을 두며, 일반적으로 거대이론, 중범위이론이나 실무이론과는 다른 차원이다. 메타이론 수준에서 논의되는 쟁점들은 (1) 간호

박스 1.1 간단한 용어해설

다음의 용어들은 많은 저자들에 의해 매우 다르게 해석되고 이해되어 왔다. 언어가 진화하기 때문에, 일정한 의미가 법으로 정해지는 경우는 거의 없다. 다음 정의들은 단지 도움을 주기 위하여 정리되었다. 다른 저자들은 이 내용과 본질적으로 다르게 정의할 수도 있지만, 여기에서는 일반적으로 용어들을 글자 그대로 설명하거나 정의하였다.

학문(Discipline): "전문분야와 영역의 학자들이 확실한 지식으로 정의한 분야이며, 학자들의 연구를 안내하는 하나 또는 그 이상의 패러다임과 그 분야에서의 학문적 요구를 행할 수 있도록 안내하는 기준이 포함될 수 있다."(Walker, 1992, p. 5).

패러다임(Paradigm): "한 사회가 가지고 있는 가정들(예를 들면 의식은 실존한다, 인간은 주어진 환경과 끊임없이 영향을 주고받는다)을 근거로 하여 형성된 개념들과 구조들의 집합체"(Walker, 1992, p. 5)이다. 또한 페미니즘이나 포스트모더니즘 패러다임 같은 과학이나 연구의 광범위한 철학적 접근(예: Weaver & Olson, 2006)이나 개념적 모델(예: Fawcett, 1995)을 뜻한다.

메타패러다임(Metaparadigm): "학문의 관심 현상을 규명해주는 보편적인 개념들과 개념들 간의 관계"(Fawcett, 1995, p. 5)를 말한다. 간호의 메타패러다임에는 학문과 관련된 다른 요소뿐만 아니라 인간, 건강, 환경, 간호의 핵심 개념들이 포함될 수 있다(Fawcett, 1996). 일반적으로 메타패러다임은 패러다임을 초월하는 것처럼 보여진다.

이론(Theory): 기술, 설명, 예측, 처방이나 통제를 위해 관심 현상에 대한 체계적인 관점을 제시해주는 일관성 있는 관계문장들로 구성된 집합이다.

메타이론(Metatheory): 글자 그대로 이론에 대한 이론을 말한다. 이론 자체는 아니며, 간호이론에 대한 가정과 속성에 대한 관심을 가진다.

에 필요로 되는 이론의 종류와 목적의 분석, (2) 간호이론개발의 출처와 방법에 대한 제시와 비판, (3) 간호이론 평가의 가장 적절한 기준 제시 등이다. 메타이론 문헌은 '실천학문'으로서의 간호, 즉 과학과 전문직으로서의 간호의 의미에 대한 고찰에 관한 것이다. **표 1.1**을 보면 메타이론이 간호에서 많은 관심을 받아왔음을 보여주고 있다. 메타이론 중 일부는 거대이론이나 중범위이론, 실무이론과 엇비슷하지만 이론개발의 여타 단계와는 거리가 있다. 메타이론은 간호에서 이론에 대한 많은 견해를 보여주고 있기 때문에 모두가 받아들일 수 있는 하나의 신념으로 통합할 수는 없다.

초기 간호 메타이론에서 논의되었던 주요 논쟁은 간호에 적절한 이론의 형태는 어떤 것이 있으며, 그것이 어떻게 개발되어야 하는지, 간호이론과 기초과학이론과의 관련성에 대한 것이었다(예: Dickoff et al., 1968a, 1968b; Wooldridge et al., 1968). 초기에는 대부분의 간호이론개발이 사회학과 같이 확립된 학문에서 시작되었다.

표 1.1 간호의 메타이론 논문

메타이론 논문	출처
Towards Development of Nursing Practice Theory	Wald and Leonard (1964)
The Process of Theory Development in Nursing	McKay (1965)
Symposium: Research—How Will Nursing Define It?	"Research—How Will Nursing Define It?" (1967)
Behavioral Science, Social Practice, and the Nursing Profession	Wooldridge, Skipper, and Leonard (1968)
Conference: The Nature of Science and Nursing	"The Nature of Science and Nursing" (1968)
Theory in a Practice Discipline	Dickoff, James, and Wiedenbach (1968a, 1968b)
Symposium: Theory Development in Nursing	"Theory Development in Nursing" (1968)
Proceedings of the First Nursing Theory Conference	Norris (1969)
Conference: The Nature of Science in Nursing	"The Nature of Science in Nursing" (1969)
Proceedings of the Second Nursing Theory Conference	Norris (1970)
Proceedings of the Third Nursing Theory Conference	Norris (1971)
Nursing as a Discipline	Walker (1971a)
Three-part series based on: Toward a Clearer Understanding of the Concept of Nursing Theory	Walker (1971b, 1972); Ellis (1971); Wooldridge (1971); Folta (1971); Dickoff and James (1971)
Symposium: Approaches to the Study of Nursing Questions and the Development of Nursing Science	"Approaches to the Study of Nursing Questions and the Development of Nursing Science" (1972)
Practice Oriented Theory	"Practice Oriented Theory" (1978)
Critique: Practice Theory	Beckstrand (1978a, 1978b)
Theory Development: What, Why, How?	National League for Nursing (1978)
Fundamental Patterns of Knowing in Nursing	Carper (1978)
The Discipline of Nursing	Donaldson and Crawley (1978)
Nursing Theory and the Ghost of the Received View	Webster, Jacox, and Baldwin (1981)
The Nature of Theoretical Thinking in Nursing	Kim (1983)
Toward a New View of Science	Tinkle and Beaton (1983)
An Analysis of Changing Trends in Philosophies of Science in Nursing Theory Development and Testing	Silva and Rothbart (1984)
In Defense of Empiricism	Norbeck (1987)
Voices and Paradigms: Perspectives on Critical and Feminist Theory in Nursing	Campbell and Bunting (1991)
The Focus of the Discipline of Nursing	Newman, Sime, and Corcoran-Perry (1991)
(Mis)conceptions and Reconceptions About Traditional Science	Schumacher and Gortner (1992)

표 1.1 간호의 메타이론 논문(계속)

메타이론 논문	출처
Nursing Knowledge and Human Science: Ontological and Epistemological Considerations	Mitchell and Cody (1992)
Postmodernism and Knowledge Development in Nursing	Watson (1995)
A Treatise on Nursing Knowledge Development for the 21st Century: Beyond Postmodernism	Reed (1995)
A Case for the "Middle Ground": Exploring the Tensions of Postmodern Thought in Nursing	Stajduhar, Balneaves, and Thorne (2001)
Nursing Research and the Human Sciences	Malinski (2002)
A New Foundation for Methodological Triangulation	Risjord, Dunbar, and Moloney (2002)
Understanding Paradigms Used for Nursing Research	Weaver and Olson (2006)
What Constitutes Core Disciplinary Knowledge	Thorne (2014)
Profession at the Crossroads: A Dialog Concerning the Preparation of Nursing Scholars and Leaders	Grace, Willis, Roy, and Jones (2016)

과학과 이론에 대한 비판과 확장

초기 이후, 과학철학 자체의 변화에 대한 인식은 간호의 메타이론에 많은 영향을 미쳤다. 간호에 쓰였던 과학철학을 비판적으로 분석하면서 Webster 등(1981)은 "간호가 받아들인 관점은 떨쳐버려야 한다."(p. 26)고 하였고, 간호사들은 1930년대에 우세했던 과학의 본질에 대한 많은 이론들을 무비판적으로 수용해 왔다고 하였다. 무비판적으로 수용된 이론들은 논리실증주의의 가정에 근거하여 "이론은 참 아니면 거짓이다", "과학은 가치에 대해서는 논하지 않는다.", "과학적 방법은 한 가지뿐이다"(pp. 29–30) 등과 같은 원리를 포함하고 있다. Jacox와 Webster(1986)는 역사주의와 같은 대안적인 과학철학들이 대두되고 있다고 하면서, 간호에서 다양한 철학적 입장의 확대로 인해 간호이론과 연구 모두를 보다 풍부하게 하였음을 제시하였다.

그러나 이에 대한 비판으로서, Silver와 Rothbart(1984)도 과학철학의 주요 학파인 논리경험주의와 역사주의를 구분하였고, 이 두 학파가 기본적인 과학의 개념을 포함하여 근본적인 차원에서 몇 가지 다른 점이 있다고 하였다. 논리경험주의자들은 과학을 하나의 결과적

산물로 이해함을 강조하지만, 역사주의자들은 과학을 과정에 관심을 가지고 이해한다고 하였다(pp. 3–5). 같은 맥락으로, 논리경험주의자와 역사주의자들은 서로 과학철학의 목적과 과학의 구성요소에 대한 생각에서도 다르다고 하였다. 마지막으로, Silver와 Rothbart에 따르면, 논리경험주의자들은 이론이 수용되느냐 거부되느냐로 과학의 발전을 평가하는 반면, 역사주의자들은 과학적 문제가 해결된 수를 강조하였다. 간호사들이 논리경험주의에 빠져있을 때 역사주의자들은 그들의 관점과 부합하는 개념적 기틀과 연구방법의 다양성을 인정하였다.

간호사들이 학문의 메타이론 가정에 대해 재고함에 따라 간호이론과 연구를 위한 대안적인 방법론이 제기되었다(예: Chinn, 1985; Gorenberg, 1983). 연구방법론자들은 양적 접근방법(Atwood, 1984)과 질적 접근방법(Benoliel, 1984)을 구분하였다. 이 두 방법은 여러 가지 기준으로 구별하고 있다. 가장 분명한 차이점 중 하나는 양적 접근에서는 추론을 이끌어내는 방법으로 통계적 검증을 사용하며, 질적 접근에서는 대상자의 경험을 묘사하기 위해 원문을 분석한다는 것이다. 다른 방법으로는 경험론자 대 현상학적 또는 다른 철학적 입장과 같이 두 접근법의 근본적인 철학기반의 언급에 대한 것이다(Monti & Tingen, 1999; Weaver & Olson, 2006). 어떤 논문에서는 이 두 방법을 통합하는 연구를 제안하였다(Goodwin & Goodwin, 1984). 과학의 본질과 방법에 대한 철학적 논쟁은 간호 메타이론의 주요 초점이 될 뿐만 아니라, 간호연구를 위한 접근방법을 다양하게 넓혀주었다.

더욱이 질적 방법을 지지하는 연구자들의 전통적인 과학에 대한 도전이 간호에서 이해하고 있는 전통적인 과학을 명료화하였다. 예를 들어, Schumacher와 Gortner(1992)는 지식의 요구와 법칙의 일반성과 같은 전통적 과학에 대한 간호의 그릇된 해석을 바로잡았다. 과학철학과 간호 메타이론에 대해 좀 더 자세한 내용을 알기 원하는 독자들은 Stevenson과 Woods(1986), Suppe와 Jacox(1985), Newman(1992)의 고전을 읽어보기 바란다.

또한 간호과학, 이론, 윤리에 대한 논쟁을 야기하는 철학적 관점은 비판이론과 여성주의이다(예: Allen, 1985; Campbell & Bunting, 1991; Holer, 1988; Liaschenko, 1993). 이 두 가지 접근방법의 공통 목적은 인간의 의사소통과 과학의 수행과 목적을 형성하는 기존 사회구조에 내재된 권력의 불균형을 주장하는 것이다.

간호에 적용된(Allen, 1985; Holer, 1988) 비판이론은 Habermas(1971)와 같은 이론가의 철학적 저술을 바탕으로 확립되었다. Campbell과 Bunting(1991)에 따르면, "마르크스주의를 근본으로 하는 비판이론은 시초부터 지식은 해방론적 정치 목적을 위해 사용되어야 한다고 강조하였다"(p. 4). 비판이론은 기존의 경험적, 해석학 이상으로 더 발전하고 있다. 이러한 이론의 분석은 기존의 사회구조와 과학적 방법이 이론에 내재되어 있으나, 인식되지 않은 이데올로기 입장을 나타내고 있다. 예를 들면, 개인의 의미를 강조하는 질적연구 접근법은 비판이론 관점에서 보면 단점이 있다. "비판 이론가에서 개인의 의미는 사회구조와 의사소통 과정에 의해 형성되므로 매우 관념적이며, 역사적으로 한정되고 왜곡되어 있다(p. 5)".

마찬가지로, 여성주의 접근은 견고하고 우세한 남성의 지배구조로부터 여성을 자유롭게 하여 사회적이고 과학적인 정신을 다시 조정하는 데 목적이 있다. 철학적 관점에서 여성주의는 남성 집단을 우위에 두고 여성 집단을 속박하는 이데올로기와 사회적 관행을 밝히는 데 초점을 둔다. Campbell과 Bunting(1991)에 의하면, 여성주의적 접근은 '단일성과 관련성', '상황적 정향성', '주체성', '사회문화적 성과 이상주의의 중심성'(pp. 6-7)을 강조한다. 따라서 Allen(1985)은 "과학적 기틀은 임의적이거나 흥미 없는 것이 아니라는 것"(p. 64)을 인식할 필요가 있다고 한다. 마지막으로 Im과 Meleis(2001)는 gender-sensitive theories를 목소리, 견해 등의 여섯 가지 요소로 전개하였다.

실제로 여성주의는 현대철학과 과학에 도전하며 간호의 메타이론을 포함하는 더 넓은 의미에서의 포스트모더니즘적인 철학적 동향의 하나이다. 포스트모더니즘은 "실질적인 원칙 또는 철학적 질문에 대한 동의"(Audi, 1995)라기 보다는 현대철학의 신조에 대한 거부라고 정의하는 사람이 많다. 포스트모더니즘은 전통적인 과학적 방법으로부터 추출된 대부분의 지식을 버리고 '거대담론'을 거부하기 때문에 어떤 간호학자들은 간호에서 포스트모더니즘 입장을 적용하는 경우 신중하고 조심해야 한다고 하였다(Reed, 1995; Stajduhar et al., 2001). 포스트모더니즘의 역사적 고찰과 교육, 실무, 연구를 위한 논점 및 기회에 대해서는 Whall과 Hicks(2002), Kermode와 Brown(1996)의 논문을 참조하기 바란다.

중간 방법을 찾으려는 노력

다음과 같은 수많은 요인들로 인하여 간호과학과 이론으로의 통합적인 접근법에 대한 지각된 방법론적 장벽과 철학적 장벽 사이의 교량 역할을 하는 새로운 방법을 찾기 위한 노력은 여전히 계속되고 있다.

- 건강관리의 복잡성과 중단의 증가
- 계속적인 건강 불균형에 대한 걱정

- 생행동적 연구에 대한 지원 강조
- 수많은 건강 관련 학문분야에서 건강관련 연구들의 등장

이러한 노력의 예로는 "간호탐구를 위한 질적·양적 연구의 총체적이고 역동적인 모델로의 통합"(2002, p. 275)을 위해 Risjord, Dunbar, Moloney의 '혼합'이라는 은유에 대한 생각을 들 수 있다. 다른 예로는 Johnston(2005)이 질적 방법과 양적 방법을 사용한 연구자들 간의 대화에서 존중과 수용성을 증진시키기 위해 '소통의 이해'를 제안하였다. 다른 사람들은 기존의 방법론적 입장과 철학적 입장에 기원한 소통과 지식통합에 대한 장벽을 극복하기 위해 신 실용주의 또는 다른 대안적인 철학적 접근으로 기울게 되었다(Isaacs, Ploeg, & Tompkins, 2009; Warms & Schroeder, 1999; Weaver & Olson, 2006). 그러한 노력들은 간호이론과 연구의 다원적 특성과 궁극적으로 간호사가 제공하는 간호에 대해 통합적인 근거를 제공하는 것이다. 과학철학에 대해 더 알고자 하는 독자들은 본 장의 마지막 부분의 추가 자료를 참조하기 바란다. 박스 1.2는 간호지식개발의 철학적 기초 연습을 위한 것이다.

거대이론

거대 간호 이론(grand nursing theories)은 추상적이지만, 간호실무의 구조에 대해 광범위

박스 1.2 간호지식개발의 철학적 기초/패러다임: 하나인가, 다수인가?

수많은 저자들은 이 문제를 해결하기 위해 노력하였다. 이 질문은 간호학문 발전 및 이론개발과 관련된 많은 이슈 중 핵심적인 질문이다. 이 문제에 대한 견해를 형성하기 위해, 관심있는 연구나 실무 분야를 생각해보자.

성찰: 그 관심 분야를 어떻게 서술할 것인가? 간호의 생물학적 측면과 정신사회적 측면이 하나에 포함되어 있는가? 지역사회 요소도 중요한가? 이 분야의 중심에 있는 인간을 환자나 대상자로 이해하는가? 견해를 형성하는 데 도움이 될 다음 자료들을 하나 또는 둘 다 읽어보기 바란다(참고: 많은 저자들이 철학적 기초라 부르는 것을 패러다임이라는 용어로 사용한다). 접근법의 철학적 견해/패러다임이 하나인지, 다수인지에 따라 실무나 연구영역에 어떻게 영향을 미쳤는지 생각해 보자.

관점: 경험주의나 포스트모더니즘과 같은 철학적 견해가 관심 영역에 필요하다고 생각된다면, 어떤 철학적 견해인가? 관심 영역에의 관한 다수의 철학적 견해가 필요하다고 생각된다면, 어떤 철학적 견해들이 필요한가? 논리적 근거를 작성해 보자.

읽을 자료:

Monti EJ, Tingen MS. Multiple paradigms of nursing science. *J Adv Nurs*. 1999;21(4):64–80.

Weaver K, Olson JK. Understanding paradigms used for nursing research. *J Adv Nurs*. 2006;53:459–469.

하고 균형있는 관점을 갖게 하는 데 도움을 주었다. 모든 거대이론이 같은 수준의 추상성과 정확하게 같은 범위를 가지고 있는 것은 아니다. 전반적으로 간호의 관점에서 주요 개념과 원칙을 이해하는 데 필요한 유용한 세계관을 설명하는 데 목적이 있지만, 중범위이론으로 분류할 수 있을 만큼 범위가 좁고 제한적이지는 않다. 같은 의미로서, Fawcett(1989)는 "분과 학문에서 관심을 갖는 개인, 집단, 상황, 학문에 대한 성과 등에 관한 세계적인 견해"를 "개념적 모델"이라고 하였다(p. 2).

거대이론은 분명한 간호의 관점이 있음을 보여줌으로써 의학적 실무로부터 간호를 개념적으로 구분하는 데 중요한 공헌을 하고 있다. 하지만 무엇이 거대이론을 구성하는지에 대해서는 약간의 의견 차이가 있다. **표 1.2**에는 20세기 동안 간호이론의 역사적 발전을 알 수 있는 대표적인 목록들이 제시되어 있다. 웹사이트는 바뀔 수 있기 때문에 이 사이트들이 어디 있는지 알고 싶은 사람은 인터넷 브라우저 검색창에 '간호이론'이라는 단어를 입력하여 찾아보기 바란다.

대부분의 거대 간호 이론은 1960년대 초부터 1980년대에 개발되었다. Peplau(1952)의 간호와 환자에 대한 교육적 기능의 설명은 거대 간호 이론의 초기 사례가 되었다. Orlando의 The Dynamic Nurse–Patient Relationship(1961)과 Wiedenbach의 Clinical Nursing: A Helping Art(1964)와 같은 1960년대의 이론들은 간호사–환자 관계에 관한 개념들을 규명하는 데 초점을 두었다. 예를 들어, Wiedenbach는 환자의 "도움에 대한 요구"가 간호사가 규명한 환자의 요구와는 다르다는 점을 강조하였다. Orlando는 신중한 간호행위와 일상적인 간호행위를 구분하였다. 이 두 이론가들의 연구는 간호사들이 환자의 요구와 행위를 이론적 관점에서 명확히 파악하고 반응하는 데 도움을 주었다.

그 후 거대이론들은 간호사–환자 관계에서부터 좀 더 광범위한 개념들로 초점을 옮겨갔다. 예를 들면, Rogers(1970)는 인간의 삶의 과정에 대한 전체론적 관점을 강조하였다. King(1971)이 개발한 다수준 체계모델은 지각, 인간관계, 사회체계, 건강의 주요 개념들을 포함하였다. Johnson(1980)은 일곱 개의 하부체계로 구성된 행위체계로서의 대상자 모델을 구축하였다. Johnson의 이론은 Auger(1976)의 행위체계모델을 더 많이 반영하여 여덟 개의 하부체계, 즉 친화력, 의존도, 섭취력, 성취도, 공격성, 배설력, 성적 능력, 회복성의 하부구조를 포함하고 있다. 더러 간호사들이 의학적 · 생리학적 데이터를 다루기도 하지만, Johnson과 Auger의 거대이론에서의 이와 같은 접근은 독특한 생행동접근이라 할 수 있다.

표 1.2 대표적인 거대 간호 이론

저자	연도	발행
Peplau	1952	Interpersonal Relations in Nursing
Orlando	1961	The Dynamic Nurse-Patient Relationship
Wiedenbach	1964	Clinical Nursing: A Helping Art
Henderson	1966	The Nature of Nursing
Levine	1967	The Four Conservation Principles of Nursing
Ujhely	1968	Determinants of the Nurse-Patient Relationship
Rogers	1970	An Introduction to the Theoretical Basis of Nursing
King	1971	Toward a Theory of Nursing
Orem	1971	Nursing: Concepts of Practice
Travelbee	1971	Interpersonal Aspects of Nursing
Neuman	1974	The Betty Neuman Health-Care Systems Model
Roy	1976	Introduction to Nursing: An Adaptation Model
Newman	1979	Toward a Theory of Health
Johnson	1980	The Behavioral System Model for Nursing
Parse	1981	Man-Living-Health
Erickson, Tomlin, and Swain	1983	Modeling and Role Modeling
Leininger	1985	Transcultural Care Diversity and Universality
Watson	1985	Nursing: Human Science and Human Care
Roper, Logan, and Tierney	1985	The Elements of Nursing
Newman	1986	Health as Expanding Consciousness
Boykin and Schoenhofer	1993	Nursing as Caring

최근의 거대이론들은 간호에서 현상학적 측면을 수용하기 위해 노력하였다. 예를 들면, Watson은 인간 돌봄에 대한 이론에서 "현상학적-실존적" 입장을 취하고 있다(1985, p. x). Leininger(1985)의 횡문화적 돌봄 이론(transcultural care theory)은 문화적으로 다양한 대상자 집단에 대하여 간호가 대답할 수 있는 길을 열어놓았다. 거대이론은 미국 외에서도 개발되었으며, 영국의 Roper-Logan-Tierney 이론이 대표적인 예이다(Roper, Logan, & Tierney, 1985). 미국 밖에서 개발된 이론들을 포함해서, 간호이론가들의 간단한 경력과 이론들에 관심이 있다면 Johnson과 Webber(2015)의 'nursing theory and nursing theorists of interest', Parker과 Smith(2010)의 'edited volume'을 참고하기 바란다.

거대이론은 간호실무, 교육, 연구에 대한 세계적인 견해를 주지만 제한점도 많다. 대부분의 거대이론들은 이론의 일반성이나 추상성 때문에 그 자체만으로는 검증이 불가능하다. 간호에서 이러한 이론들이 실무나 교육과정의 체계화를 위한 세계적인 견해를 줄 수는 있겠지만, 바로 이러한 특성과 목적 때문에 거대이론들의 대부분은 검증을 위해 많은 수정과 확장이 필요하다. 거대이론의 수정과 정련을 위해서는 (1) 불분명한 용어를 명확하게 규명해야 하고, (2) 이론에 포함된 개념들 간의 상호관련성이 좀 더 정확하게 설명되어 예측이 가능해야 한다. 몇몇 이론가들은 그들의 이론을 명료화하고 더욱 자세히 설명하기 위한 노력의 일환으로 초기 출판에 이어 개정된 저서를 출판하였다(King, 1981; Orem, 1995; Roy & Andrews, 1991, 1999; Roy & Roberts, 1981).

그러나 아직까지도 대부분의 거대이론은 검증 가능성의 해결이라는 어려운 문제를 안고 있다. 이러한 문제는 거대이론의 다른 문제, 즉 사용하는 용어들과 관찰 지표 간의 연계성이 없거나 미약하다는 것과 연관되어 있다. Suppe와 Jacox(1985)는 Rogers의 거대이론의 검증에 대해 비판하였고, 그 검증은 "내용의 대부분이 나름대로 검증 가능한 보조적인 주장"이었다(p. 249). Fawcett과 Downs(1986)는 좀 더 강력하게 다음과 같이 주장하였다. "개념적 모델(또는 거대이론)은 직접 검증할 수 없다. 오히려 개념적 모델의 명제는 모델에서 도출되거나 연관된 이론들의 경험적 검증을 통해 간접적으로 검증할 수 있다. 이론을 검증하고자 하는 연구의 결과가 이론을 지지한다면, 개념적 모델이 신뢰성이 있다고 볼 수 있다"(p. 89).

따라서 거대이론과 경험적 차원 사이에는 또 하나의 이론이 필요할 것으로 보인다. 이 이론은 중범위이론이라고 할 수 있다. 예를 들면, McQuiston과 Campbell(1997)은 검증성을 높이기 위해 중간층의 이론을 Orem(1995)의 이론에 적용함으로써 하위계층화 과정(substruction)을 설명하였다. Johnson, King, Levine, Newman, Orem, Rogers, Roy의 이론과 같은 거대이론의 상태(이론검증을 포함)에 대한 자세한 분석과 평가를 위해서는 Fawcett(1989, 1995, 2005), Fawcett과 DeSanto-Madeya(2013)의 연구를 참조하기 바란다. Roy의 모델을 이용한 연구에 대한 광범위한 논평은 Boston Based Adaptation Research in Nursing Society(1999)를 참조하기 바란다. Orem의 모델을 기반으로 한 연구에 대한 검토는 Taylor와 Genden, Isaramalai, Wongvatunyu(2000), Biggs(2008)의 논문을 참고하기 바란다.

어떤 간호사들은 거대이론 검증에 대한 문제에 초점을 두고 있는 반면, 다른 간호사들은 거대이론이 공통적으로 설명하려는 핵심에 초점을 둔다(Flaskerud & Halloran, 1980). Fawcett은 "간호이론개발 문헌에 나타난 중심 개념들은 인간, 환경, 건강, 간호에 일치되고 있음을 알 수 있다"고 결론을 내렸다(1984, p. 84). 이 개념들은 간호학에서 가장 광범위하게 의견이 합치된 부분으로서 간호의 메타패러다임을 구성하고 있다(Fawcett, 1989). 이와 관련하여, Meleis(1985)는 간호 대상자, 변화, 상호작용, 간호과정, 환경, 간호 치료, 건강 등을 '영역 개념(domain concepts)'이라고 구분하였다(p. 184). 메타패러다임 개념에 대한 자세한 설명은 Smith(1981)의 건강의 네 가지 모델에 대한 분석과 Kleffel(1991)의 환경영역에 대한 연구에서 찾아볼 수 있다. 그러나 Newman 등(1991)은 건강과 돌봄의 개념으로 간호 핵심의 대안을 제시하였다. 이에 대해 Reed(2000)는 '돌봄'은 지나치게 간호사의 실무에 초점을 맞춘 것이라고 비판하면서 '체현(體現, embodiment)[1]'이라는 용어를 사용하여 환자의 건강과 질병에 대한 경험을 '이해하는 중심개념'으로 제시하였다(p. 131). 간호를 정의하는 중심개념으로 새롭게 보완된 제안에는 '인간성 부여(humanization)'와 '선택(choice)'(Willis, Grace & Roy, 2008)과 '상호과정(mutual process)'과 '의식(consciousness)'(Newman, Smith, Pharris & Jones, 2008)이 있다.

20세기 후반에 생긴 일련의 변화는 거대이론의 인기를 다소 감소시켰다. 아마도 이론 검증의 어려움 때문에 몇몇 저자들은 간호에서 거대이론이 점진적으로 평가절하되고 있다고 주장하였다(Barnett, 2002; DeKeyse & Medoff-Cooper, 2001; Silva, 1999; Tierney, 1998). 다른 한편에서는 간호교육에 개념적 기틀을 포함해야 한다는 필수 기준이 없어짐에 따라 거대이론의 역할이 감소되었다고 주장하였다. 마지막으로, 간호의 어떤 부분에서 포스트모더니즘적 사고의 성장 때문에 간호에서 적절한 수준의 거대이론에 대한 담론이 도외시되는 결과를 가져왔다. 그러나 어떤 간호사들은 그 제한점에도 불구하고 거대이론이 간호학의 발전에 지속적으로 기여할 수 있다고 주장하고 있어서(Barnett, 2002; Reed, 1995, Silva, 1999), 간호의 학문적 발전에서 거대이론의 역할에 대한 찬성과 반대에 대한 논쟁은 계속되고 있다(Parse, 2008) (**박스 1.3**).

1) 역자주: embodiment는 구체화, 구현, 체현 등으로 번역되어 사용되고 있는데, 본 저서에서는 체현으로 번역하였다.

※ 체현(體現): 사상이나 관념 따위의 정신적인 것을 구체적인 형태나 행동으로 표현하거나 실천함

※ 구현(具現): 어떤 내용이 구체적인 사실로 나타나게 함

박스 1.3 20세기 간호이론가에 대한 비난

몇 년 전에 참석했던 역사적으로 중요한 간호이론가들과의 모임에서 담소를 나누다가 멈췄는데, "간호이론은 부담스러운 금기어가 되어가고 있어요."라고 말했다. 종종 간호이론을 반대하는 간호사들과 만나기도 하는데 "오! 당신도 그런 간호사들 중 하나로군요."라고 전했다. 그 여성은 간호이론 작업때문에 간호사로부터 개인적으로 경험한 언어폭력에 대해 설명하였다.

성찰: 왜 이런 일이 있어났을까? 간호교육에 소개된 간호이론가들의 내용에 대한 것 중 잘못된 것이 있었나? 간호사들이 저자들의 생각과 도전적인 생각들의 차이에 민감한 걸까? 간호학문의 발전을 위해 간호이론가들이 과거와 현재에 어떤 기여한 점이나 제한점이 있을까?

논하기: 다음 자료를 읽고 위의 시나리오와 성찰에 대해 고려해 보자.

Nelson S, Gordon S. The rhetoric of rupture: Nursing as a practice with a history? *Nurs Outlook.* 2004:52;255–261.

중범위이론

거대이론은 검증이 어렵기 때문에 좀 더 실용 가능한 수준의 이론이 제안되면서(Jacox, 1974; See, 1981; Liehr & Smith, 1999) 개발된 것이 중범위이론(middle-range theories)이다. 이 이론에는 개념들의 수와 범위가 제한된다. 중범위이론은 이러한 특성으로 인해 검증이 가능하지만, 아직까지 과학적인 흥미를 일으킬 정도로 일반화되지는 않았다. 따라서 중범위이론은 거대이론의 연구와 실무이 유용성에 필요한 구체성을 제공하기 때문에 간호에서 관심이 점차 증가하고 있다(Lenz, 1998; Peterson & Bredow, 2017; Smith & Liehr, 2014). 건강신념모델(Champion, 1985; Kviz, Daukins & Erum, 1985, Massey, 1986)과 같이 다른 학문으로부터 가져온 중범위이론이 간호연구에서 사용되고 있기도 하지만(Fawcett, 1999, 2006; Lenz, 1998), 간호에 근거한 중범위이론들도 점차 많아지고 있다.

간호학에서 비교적 초기에 개발된 중범위이론의 예로 Mishel(1988)의 불확실성 이론을 꼽을 수 있다. 이 이론은 "환자가 인지적으로 질병관련 자극을 어떻게 처리하고, 이 사건의 의미를 어떻게 구성하는지"(p. 225)를 설명하였다. 불확실성은 환자의 평가, 대처, 적응에 영향을 미치며, 불확실성은 자극틀(stimuli frame)과 구조제공자(structure provider)의 영향을 받는다. Mishel(1990)은 불확실성이 지속되는 상태에서는 사회자원과 같은 요인들이 인간의 불확실성을 '자연적인' 상태로 생각하게 한다고 하였다. 이러한 관점에서 "불안전성과 끊임없는 변화는 자연적이고 인간의 가능성 범위를 증가시킨다."(p. 261).

비교적 최근에 개발된 중범위이론의 두 예제는 Covell(2008)의 간호 지적자원의 조직적 모델과 Butterfield, Postma 그리고 ERRNIE 연구팀(2009)에 의해 개발된 TERRA(translational environmental research in rural areas) 개념틀이다.

Covell(2008)의 간호 지적자본 모델에서, 간호 인적자본과 간호 구조자본이라는 상호관련성 있는 두 개념이 이론의 핵심이다. 간호 인적자본은 '간호사들의 지식, 기술과 경험'으로 정의할 수 있다. 반면 간호 구조자본은 '실무지침 내에 존재하여 정보로 변환되는 간호지식'으로 정의할 수 있다(Covell, p. 97). 간호의 인적자본은 간호조직의 발전을 지지하는 고용주와 간호인력에 의해 영향을 받는다. 다시 말해 간호 인적자본은 환자의 결과와 조직의 성과에 영향을 미치고, 환자의 결과에도 기여한다. 한편, Butterfield 등(2009)은 환경적 건강에 대한 TERRA 기틀에 초점을 두었는데 이 기틀은 환경적 · 사회적 정의에 대한 관심에 기초하고 있다. 이 기틀은 거시적 결정인자(macrodeterminants)에 의해 영향을 받는 환경적 건강 불평등에 대해 더 큰 맥락에서 환경적 위험을 감소시키기 위한 중재들에 대해 제시하고 있다. 간호의 중범위이론개발의 다른 예는 **표 1.3**을 살펴보기로 하자[중범위이론에 관심이 있는 독자는 이 장 맨 마지막의 추가자료에서 Peterson과 Bredow(2017), Smith와 Liehr(2014)의 자료를 참고한다].

범위는 좀 더 좁지만, 미시이론(microtheory)(Higgins & Moore, 2000)과 상황생성이론(Im, 2005; Im & Meleis, 1999a)이 제한된 임상상황을 이론적으로 이해하기 위해 간호에 소개되고 있다. 예를 들면, Davis와 Simms(1992)는 정맥요법과 주사 투여를 포함한 절차가 미시이론으로 적합하다고 주장하였다. Im과 Meleis(1999b)는 한국이민여성의 폐경에 대한 경험을 설명하기 위해 상황생성이론을 사용하였다. 이러한 예들이 보여준 것처럼 중범위이론의 초점과 추상성의 범위는 다양한 간호 대상자의 증가와 더불어 새로운 건강요구와 과학과 기술의 발전으로 더 확대될 것이다.

실무이론

간호 메타이론의 부산물의 하나로, 실천학문인 간호학에서 독특한 형태의 이론이 생겨났다(Dickoff et al., 1968a; Jacox, 1974; Wald & Leonard, 1964; Walker, 1971a, 1971b; Wooldridge et al., 1968). Wald와 Leonard(1964)가 간호실무이론(practice theory)을 처음으로 제안하였는데, 주요 내용은 간호실무이론이 인과적인 본질을 가지며, 간호사가 변화시킬 수 있는 변인을 포함하고 있다는 것이다. Jacox(1974)는 실무이론에 대해 다음과 같이 간결하게 기술하였다.

> 간호의 목적(환자의 상태에 어떤 바람직한 변화나 효과를 가져오는 것)을 고려한다면, 목적(변화를 가져오는 것)을 달성하기 위해 간호사가 행해야 하는 행

표 1.3 간호에서 개발된 중범위이론

이론	출처
Interaction model of client health behavior	Cox (1982)
Theory of smoking relapse	Wewers and Lenz (1987)
Uncertainty theory	Mishel (1988, 1990)
Theory of caring	Swanson (1991)
Theory of mastery	Younger (1991)
Symptom management model	University of California, San Francisco School of Nursing Symptom Management Faculty Group (1994)
Theory of culture brokering	Jezewski (1995)
Theory of unpleasant symptoms	Lenz, Suppe, Gift, Pugh, and Milligan (1995); Lenz, Pugh, Milligan, Gift, and Suppe (1997)
Health promotion model (revised)	Pender (1996)
Theory of nurse-expressed empathy and patient outcomes	Olson and Hanchett (1997)
Theory of chronotherapeutic intervention for pain	Auvil-Novak (1997)
Theory of chronic sorrow	Eakes, Burke, and Hainsworth (1998)
Self-regulation theory	Johnson (1999)
Theory of transitions	Meleis, Sawyer, Im, Messias, and Schumacher (2000)
Theory of comfort	Kolcaba (2001)
Theory of adapting to diabetes mellitus	Whittemore and Roy (2002)
Theory of caregiver stress	Tsai (2003)
Theory of adaptation to chronic pain	Dunn (2004)
Theory of health promotion for preterm infants	Mefford (2004)
Theory of patient advocacy	Bu and Jezewski (2007)
Theory of nursing intellectual capital	Covell (2008)
Individual and family self-management theory	Ryan and Sawin (2009)
Theory of music and its effects on physical activity and health	Murrock and Higgins (2009)
TERRA (translational environmental research in rural areas) framework	Butterfield et al. (2009)
Theory of spiritual well-being in illness	O'Brien (2014)
Theory of parental end-of-life decision making (after child's bone-marrow transplant)	Rishel (2014)
Transcendent pluralism (nonviolent social transformation)	Perry (2015)

> 위를 말해 주는 것이 이론이다. 예를 들면, 간호목적이 수술 후 환자가 저나트륨혈증 상태에 빠지지 않도록 하는 것이라면, 간호실무이론은 저나트륨혈증을 예방하기 위해 해야 할 일련의 행위를 말해주는 것이다(p. 10).

Dickoff 등(1968a)의 '실무지향적 이론' 모델은 간호실무를 위한 이론적 기반으로 이론화 단계를 요인분리이론, 요인연결이론, 상황연결이론, 상황생성이론 또는 처방이론으로 정리하였으며, 이 네 단계에는 기술, 설명, 예측, 통제라는 행위가 뒤따른다. 상황생성/처방이론은 목적의 내용, 처방, 질문 목록의 세 가지 요소가 포함된다. Dickoff 등(1968a)은 처방요소의 예로 "간호사들이여, 환자가 할 수 있다면 스스로 약을 복용하게 하라"(p. 424)고 하였다. 질문 목록은 복잡하게 개발되었지만, 활동을 어떻게 해야 하는지에 대해서는 아직도 애매모호한 상태이다. 그럼에도 불구하고, Dickoff 등(1968a, 1968b)은 실무이론을 구성하기 위한 절차를 구체적이고 분명하게 제시하지 않았다.

실무이론, 상황생성이론 또는 처방이론에 대한 아이디어가 제안된 이후에 즉각적으로 이러한 형태의 이론이 개발되지는 않았다. 이 형태의 이론개발과 성장이 느린 이유는 이론에 대해 초기에 제시했던 사례가 지나치게 절차적이어서 흥미를 불러일으키지 못했기 때문이다. 또 다른 이유로 실무이론개발을 위해서는 효과적인 간호중재 제공을 위한 간호지식체 개발이 요구되기 때문이다.

결과적으로, 최근 몇 년 동안 간호실무의 지식기반이 발전되었다. 예를 들면, Conduct and Utilization of Research in Nursing project(Haller, Reynolds, & Horsley, 1979)에서 연구기반 지식이 "간호실무를 위한 프로토콜"로 구체화되었다(p. 45). 실무 프로토콜은 (1) 감각정보: 불편감, (2) 정맥내 캐뉼라 교환요법, (3) 체중의 미세한 변화에 의한 욕창 예방, (4) 주의 깊은 간호: 통증 감소 등이 있다. 유사하게 성인 욕창 예방과 예측을 위한 패널(1992)에서 제안한 것과 같은 임상지침은 인간의 돌봄을 안내하기 위해 개발된 사례이다. 또한 간호중재의 명명화를 포함하여(Iowa Intervention Project, 1992), 간호중재에 관련된 몇몇 저서는 간호실무의 기반을 확대하였다(Bulechek, Butcher, Dochteman & Wagner, 2012).

특히 관심 있는 것은 중범위이론과 처방이론을 융합시키려고 노력하고 있다는 점이다(Good & Moore, 1996). 이러한 혼종의 노력은 실무이론을 실무에서의 단순한 지시나 의무보다 더 발전시키려는 것이다. 이러한 이론들의 관계문장은 "해야 한다"와 같은 어휘로 표현되는 예측에 대비하는 처방의 언어로 구성되었지만, 아직까지는 실제 실무에 유용한 이론개

표 1.4 간호에서 개발된 실무이론

이론	출처
Theory of balance between analgesia and side effects	Good and Moore (1996)
Theory of the peaceful end of life	Ruland and Moore (1998)
Theory of acute pain management in infants and children	Huth and Moore (1998)

박스 1.4 중범위이론과 실무이론

중범위이론은 거대이론보다 더 유용한 것처럼 보인다. 왜냐하면 중범위이론이 간호실무이론개발의 근간이 되기 때문이다. 실무이론은 다음의 두 가지 요소로 구성된다.

1. 간호목적
2. 목적에 맞는 간호행위(Jacox, 1974)

활동: 표 1.3에 제시된 중범위이론들을 읽고 여러분의 관심 연구분야나 실무와 관련이 있는지 생각해보고, 실무이론개발을 도울 수 있는 중범위이론의 개념이 있는지도 검토한다. 그 중범위이론에 필요한 간호목표와 실무이론 문장을 만들 수 있는 행위가 있는가? 필요한 목표나 행위를 만들기 전에 먼저 수정할 필요가 있는가?

제시된 형식을 이용해서 중범위이론으로부터 실무이론의 문장을 개발해 보자: (중범위이론을 근거로 간호목표를 삽입해서) ________하기, 이 행위들이 수행되어야 한다: ________(중범위이론을 근거로 더 구체화된 간호행위를 하나나 그 이상을 삽입해서) ________.

성찰: 실무이론 문장을 개발하는 것이 얼마나 쉽거나 어려운가? 중범위이론에서 추출된 실무이론의 목표와 행위가 실무를 '안내'한다고 생각될 정도로 충분히 구체적인가? 실무이론 문장 추출이 힘들다면, 사용한 중범위이론의 단점들은 무엇이었나?

발에 근접하지 못하고 있다. **표 1.4**는 실무이론의 사례를 보여주며, **박스 1.4**는 독자들의 연습을 위해 제시했다.

이론개발 형태 간의 연계

지금까지의 내용을 읽고 나면, 어떤 형태의 간호이론이 개발되어야 하는지를 명확하게 대답할 수는 없을 것이다. 이론개발은 각각의 형태 모두에서 이루어졌으며, 현재에도 이루어지고 있다. 좀 더 적절한 질문은 이론개발 형태 간의 연계(linkages among levels of theory development)가 어떻게 되어 있는지에 대한 것이다. **그림 1.1**은 이론개발의 네 가지 형태

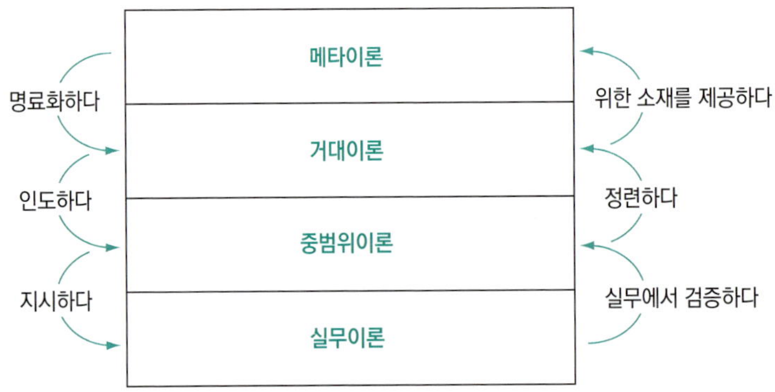

그림 1.1 이론개발 형태 간의 연계

간의 연계를 보여주는 모델이다. 메타이론은 간호이론에 대한 쟁점 분석을 통해, 실천학문에서 이론개발의 방법론과 역할을 분명하게 한다. 반면, 각각의 이론은 메타이론에서 더 심도 있는 분석과 명료화할 수 있는 자료를 제공한다. 거대이론은 거시적 견해를 가지고 중범위이론 수준의 특정 관심을 안내하며 발견하게 한다. 예를 들어, 거대이론인 Roy 적응모델(Roy, 1976; Roy & Andrews, 1991;1999; Roy & Roberts, 1981)은 당뇨병 환자의 적응이론(Whittemore & Roy, 2002), 돌봄제공자의 스트레스(Tsai, 2003), 만성통증의 적응 이론(Dunn, 2004)과 같은 여러 중범위이론들의 기반이 되었다. Levin의 모델(1967)은 Mefford(2004)에 의해 개발된 조산아를 위한 건강증진 중범위이론개발을 할 수 있게 하였다. 또 다른 예에서 O'Brien(2014)은 Travelbee(1971)의 이론 작업을 출발점으로 사용하여 질병의 영적 건강에 대한 중범위이론을 개발하였다. 더 나아가 중범위이론의 현실성을 검증할 때, 연결될 수 있는 거대이론을 더 정련하게 되는 계기가 된다(Gill & Atwood, 1981의 연결의 예 참조). 또한 중범위이론들은 구체적인 목적 달성에 초점을 둔 실무이론들의 처방을 안내한다. 마지막으로, 과학적 근거에 기반을 둔 실제적 명제로 만들어진 실무이론은 환자 돌봄을 포함한 실무에 대한 명제의 실증적 타당성을 간접적으로만 검증할 수 있게 한다. 실무이론의 가장 적절한 명제들은 중범위이론으로부터 나온다. 이는 실무이론의 언어가 보다 더 쉽게 구체적인 상황과 연결되기 때문이다. 이론개발의 다양한 형태 간의 관계를 검토했지만, 이 이론들은 이론구성을 위한 실제적인 방법 혹은 전략을 직접적으로 제시하지는 못한다.

대상인구 및 영역중심 이론과 모델

POPULATION-AND DOMAIN-FOCUSED THEORIES AND MODELS

개요

지금까지는 이론을 추상성의 수준에 따라 구분하였으나, 대부분 이 이론들은 특정 대상자(대상자 집단)에 따라 범위가 정해진 것은 아니다. 간호학에서는 연령, 민족 및 인종, 성별과 같은 인구집단의 세부적 특징을 중심으로 하는 대상인구중심이론과 모델에 대한 관심이 증가하고 있다. 여기서는 많은 부분을 포함시키기 어렵기 때문에 인종/민족집단과 관련된 대상인구중심이론과 모델에 주로 초점을 두었고, 최근 생겨나고 있는 영역중심(혹은 현상특이적) 이론과 모델에 관해서는 간단히 다루었다. 이와는 대조적으로, 영역중심이론과 모델은 특정 대상 인구를 강조하기보다는 증상관리와 같은 개인, 가족, 지역사회를 돌보는 실무세계를 구성하는 중심 현상과 문제들을 강조한다.

대상인구중심이론과 모델

미국은 문화적 · 인종적 · 민족적으로 다양한 사회이므로 대상인구중심 지식과 이론개발에 대한 우리의 생각들은 주로 미국의 맥락에서의 어떤 이론적 발전들을 다룰 것이다. 하지만 이는 유사한 다양성을 가진 다른 나라들에도 적용할 수 있을 것이다. 문헌고찰은 컴퓨터 검색과 수기 검색 모두를 기반으로 하였다. 컴퓨터 검색을 통해 소수의 자료만 찾게 된 것은 민족집단에 관한 간호이론 관련 논문의 주제어들로 제한하였기 때문일 것이다. 이 고찰에서 누락된 것은 단순히 검색방법의 한계 때문이지, 연구의 중요성을 의미하는 것은 아니다.

소수민족집단을 중심으로 한 문헌에서 표현된 주된 우려는 현존하는 간호이론과 소수민족집단 간에 내재하고 있는 견해와 가치가 일치하지 않을 수 있다는 것이다(국제적인 문헌일지라도 소수민족집단을 중심으로 한 문헌에서 다루고 있는 주요 관심사는 현재 적용되고 있는 간호이론의 관점과 가치 사이에 모순이 있을 수도 있다). Orem(1991)의 이론은 잠재적 불일치에 대해 분석한 거대이론의 좋은 예이다. Roberson과 Kelley(1996)는 Orem의 이론은 상호의존과 조화를 중요시하는 문화에서는 일치하지 않을 수도 있는 자기 신뢰와 자기 암시 같은 서구적 가치를 반영하고 있다고 하였다. 또한 이 연구자들은 Orem의 이론에서 말하는 생의학적 지향은 민속 고유의 건강관리와 일치되지 않을 수 있다고 한다. 몇몇 국제 연구나 미국 연구를 검토해 보면, Roberson과 Kelley는 Orem의 이론은 문화가 건강에 미치는 영향에 대해서 충분히 기술하지 않아서, "문화적으로 합당한 간호를 하는 이론의 유용성"(p.

27)이 제한된다고 결론 내렸다. Orem(1991)의 이론에 기틀을 둔 귀납적 연구에서 Villarruel과 Denyes(1997)는 자기간호능력과 의존적 간호능력(Orem의 이론에서는 다른 뜻을 가진 용어)은 멕시코계 미국인의 연구에서는 구별하기 어렵다고 보고하였다. 이 두 학자들은 멕시코계 미국인의 문화에서는 다른 사람을 위한 돌봄이 매우 중요하다고 하였다.

우세한 문화에서 개발된 이론을 소수민족집단에 적용하고자 할 때, 그 적용성이 떨어진다는 염려 때문에, 특정문화 집단과 일치하는 이론적 기틀, 개념, 관점을 개발하기 위해 많은 노력을 하였다. 예를 들면, 개념 수준에 관하여 Dancy 등(2001)은 두 개의 도시주택사업과 관련하여 힘 북돋우기(empowerment) 개념을 조사하였다. 힘 북돋우기에 관한 문헌을 검토한 후에 현장조사팀의 관찰, 느낌, 소견 등 도시주택사업의 환경영향평가에 관한 보고서를 작성하였다. 내용 분석방법을 사용하여 연구한 결과, 힘 북돋우기에 관한 주민들의 느낌에서 주택사업 환경은 부정적 영향을 미친다는 것을 알게 되었다. Im과 Meleis(1999b)는 미국에 이민 온 한국인의 폐경 현상을 상황특정이론(situation-specific theory)을 적용하여 조사하였다. 이 이민여성을 대상으로 한 연구결과는 전환(transition) 경험의 모델을 더 일반화하는 데 사용되었다.

Loxe와 Struther(2001)는 미국 원주민 문화에 관한 간호개념의 기틀을 설계하기 위해 초점집단 면접 방법으로 자료를 수집하였다. 개념적 기틀의 주요 개념을 예로 들면, 간호, 전통, 존중, 전체론 등이다. 관련된 작업의 하나로 Jensen-Wunder(2002)는 Lakota 지역[2]에서 본인들의 경험을 바탕으로 간호실무 모델을 개발하였다. 이 모델의 개발은 Parse(1995)의 사람되어감(human becoming)에 근간을 두고 시작하였다. 그들은 Lakota 문화에서 상징과 신념을 유도하여 구성하고, 인디언 건강주도모델(Indian Health Initiatives)이라 명명하였다. 미국에 거주하는 중국 이민자들의 건강을 증진하는 방법에 대한 이해를 높이기 위해 Zeng, Sun, Gray, Li와 Liu(2014)는 이 인구에 대한 개념적 모델을 개발하였다. 이 모델 개발은 문헌을 기반으로 하였다.

비판적 학문과 앎의 방법 또한 이 문화 집단과 문화-성(cultural-gender) 집단 연구를 위한 기틀과 방법론을 명확히 하는 데 적용되었다. 예를 들어, Turton(1997)은 Ojibwe 지역민을 대상으로 건강증진에 관한 문화인류학적인 연구를 위한 건강-세계관의 기틀을 개발하였다. Boutain(1999)은 중요한 사회이론과 아프리카계 미국인에 관한 연구방법을 결합함으

2) Lakota 지역: 미국 노스 다코타주 넬슨 카운티에 있는 도시. 과거 인디언이 거주하던 지역임

로써 간호사들이 아프리카계 미국인들의 건강과 사회적 상황을 연구하는 데 더욱 설득력 있는 방법을 제안하였다. 다른 두 명의 간호사들은 여성주의(Taylor, 1998)와 여성주의자들의 인식방법(Banks-Wallace, 2000)을 아프리카계 미국 여성의 상황과 건강에 초점을 맞추어 성에 중심을 둔 가치관의 형태로서 설명하였다.

인종과 민족이 많은 대상인구중심이론과 모델에서 정의하고 있지만, 이론과 모델의 범위는 인종, 민족, 사회경제적 지위, 성별, 장애, 이민자 지위, 성소수자 지위의 관점을 통해 볼 수 있는 다양한 인구를 포함한다. Flaskerud와 Winslow(1998)는 "취약한 대상 인구"라는 용어를 사용하여 상대적 위험, 자원 가용성, 건강상태를 주요 개념으로 하여 서로 상호적으로 영향을 주고 연구와 실무, 윤리적 정책 분석에 차례차례 영향을 미치는 건강연구 모델을 제안하였다. Rew와 Hoke, Horner, Walker(2009)의 관련 모델은 건강불평등(health disparities) 연구에 중점을 둔다. 이러한 두 번째 모델에서 연구 협력은 건강불평등 사회와 지역사회 기반 중재, 건강불평등 성과에 영향을 미친다. 두 번째 모델에서 건강불평등 사회는 보유자산과 위험요인, 서비스 장벽으로 간주된다.

결론적으로 중요한 초기의 논문들은 미국에서 대상인구중심이론과 모델을 개발하는 것이었다. 더 언급하자면, Kikuchi(2005)는 도덕적 상대주의(moral relativism)에서 발견한 문화특이적 이론들(cultural-specific theories)에 대해 경고해왔으며, 이러한 염려는 그 이론들이 여성과 아동의 치료에서와 같은 인간 권리에 대한 쟁점들과 불일치한 전형적인 예가 된다.

영역중심이론과 모델

영역중심이론과 모델(domain-focused theories and models)은 개인, 가족, 지역사회간호에서 만나게 되는 현상과 문제에 중점을 두므로 실무에 탁월한 기여를 한다. 영역중심이론이나 모델은 중범위이론 수준에서 존재한다. 그러나 영역중심이론이나 모델의 내용은 실무중심 문제를 설명하기 때문에 구체적인 관심 분야에 초점이 있다. 영역중심이론이나 모델이 분명하게 표현된다면, 연구결과(양적, 질적 또는 두 가지 모두)에 의해 지지되고, 실무상황으로 전환 가능한 실무를 발전시키는 매우 높은 가능성을 가진다. 이런 예는 **표 1.3**에 일부 포함되어 있으며, 여기에서는 영역중심이론의 하나인 UCSF의 간호증상관리 교수진에 의해 개발된 증상관리모델(Symptom management model, SMM)에 대해 소개하겠다(1994; Dodd et al., 2001; Humphreys et al., 2014). 증상관리모델은 Dodd 등(2001)에 의해 기술된 다양한 증상관련 실무 문제들을 통해 새롭게 적용하였기 때문에 실무상황과 구체적 관련이 있다.

증상관리모델에 의하면, 증상은 "개인의 생물정신사회적 기능, 감각 또는 인지에서의 변화를 반영하는 주관적 경험"이다(Dodd et al., 2001, p. 669). 많은 용어들이 모델에 포함되어 있지만, 핵심용어는 증상경험, 증상관리 전략, 증상결과라는 세 개의 중심개념과 상관 개념이다. 이 개념들은 각각 인간, 환경, 건강과 질병으로부터 유래되는 요인들에 영향을 받는다. 증상관리모델의 생성적 특성에서의 구체적 관심은 HIV/AIDS 환자의 간호에서의 피로(Voss, Dodd, Portillo & Holzemer, 2006)와 아프리카계 미국인들의 당뇨 증상관리(Skelly, Leeman, Carlson, Soward & Burns, 2008)와 같은 수많은 임상문제에 적용되어 반영되었다.

영역중심이론의 소개에서는 이론의 새로운 수준이나 유형은 소개하지 않았다. 오히려 인간 중심 간호실무에서의 문제들이 알려주는 많은 가능성을 가진 이론과 모델에서 강조하는 용어를 사용하였다. 더 나은 영역중심이론과 모델의 성장은 간호사정과 간호중재, 간호성과에 대한 기초를 제공한다. 그렇게 해서 영역중심이론은 1960년대에 어렵다고 생각한 실무이론을 불러일으킨 것이다.

세계 간호이론개발 경향

GLOBAL NURSING THEORY DEVELOPMENT ISSUES AND EFFORTS

개요

세계 간호지식개발의 성장은 기하급수적이다. 모국어로 된 많은 저널 외에도 McConnell에 의해 2000년에 수행된 조사결과, 82개의 영어 간호저널이 미국 외 13개 나라에서 출판된 것으로 나타났다. 뿐만 아니라 미국에서 발간되는 몇몇 간호저널(*Nursing Science Quarterly* and *Journal of Nursing Scholarship*)은 세계적 간호학문에 할애하는 부분을 포함하고 있다. 이러한 세계적인 노력은 급성장하는 과학적 · 이론적 성장에 대해 학문분야로서의 간호를 발전시키기 위한 명시적인 신호이다.

그러나 여전히 간호이론에 관한 세계적인 문헌들을 고찰하는 것은, 그 내용이 발간된 문헌에 전부 반영되지 못하는 경우가 많기 때문에 어려움을 내포하고 있다. 문헌 검색을 통해 영어 이외의 언어로 쓰인 학술지에서 관심 있는 논문들을 찾을 수는 있겠지만, 번역 비용으로 인해 이러한 자료를 이용하기는 어려운 실정이다. 어떤 어려움이 있더라도 간호이론개발에서 세계적인 작업을 계속 진행해야 하는 것은 중요하지만, 편의상 이 책에서는 영어로 간행된 문헌들을 중심으로 하였다. 따라서 여기에서 다루는 내용은 간호이론을 개발하려는 국제적인 노력의 일부분에 지나지 않는다. 더욱이 국제적인 이론개발에 관한 문헌들이 아주 많기 때문에 극히 선택적이므로, 여기에서는 사례 중심으로 검토하였다.

쟁점과 세계적 기여도

간호이론개발의 관심이 세계적으로 확산됨에 따라 간호학계는 많은 쟁점과 관심으로 고군분투하고 있다. 유명한 학자들이 쓴 이론에 관한 논문에 실린 논점들은 이론의 가치와 기여도(Allison, McLaughlin, & Walker, 1991; Biley & Biley, 2001; Draper, 1990; Poggenpoel, 1996; Searle, 1988); 미국의 간호이론, 가치, 지식체계의 무비판적인 수용에 대한 관심(Draper, 1990; Ketefian & Redman, 1997; Lawler, 1991; Salas, 2005); 고유한 간호지식의 필요성에 대한 질문(Nolan, Lundh, & Tishelman, 1998); 거대이론에 대한 의문이나 비판(Daly & Jackson, 1999; Nolan et. al., 1998); 상황적이거나 명확한 범주이론의 옹호(Daly & Jackson, 1999; Draper, 1990; Nolan et. al., 1998); 하향성 전략을 표방하는 이론이 지닌 효용성에 대한 질문(Kenney, 1993) 등에 관한 것이다. 예를 들면, Nolan 등(1998)은 거대이론은 전문 간호사들이 활용할 수 있는 실상과는 동떨어져 있기 때문에 전문직 요구에 부응할 수 없다고 하였다. **박스 1.5**에는 간호에 대한 국제이론이 존재할 수 있는지 여부에 대하여 독자를 위한 예시들을 제시하였다.

박스 1.5 "왜 세계적 간호이론이 될 수 없는가?"

어떤 글에 위와 같은 제목이 있었다. Mandelbaum(1991)은 간호이론이 국제적으로 적용될 수 있는 아이디어를 제시하였으며, 국제적 간호이론에 대한 신념은 "각 국가에서 간호의 개념(인간, 환경, 건강, 간호)을 가장 잘 이해할 수 있고, 토착민들의 요구에 적용 가능한 방법으로 정의해야 한다."(p. 53)는 논리였다.

간호이론에 대한 비판적 시각에 대한 다음의 논문들 중 하나 또는 둘 다를 모두 읽어보기를 바란다.

Salas AS. Toward a north-south dialogue: Revisiting nursing theory (from the south). *Adv Nurs Sci*. 2005;28(1):17-24.

Gustafson DL. Transcultural nursing theory from a critical cultural perspective. *Adv Nurs Sci*. 2005;28(1):2-6.

성찰: 읽기와 경험에 기초해서 Mandelbaum의 시각은 국제적 무역, 여행, 인터넷상에서와 같은 전기통신이 증가하는 오늘날에도 여전히 적용 가능한가? 예를 들면, 특이집단의 문화적 신념을 초월하는 간호, 건강, 질병에 대한 공통점들이 있는가? 또는 반대로, 건강과 질병이 이해되는 방법에서 문화적 차이가 간호와 관련된 이론을 국제적으로 적용하는 데 불가능하게 하는가?

일부 저자들이 제기하는 이러한 쟁점은 미국인의 경험에 근거한 간호이론이 다른 나라에서는 적절하게 수정 · 보완되어야 할 필요성을 제기하고 있다. 또 일부 어떤 나라들에서는 다른 문화나 공존하기 어려운 다른 환경들을 고려할 때 그 나라에 적용되기 어려울 수 있겠다는 점을 이야기하고 있다.

그럼에도 불구하고 대다수는 국제화 · 세계화에 따른 인접국가 간 혹은 세계적인 간호 지식체 구축노력이 점점 더 확대되어 갈 기회로 인식하고 있다. 따라서 국경을 넘나드는 간호지식은 이미 연구된 내용을 불필요하게 다시 시도하는 일이 없도록 예방하게 해 준다. 간호진단과 이와 관련된 전문용어가 만들어진 것은 국제적인 협동연구의 한 예이다(Casey, 2002; Ehnfors, 2002; Goosen, 2002; Ketefian & Redman, 1997). 그러나 간호진단과 이와 관련된 분류체계의 확장 문제를 두고 비방하는 사람들도 있다(Lawler, 1991; Nolan et. al., 1998).

스웨덴(Lutzen & da Silva, 1995; Willman & Stoltz, 2002), 영국(Smith, 1987), 캐나다(Major, Pepin, & Legault, 2001; Rodgers, 2000), 호주(Daly & Jackson, 1999), 핀란드(Leino-Kilpi & Suominen, 1998), 일본(Hisama, 2001), 아이슬란드(Jonsdottir, 2001), 인도(Sirra, 1986), 남아프리카(Searle, 1988), 슬로베니아(Starc, 2009), 터키(Ustun & Gigliotti, 2009), 이란(Hoseini, Alhani, Khosro-Panah & Behjatpour, 2013)과 같은 나라에서 많은 간호사들이 간호이론의 개발 및 적용과 관련하여 개념적, 메타이론, 역사적, 교육적 문제점과 그 성과에 관하여 보고한 바 있다.

간호이론과 지식개발과 관련하여 메타이론과 간호철학에 관한 주제를 도출하여 간호이론과 관련된 국제문헌을 검토하였고, 이는 **표 1.5**와 같다. 초기 호주 간호문헌에서는 Emden과 Young(1987)이 호주에서 이론개발과 관련된 쟁점에 관하여 간호지도자들이 수행한 델파이 연구를 발표하였다. 이 연구에서 지도자들은 일곱 가지 쟁점에 대해 토의하였는데, 예를 들면, "간호 전문직의 발전을 위하여 이론개발이 필수적인 것인지"와 "간호는 고유한 연구 방법을 개발해야 하는지"(p. 27)와 같은 쟁점이었다. 이에 관한 전문적인 의견을 상세하게 소개하였으므로, 호주 이외의 다른 많은 나라에 있는 독자들도 관심이 있을 것이다.

가장 최근 학자들은 간호이론개발과 관련된 철학적 쟁점에 중요한 기여를 하였다. Falk-Rafael(2005)와 Kirkham과 Browne(2006)의 저술이 간호담론에서의 사회적 정의를 다루었고, 신 실용주의에 대해 논했다. **박스 1.6**은 관심 있는 독자들을 위한 사회적 정의와 관련된 예들을 제시하였다.

표 1.5 간호이론과 지식개발과 관련된 세계적 담론

저자 국가 또는 국가들	저자	주제 또는 초점
Australia	Emden and Young (1987)	Integrative review of "trends and issues" in nursing theory development; Delphi study
Sweden and Norway	Lundh, Söder, and Waerness (1988)	Critique of nursing process and nursing theories
United Kingdom	Draper (1990)	Contributions of nursing theory and impediments to its development in the United Kingdom
Australia	Holden (1991)	Critical examination of dualism, idealism, and materialism as theories of mind applied in nursing
United Kingdom	Reed and Robbins (1991)	Proposed and illustrated inductive theory "testing"
Australia	Bruni (1991)	Discourse analysis of literature related to nursing as a profession and knowledge development
Sweden	Dahlberg (1994)	Exposition of holistic perspective and genderrelated barriers to application in practice
Sweden	Lutzen and da Silva (1995)	Linguistic issues, nursing methodology, concept of care, trends
Australia	Holmes (1996)	Summary of postmodern critiques of traditional science; alternative philosophical stances for nursing summarized
Australia	Kermode and Brown (1996)	Critically examine postmodernism and its potential weaknesses for advancing nursing
United Kingdom	Timpson (1996)	Theory-practice relationship in nursing
Canada	Baker (1997)	Critical analysis of cultural relativism, including its use in nursing theories
United Kingdom and Sweden	Nolan et al. (1998)	Critique grand nursing theory, critique unique nursing knowledge, advocate middle-range theory
Korea	Shin (2001)	Taoism, Buddhism, and Confucianism as related to nursing theory in Korea
United Kingdom	Allmark (2003)	Reconsideration of Popper's philosophy of science in nursing
Chile/Canada	Salas (2005)	Critical review of use of U.S. nursing theories in the Latin American context
Canada	Weaver and Olson (2006)	Paradigms used for nursing research
Canada	Kirkham and Browne (2006)	Social justice in nursing discourse
Canada	Pesut and Johnson (2008)	Philosophical inquiry in relation to other nursing methodologies
New Zealand and Iceland	Litchfield and Jonsdottir (2008)	Participatory paradigm proposed as the basis for nursing as a practice discipline
Norway and Sweden	Fagerstrom and Bergbom (2010)	Application of Hegelian dialectics to nursing

박스 1.6 간호이론개발에서 사회적 정의가 고려되고 있는가?

사회적 정의는 국제적으로 간호사들에게 관심을 모으는 윤리적인 개념이다(예: Kirkham & Browne, 2006). 사회적 정의란 무엇이며, 사회적 정의가 간호이론개발과 간호실무와 어떻게 관계가 있는가? '사회적 정의'에 대해 더 알고자 한다면, 인터넷 검색창에 '건강의 사회적 정의(social justice definition health)'나 '간호의 사회적 정의(social justice definition nursing)'를 입력해 보고 검색된 자료들을 검토하길 바란다.

사회적 정의에 대한 다음의 논문들 중 하나 이상을 읽어보고, 이 개념이 간호이론개발과 어떤 관련성이 있는지를 생각해 보기 바란다.

Clingerman E, Fowles E. Fondations for social justice-based actions in maternal/infant nursing. *J Obstet Gynecol Neonatal Nurs*. 2010;39:320–327.

Kirkham SR, Browne AJ. Toward a critical theoretical interpretation of social justice discourses in nursing. *Adv Nurs Sci*. 2006;29:324–339.

Schim SM, Benkert R, Bell SE, Walker DS, Danford CA. Social justice: added metaparadigm concept for urban health nursing. *Public Health Nurs*. 2007;24:73–80.

성찰: 간호이론개발에 영향을 미치는 사회적 정의를 어떻게 생각하는가? 간호실무에 영향을 미치는 사회적 정의 기반 이론을 어떻게 생각하는가? 여러분의 나라나 간호에서 간호를 국제적으로 고려하는지에 기초해서 영향력에 차이가 있는가?

이론개발

이론개발(theoretical developments)에서 세계적 간호문헌의 또 다른 분야는 간호와 간호돌봄에 대한 이론화에 중점을 두고 있다. 이러한 작업에 대한 기초는 1859년의 플로렌스 나이팅게일의 선구적인 저술인『Notes on Nursing』에 있다. **표 1.6**은 최근의 개념적 또는 이론적 작업들의 예들이다. 관련된 노력들은 간호이론을 비평하고 적용하는 데 중점을 두고 있다. Tierney(1998)는 Roper–Logan–Tierney(1985)의 간호모델에 관한 논문을 비평하였고, Whall과 Shin, Colling(1999)은 나이팅게일의 철학을 적용하여 간호가 인지적 손상을 입은 한국 노인의 간호에 적합한지를 검증하였으며, Clift와 Barret(1998)은 세 개의 독일어 사용국가에서 권력의 개념적 기틀을 검증하였고, da Noberga와 Coler(1994)는 브라질에서 간호진단을 기초로 한 간호이론을 사용하였다. 다른 국제적인 이론적 작업들은 피부과적 문제가 있는 환자들을 위한 간호사의 실무 모델(Kirkevold, 1993), 성인과 노인 간호환경의 결정(Lauri et. al., 2001), 아동간호 모델분석(Lee, 1998), 정신과 환자 간호이론 적용이나 개발(Mavundla, Poggenpoel, & Gmeiner, 2001; Poggenpoel, 1996) 등을 포함해서 특수한 환자 집단에 중점을 두고 있다.

표 1.6 간호와 간호가치에 대한 세계적 이론

저자	연구의 특성
Roper et al. (1985)	Roper-Logan-Tierney 간호모델
Minshull, Ross, and Turner (1986)	인간 요구 간호모델
Sarvimäki (1988)	간호돌봄 이론
Andersen (1991)	간호 활동 모델
Chao (1992)	돌봄의 개념
Eriksson (2002)	돌봄과학의 설명
Wong, Pang, Wang, and Zhang (2003)	간호의 중국적 정의
Yoshioka-Maeda et al. (2006)	일본의 목적 중심적 공중보건 간호모델
Scheel, Pedersen, and Rosenkrands (2008)	상호작용 간호이론
Halldprsdottir (2008)	간호-환자 관계 이론
Starc (2009)	인적 역량 전환 모델
Boggatz and Dassen (2011)	노인대상 간호추구 모델
Hoseini, Alhani, Khosro-Panah, and Behjatpour (2013)	이슬람 자원으로부터의 간호개념
Forsberg, Lennerling, Fridh, Karlsson, and Nilsson (2015)	인지된 이식거부위험의 위협
Zandi, Vanaki, Shiva, Mohammadi, and Bagheri-Lankarani (2016)	대리모로 엄마가 된 여성들을 위한 돌봄모델

미국에서 개발된 이론들은 세계적으로 적용되기도 하지만 비판의 대상이 되기도 한다. 예를 들어, de Villiers와 van der Wal(1995)은 Leininger(1991)의 모델을 남아프리카에서 교과과정 개발에 적용한 반면, Bruni(1988)는 이 이론의 초기 구성요소들을 비판하였고, Morales-Mann과 Jiang(1993)은 Orem(1991)의 이론이 중국 문화에 적용될 수 있는지를 검증하였다. 반면, Lauder(2001)도 Orem(1991) 이론의 자기-무시(self-neglect)와 연결하였고, Baker(1997)는 간호이론과 실무의 문화적 상대론을 검증하였다. 미국에서 개발된 간호이론이 세계적으로 적용된 또 다른 예로는 Parse(1999)의 이론을 스위스(Maillard-Struby, 2009)와 다국적 연구(Baumann, 2002)에서 활용하였으며, King(1981)의 이론은 세 나라에서 적용하고 연구하였으며(Frey, Rooke, Sieloff, Messmer, & Kameoka, 1995), Roy의 모델은 라틴 아메리카와 아시아에서도 알려져 사용되고 있다(Roy, Whetsell, & Frederickson, 2009).

결론적으로, 여기에서 검토한 간호이론과 관련된 세계적 문헌들은 영문에 한정하였음에도 풍부하고 다양하다. 이론화 작업의 범위는 메타이론과 비판뿐만 아니라, 다양한 요구와 상황을 포함하고 있다. 이들은 어떤 이론도 다른 이론보다 우월한 것은 없으며, 사실 한 나라에서 개발된 이론이 다른 나라에도 모두 적용될 수 있다고 단정하는 것은 오만한 일일 것이다(Salas, 2005). 세계적 간호이론개발과 관련해서는 본 장의 끝에 있는 '추가 자료'를 참고하기 바란다.

요약
SUMMARY

본 장에서는 간호이론개발의 태동에 대한 역사적 환경을 요약하였고, 이어서 간호실무의 이론적 기초를 만들어 나간 역사적인 성과들을 함축하여 제시하였다. 이를 통해 간호이론개발의 광범위한 본질과 특징을 다음과 같이 서술하려 하였다.

- 메타이론에서 실무이론까지
- 대상인구 및 영역중심이론
- 간호이론개발의 세계적 경향

본 장에서 설명했던 것처럼, 여전히 간호실무와 연구에서 필요한 관심과 현상은 계속적으로 성장하며 변화하고 있다. 다음 장에서는 간호실무와 관련해서 간호이론과 지식개발의 역할에 대해 더 자세히 살펴보고 추후 간호이론개발에 도움이 되는 전략들을 제시하였다. 마지막 장에서 개념, 진술, 이론 테스트로 돌아가 간호지식의 범위와 중심 관심사에 초점을 맞추면서 결론을 내렸다.

참고문헌
REFERENCES

Allen DG. Nursing research and social control. *Image*. 1985;17:58–64.

Allison SE, McLaughlin K, Walker D. Nursing theory: A tool to put nursing back into nursing administration. *Nurs Adm Q*. 1991;15(3):72–78.

Allmark P. Popper and nursing theory. Nurs Philos. 2003;4:4–16.

Andersen BM. Mapping the terrain of the discipline. In: Gray G, Pratt R, eds. *Towards a Discipline of Nursing*. Melbourne, Australia: Churchill Livingstone; 1991.

Approaches to the study of nursing questions and the development of nursing science. Symposium. *Nurs Res*. 1972;21:484–517.

Atwood JR. Advancing nursing science: Quantitative approaches. *West J Nurs Res*. 1984;6(3):9–15.

Audi R. *The Cambridge Dictionary of Philosophy*. Cambridge, England: Cambridge University Press; 1995.

Auger JR. *Behavioral Systems and Nursing*. Englewood Cliffs, NJ: Prentice Hall; 1976.

Auvil–Novak SE. A middle–range theory of chronotherapeutic intervention for postsurgical pain. *Nurs Res*. 1997;46:66–71.

Baker C. Cultural relativism and cultural diversity: Implications for nursing practice. *Adv Nurs Sci*. 1997;20(1):3–11.

Banks–Wallace J. Womanist ways of knowing: Theoretical considerations for research with African American women. *Adv Nurs Sci*. 2000;22(3):33–45.

Barnett EAM. What is nursing science? *Nurs Sci Q*. 2002;15:51–60.

Baumann SL. Toward a global perspective of the human sciences. Nurs Sci Q. 2002;15:81–84.

Beckstrand J. The need for a practice theory as indicated by the knowledge used in the conduct of practice. *Res Nurs Health*. 1978a;1:175–179.

Beckstrand J. The notion of a practice theory and the relationship of scientific and ethical knowledge to practice. *Res Nurs Health*. 1978b;1:131–136.

Benoliel JQ. Advancing nursing science: Qualitative approaches. *West J Nurs Res*. 1984;6(3):1–8.

Biggs A. Orem's self–care deficit nursing theory: Update on the state of the art and science. *Nurs Sci Q*. 2008;21:200–206.

Biley A, Biley FC. Nursing models and theories: More than just passing fads. *Theoria J Nurs Theory*. 2001;10(2):5–10.

Bixler G, Bixler RW. The professional status of nursing. *Am J Nurs*. 1945;45:730–735.

Bixler G, Bixler RW. The professional status of nursing. *Am J Nurs*. 1959;59:1142–1147.

Boggatz T, Dassen T. Why older persons seek nursing care: Towards a conceptual model. *Nurs Inq*. 2011;18(3):216–225.

Boston Based Adaptation Research in Nursing Society. *Roy Adaptation Model-Based Research: 25 Years of Contributions to Nursing Science*. Indianapolis, IN: Center Nursing Press; 1999.

Boutain DM. Critical nursing scholarship: Exploring critical social theory with African American studies. *Adv Nurs Sci*. 1999;21(4):37–47.

Boykin A, Schoenhofer S. *Nursing as Caring: A Model for Transforming Practice*. New York, NY: National League for Nursing Press; 1993.

Brown JS, Tanner CA, Padrick KP. Nursing's search for scientific knowledge. *Nurs Res*. 1984;33:26–32.

Bruni N. A critical analysis of transcultural theory. Aust J Adv Nurs. 1988;5(3):26–32. *Bruni N*. Nursing knowledge: Processes of production. In: Gray G, Pratt R, eds. *Towards a Discipline of Nursing*. Melbourne, Australia: Churchill Livingstone; 1991.

Bu X, Jezewski MA. Developing a mid-range theory of patient advocacy through concept analysis. *J Adv Nurs*. 2007;57:101–110.

Bulechek GM, Butcher HK, Dochterman JM, Wagner C. *Nursing Interventions Classification (NIC)*. 6th ed. St. Louis, MO: Mosby Elsevier, 2012.

Bulechek GM, McCloskey JC, eds. *Nursing Interventions: Treatments for Nursing Diagnoses*. Philadelphia, PA: Saunders; 1985.

Butterfield P, Postma J, ERRNIE research team. The TERRA framework: Conceptualizing rural environmental health inequities through an environmental justice lens. *Adv Nurs Sci*. 2009;32(2):107–117.

Campbell JC, Bunting S. Voices and paradigms: Perspectives on critical and feminist theory in nursing. *Adv Nurs Sci*. 1991;13(3):1–15.

Carper BA. Fundamental patterns of knowing in nursing. *Adv Nurs Sci*. 1978;1(1):13–23.

Casey A. Standardization and nursing terminology. In: Oud N, ed. *ACENDIO 2002: Proceedings of the Special Conference of the Association of Common European Nursing Diagnoses, Interventions and Outcomes in Vienna*. Bern, Switzerland: Verlag Hans Huber; 2002.

Chao Y. A unique concept of nursing care. *Int Nurs Rev*. 1992;39(6):181–184.

Chinn PL. Debunking myths in nursing theory and research. *Image*. 1985;17:45–49.

Clift J, Barrett E. Testing nursing theory cross-culturally. *Int Nurs Rev*. 1998;45(4):123–126, 128.

Covell CL. The middle-range theory of nursing intellectual capital. *J Adv Nurs*. 2008;63:94–103.

Cox CL. An interaction model of client health behavior: Theoretical prescription for nursing. *Adv Nurs Sci*. 1982;5:41–56.

Dahlberg K. The collision between caring theory and caring practice as a collision between feminine and masculine cognitive style. *J Holist Nurs*. 1994;12:391–401.

Daly J, Jackson D. On the use of nursing theory in nurse education, nursing practice, and nursing research in Australia. *Nurs Sci Q*. 1999;12:342–345.

Dancy BL, McCreary L, Daye M, Wright J, Simpson S, Williams C. Empowerment: A view of two low-income African-American communities. *J Natl Black Nurses Assoc*. 2001;12:49–52.

da Nobrega MML, Coler MS. The utilization of Horta's Basic Human Needs Theory in the identification and classification of nursing diagnoses in Brazil. In: Carroll-Johnson RM, Paquette M, eds. Classification of Nursing Diagnoses: Proceedings of the Tenth Conference. Philadelphia, PA: Lippincott; 1994.

Davis B, Simms CL. Are we providing safe care? *Can Nurse*. 1992;88(1):45–47.

DeKeyser FG, Medoff-Cooper B. A non-theorist perspective on nursing theory: Issues of the 1990s. *Sch Inq Nurs Pract*. 2001;15:329–341.

de Villiers L, van der Wal D. Putting Leininger's nursing theory "culture care diversity and universality" into operation in the curriculum-Part 1. *Curationis*. 1995;18(4):56–60.

Dickoff J, James P. Commentary on Walker's "Toward a clearer understanding of the concept of nursing theory": Clarity to what end? *Nurs Res*. 1971;20:499–502.

Dickoff J, James P, Wiedenbach E. Theory in a practice discipline, part I. *Nurs Res*. 1968a;17:415–435.

Dickoff J, James P, Wiedenbach E. Theory in a practice discipline, part II. *Nurs Res*. 1968b;17:545–554.

Dickson GL. The unintended consequences of a male professional ideology for the development of nursing education. *Adv Nurs Sci*. 1993;15(3):67–83.

Dodd M, Janson S, Facione N, Faucett J, Froelicher ES, Humphreys J, et al. Advancing the science of symptom management. *J Adv Nurs*. 2001;33:66–676.

Donaldson SK, Crowley DM. The discipline of nursing. *Nurs Outlook*. 1978;26:113–120.

Draper P. The development of theory in British nursing: Current position and future prospects. *J Adv Nurs*. 1990;15(1):12–15.

Dunn KS. Toward a middle-range theory of adaptation to chronic pain. *Nurs Sci Q*. 2004;17:78–84.

Eakes G, Burke ML, Hainsworth MA. Middle-range theory of chronic sorrow. *Image*. 1998; 30:179–184.

Ehnfors M. The development of the VIPS-model in Nordic countries. In: Oud N, ed. *ACENDIO 2002: Proceedings of the Special Conference of the Association of Common European Nursing Diagnoses, Interventions and Outcomes in Vienna*. Bern, Switzerland: Verlag Hans Huber; 2002.

Ellis R. Commentary on Walker's "Toward a clearer understanding of the concept of nursing theory": Reaction to Walker's article. *Nurs Res*. 1971;20:493–494.

Emden C, Young W. Theory development in nursing: Australian nurses advance global debate. Aust J *Adv Nurs*. 1987;4(3):22–40.

Erickson HC, Tomlin EM, Swain MAP. *Modeling and Role Modeling: A Theory and Paradigm of Nursing*. Englewood Cliffs, NJ: Prentice Hall; 1983.

Eriksson K. Caring science in a new key. *Nurs Sci Q*. 2002;15:61–65.

Fagerstrom L, Bergbom I. The use of Hegelian dialectics in nursing science. *Nurs Sci Q*. 2010;23:79–84.

Falk-Rafael A. Speaking truth to power: Nursing's legacy and moral imperative. *Adv Nurs Sci*. 2005;28:212–223.

Fawcett J. Hallmarks of success in nursing theory development. In: Chinn PL, ed. *Advances in Nursing Theory Development*. Rockville, MD: Aspen; 1983.

Fawcett J. The metaparadigm of nursing: Present status and future refinements. *Image*. 1984;16:84–87.

Fawcett J. *Analysis and Evaluation of Conceptual Models of Nursing*. 2nd ed. Philadelphia, PA: Davis; 1989.

Fawcett J. *Analysis and Evaluation of Nursing Theories*. Philadelphia, PA: Davis; 1993.

Fawcett J. *Analysis and Evaluation of Conceptual Models of Nursing*. 3rd ed. Philadelphia, PA: Davis; 1995.

Fawcett J. On the requirements for a metaparadigm: An invitation to dialogue. *Nurs Sci Q*. 1996;9:94–97.

Fawcett J. The state of nursing science: Hallmarks of the 20th and 21st centuries. *Nurs Sci Q*. 1999; 12:311–318.

Fawcett J. *Contemporary Nursing Knowledge: Analysis and Evaluation of Nursing Models and Theories*.

2nd ed. Philadelphia, PA: Davis; 2005.

Fawcett J. Commentary: Finding patterns of knowing in the work of Florence Nightingale. *Nurs Outlook*. 2006;54:275–277.

Fawcett J, DeSanto–Madeya S. *Contemporary Nursing Knowledge: Analysis and Evaluation of Nursing Models and Theories*. 3rd ed. Philadelphia, PA: Davis; 2013.

Fawcett J, Downs F. *The Relationship of Theory and Research*. Norwalk, CT: Appleton– Century–Crofts; 1986.

Flaskerud JH, Halloran EJ. Areas of agreement in nursing theory development. *Adv Nurs Sci*. 1980;3(1):1–7.

Flaskerud JH, Winslow BJ. Conceptualizing vulnerable populations health–related research. *Nurs Res*. 1998;47:69–78.

Folta JR. Commentary on Walker's "Toward a clearer understanding of the concept of nursing theory": Obfuscation or clarification: A reaction to Walker's concept of nursing theory. *Nurs Res*. 1971;20:496–499.

Forsberg A, Lennerling A, Fridh I, Karlsson V, Nilsson M. Understanding the perceived threat of the risk of graft rejections: A middle–range theory. *Glob Qual Nurs Res*. 2015:1–9.

Frey MA, Rooke L, Sieloff C, Messmer PR, Kameoka T. King's framework and theory in Japan, Sweden, and in the United States. *Image*. 1995;27:127–130.

Gill BP, Atwood JR. Reciprocy and helicy used to relate mEGF and wound healing. *Nurs Res*. 1981;30:68–72.

Good M, Moore SM. Clinical practice guidelines as a new source of middle–range theory: Focus on acute pain. *Nurs Outlook*. 1996;44:74–79.

Goodwin LD, Goodwin WL. Qualitative vs. quantitative research or qualitative and quantitative research? *Nurs Res*. 1984;33:378–380.

Goosen W. The international nursing minimum data set (J–NMDS): Why do we need it? In: Oud N, ed. *ACENDIO 2002: Proceedings of the Special Conference of the Association of Common European Nursing Diagnoses, Interventions and Outcomes in Vienna*. Bern, Switzerland: Verlag Hans Huber; 2002.

Gorenberg B. The research tradition of nursing: An emerging issue. *Nurs Res*. 1983;32:347–349.

Gortner SR. Knowledge development in nursing: Our historical roots and future opportunities. *Nurs Outlook*. 2000;48:60–67.

Grace PJ, Willis DG, Roy C, Jones DA. Profession at the crossroads: A dialog concerning the preparation of nursing scholars and leaders. *Nurs Outlook*. 2016;64:61–70.

Habermas J. *Knowledge and Human Interests*. Shapiro J, trans. Boston, MA: Beacon Press; 1971.

Hale K, George JB, Lydia Hall. In: George JB, ed. *Nursing Theories: The Base for Professional Nursing Practice*. Englewood Cliffs, NJ: Prentice Hall; 1980.

Halldorsdottir S. The dynamics of the nurse&–patient relationship: Introduction of a synthesized theory from the patient's perspective. *Scand J Caring Sci*. 2008;22:643–652.

Haller KB, Reynolds MA, Horsley JA. Developing research–based innovation protocols: Process, criteria, and issues. *Res Nurs Health*. 1979;2:45–51.

Henderson V. *The Nature of Nursing*. New York, NY: Macmillan; 1966.

Henly SJ, McCarthy DO, Wyman JF, Heitkemper MM, Redeker NS, Titler MG, et al. Emerging areas of science: Recommendations for nursing science education from the Council for the Advancement of Nursing Science idea festival. *Nurs Outlook*. 2015;63(4):398–407.

Higgins PA, Moore SM. Levels of theoretical thinking in nursing. *Nurs Outlook*. 2000;48:179–183.

Hisama KK. The acceptance of nursing theory in Japan: A cultural perspective. *Nurs Sci Q*. 2001; 14:255–259.

Holden RJ. In defence of Cartesian dualism and the hermeneutic horizon. *J Adv Nurs*. 1991;16:1375–1381.

Holmes CA. Resistance to positivist science in nursing: An assessment of the Australian literature. *Int J Nurs Pract*. 1996;2(4):172–181.

Holter IM. Critical theory. *Sch Inq Nurs Pract*. 1988;2:223–232.

Hoseini ASS, Alhani F, Khosro–Panah A–H, Behjatpour A–K. A concept analysis of nursing based on Islamic sources: Seeking remedy. *Int J Nurs Knowl*. 2013;24(3):142–149.

Humphreys J, Janson S, Donesky D, Dracup K, Lee KA, Puntillo K, et al. Theory of symptom management. In: Smith MJ, Liehr PR, eds. *Middle Range Theory for Nursing*. New York, NY: Springer; 2014.

Huth MM, Moore SM. Prescriptive theory of acute pain management in infants and children. *J Soc Pediatr Nurses*. 1998;3:23–32.

Im E. Development of situation–specific theories: An integrative approach. *Adv Nurs Sci*. 2005;28(2): 137–151.

Im E, Meleis AI. Situation–specific theories: Philosophical roots, properties, and approach. *Adv Nurs Sci*. 1999a;22(2):11–24.

Im E, Meleis AI. A situation–specific theory of Korean immigrant women's menopausal transition. *Image*. 1999b;31:333–338.

Im E, Meleis AI. An international imperative for gender–sensitive theories in women's health. *J Nurs Scholarsh*. 2001;33:309–314.

Iowa Intervention Project, McCloskey JC, Bulechek GM, eds. *Nursing Interventions Classification (NIC)*. St. Louis, MO: Mosby; 1992.

Isaacs S, Ploeg J, Tompkins C. How can Rorty help nursing science in the development of a philosophic 'foundation'? *Nurs Philos*. 2009;10:81–90.

Jacox A. Theory construction in nursing: An overview. *Nurs Res*. 1974;23:4–13.

Jacox AK, Webster G. Competing theories of science. In: Nicoll LH, ed. *Perspectives on Nursing Theory*. Boston, MA: Little, Brown; 1986.

Jensen–Wunder L. Indian health initiatives: A nursing practice model. *Nurs Sci Q*. 2002;15:32–35.

Jezewski MA. Evolution of a grounded theory: Conflict resolution through culture brokering. *Adv Nurs Sci*. 1995;17(3):14–30.

Johnson BM, Webber PB. *An Introduction to Theory and Reasoning in Nursing*. 4th ed. Philadelphia, PA: Lippincott Williams Wilkins; 2015.

Johnson DE. The behavioral system model for nursing. In: Riehl JP, Roy C, eds. *Conceptual Models for Nursing Practice*. 2nd ed. New York, NY: Appleton–Century–Crofts; 1980.

Johnson JE. Self–regulation theory and coping with physical illness. *Res Nurs Health*. 1999;22:435–

448.

Johnston N. Beyond the methods debate: Toward embodied ways of knowing. In: Ironside PM, ed. *Beyond Method: Philosophical Conversations in Health Care Research and Scholarship*. Madison, WI: The University of Wisconsin Press; 2005, pp. 259–296.

Jonsdottir H. Nursing theories and their relation to knowledge development in Iceland. *Nurs Sci Q*. 2001;14:165–168.

Kenney T. Nursing models fail in practice. *Br J Nurs*. 1993;2(2):133–136.

Kermode S, Brown C. The postmodernist hoax and effects on nursing. *Int J Nurs Stud*. 1996;33:375–384.

Ketefian S, Redman RW. Nursing science in the global community. *Image*. 1997;29:11–15.

Kikuchi JF. Cultural theories of nursing responsive to human needs and values. *J Nurs Scholarsh*. 2005;37:302–307.

Kim HS. *The Nature of Theoretical Thinking in Nursing*. Norwalk, CT: Appleton–Century– Crofts; 1983.

King I. *Toward a Theory of Nursing*. New York, NY: Wiley; 1971.

King I. *A Theory for Nursing: Systems, Concepts, Process*. New York, NY: Wiley; 1981.

Kirkevold M. Toward a practice theory of caring for patients with chronic skin disease. *Sch Inq Nurs Pract*. 1993;7:37–57.

Kirkham SR, Browne AJ. Toward a critical theoretical interpretation of social justice discourses in nursing. *Adv Nurs Sci*. 2006;29:324–339.

Kleffel D. Rethinking the environment as a domain of nursing knowledge. *Adv Nurs Sci*. 1991;14(1):40–51.

Kolcaba K. Evolution of the mid range theory of comfort for outcomes research. *Nurs Outlook*. 2001;49:86–92.

LaCoursiere SP. A theory of online social support. *Adv Nurs Sci*. 2001;24(1):60–77.

Lauder W. The utility of self–care theory as a theoretical basis for self–neglect. *J Adv Nurs*. 2001;34:545–551.

Lauri S, Salantera S, Chalmers C, Ekman S, Kim HS, Kappeli S, et al. An exploratory study of clinical decision–making in five countries. *J Nurs Scholarsh*. 2001;33:83–90.

Lawler J. In search of an Australian identity. In: Gray G, Pratt R, eds. *Towards a Discipline of Nursing*. Melbourne, Australia: Churchill Livingstone; 1991.

Lee P. An analysis and evaluation of Casey's conceptual framework. *Int J Nurs Stud*. 1998;35(4):204–209.

Leininger MM. Transcultural care diversity and universality. *Nurs Health Care*. 1985;6:209–212.

Leininger MM. *Culture Care Diversity and Universality: A Theory of Nursing*. New York; NY: National League for Nursing; 1991.

Leino–Kilpi H, Suominen T. Nursing research in Finland from 1958 to 1995. *Image*. 1998;30:363–367.

Lenz ER. Role of middle range theory for nursing research and practice. Part I. Nursing research. *Nurs Leadersh Forum*. 1998;3(1):24–33.

Lenz ER, Pugh LC, Milligan RA, Gift A, Suppe F. The middle–range theory of unpleasant symptoms: An update. *Adv Nurs Sci*. 1997;19(3):14–27.

Lenz ER, Suppe F, Gift AG, Pugh LC, Milligan RA. Collaborative development of middle-range nursing theories: Toward a theory of unpleasant symptoms. *Adv Nurs Sci*. 1995;17(3):1-13.

Levine M. The four conservation principles of nursing. *Nurs Forum*. 1967;6(1):45-59.

Liaschenko J. Feminist ethics and cultural ethos. *Adv Nurs Sci*. 1993;15(4):71-81.

Liehr P, Smith MJ. Middle range theory: Spinning research and practice to create knowledge for the new millennium. *Adv Nurs Sci*. 1999;21(4):81-91.

Litchfield MC, Jonsdottir H. A practice discipline that's here and now. Adv Nurs Sci. 2008;31(1):79-91.

Loxe J, Struthers R. A conceptual framework of nursing in Native American culture. *J Nurs Scholarsh*. 2001;33:279-283.

Lundh U, Soder M, Waerness K. Nursing theories: A critical view. *Image*. 1988;20:36-40.

Lutzen K, da Silva AB. Delineating the domain of nursing science in Sweden-Some relevant issues. *Vard i Norden*. 1995;15(1):4-7.

Maillard-Struby FV. Transforming while affirming those we serve: Parse's theory in Switzerland. *Nurs Sci Q*. 2009;22:212-213.

Major FA, Pepin JI, Legault AJ. Nursing knowledge in a mostly French-speaking Canadian province: From past to present. *Nurs Sci Q*. 2001;14:355-359.

Malinski VM. Nursing research and the human sciences. *Nurs Sci Q*. 2002;15:14-20.

Mandelbaum J. Why there cannot be an international theory of nursing. *Int Nurs Rev*. 1991;38:53-55, 48.

Mavundla TR, Poggenpoel M, Gmeiner A. A model of facilitative communication for the support of general hospital nurses nursing mentally ill people: Part I: Background, problem statement and research methodology. *Curationis*. 2001;24(1):7-14.

McCloskey JC, Bulechek GM. *Nursing Intervention Classification (NIC)*. 3rd ed. St. Louis, MO: Mosby; 2000.

McKay RP. *The Process of Theory Development in Nursing*. Dissertation. New York, NY: Columbia University; 1965.

McQuiston CM, Campbell JC. Theoretical substruction: A guide for theory testing research. *Nurs Sci Q*. 1997;10:117-123.

Mefford LC. A theory of health promotion for preterm infants based on Levine's conservation model of nursing. *Nurs Sci Q*. 2004;17:260-266.

Meleis AI. *Theoretical Nursing*. Philadelphia, PA: Lippincott; 1985.

Meleis AI, Sawyer LM, Im E, Messias DKH, Schumacher K. Experiencing transitions: An emerging middle-range theory. *Adv Nurs Sci*. 2000;23(1):12-28.

Minshull J, Ross K, Turner J. The Human Needs Model of nursing. *J Adv Nurs*. 1986;11:643-649.

Mishel MH. Uncertainty in illness. *Image*. 1988;20:225-231.

Mishel MH. Reconceptualization of the uncertainty in illness theory. *Image*. 1990;22:256-261.

Mitchell GJ, Cody WK. Nursing knowledge and human science: Ontological and epistemological considerations. *Nurs Sci Q*. 1992;5:54-61.

Monti EJ, Tingen MS. Multiple paradigms of nursing science. *J Adv Nurs*. 1999;21(4):64-80.

Moody LE, Wilson ME, Smyth K, Schwartz R, Tittle M, Van Cott ML. Analysis of a decade of nursing practice research: 1977-1986. *Nurs Res*. 1988;37:374-379.

Morales-Mann ET, Jiang SL. Applicability of Orem's conceptual framework: A cross-cultural point of view. *J Adv Nurs*. 1993;18:737-741.

Murrock CJ, Higgins PA. The theory of music, mood, and movement to improve health outcomes. *J Adv Nurs*. 2009;65:2249-2257.

National League for Nursing. *Theory Development: What, Why, How?* New York, NY: National League for Nursing; 1978.

The nature of science and nursing. *Nurs Res*. 1968;17:484-512.

The nature of science in nursing. *Nurs Res*. 1969;18:388-411.

Neuman B. The Betty Neuman health-care systems model: A total person approach to patient problems. In: Riehl JP, Roy C, eds. *Conceptual Models for Nursing Practice*. New York, NY: Appleton-Century-Crofts; 1974.

Newman MA. Toward a theory of health. In: *Theory Development in Nursing*. Philadelphia, PA: Davis; 1979.

Newman MA. *Health as Expanding Consciousness*. *St. Louis*, MO: Mosby; 1986.

Newman MA. Prevailing paradigms in nursing. *Nurs Outlook*. 1992;40:10-13, 32.

Newman MA, Sime AM, Corcoran-Perry SA. The focus of the discipline of nursing. *Adv Nurs Sci*. 1991;14(1):1-6.

Newman MA, Smith MC, Pharris MD, Jones D. The focus of the discipline revisited. *Adv Nurs Sci*. 2008;31(1):E16-E27.

Nightingale F. *Notes on Nursing: What It Is and What It Is Not*. London: Harrison; 1859. Reprinted 1946. Philadelphia, PA: Lippincott.

Nolan M, Lundh U, Tishelman C. Nursing's knowledge base: Does it have to be unique? *Br J Nurs*. 1998;7(5):270, 272-276.

Norbeck JS. In defense of empiricism. *Image*. 1987;19:28-30.

Norris CM, ed. *Proceedings of the First Nursing Theory Conference*. Kansas City, MO: University of Kansas Medical Center, Department of Nursing; 1969.

Norris CM, ed. *Proceedings of the Second Nursing Theory Conference*. Kansas City, MO: University of Kansas Medical Center, Department of Nursing; 1970.

Norris CM, ed. *Proceedings of the Third Nursing Theory Conference*. Kansas City, MO: University of Kansas Medical Center, Department of Nursing; 1971.

O'Brien ME. *Spirituality in Nursing: Standing on Holy Ground*. 5th ed. Burlington, MA: Jones & Bartlett; 2014.

Olson J, Hanchett E. Nurse-expressed empathy, patient outcomes, and development of a middlerange theory. *Image*. 1997;29:71-76.

Orem D. *Nursing: Concepts of Practice*. New York, NY: McGraw-Hill; 1971.

Orem D. *Nursing: Concepts of Practice*. 4th ed. St. Louis, MO: Mosby; 1991.

Orem D. *Nursing: Concepts of Practice*. 5th ed. St. Louis, MO: Mosby; 1995.

Orlando IJ. *The Dynamic Nurse-Patient Relationship*. New York, NY: Putnam; 1961.

Panel for the Prediction and Prevention of Pressure Ulcers in Adults. *Pressure Ulcers in Adults: Prediction and Prevention*. Clinical Practice Guideline, No. 3. Rockville, MD: Agency for Health Care Policy and Research, PHS, USDHHS; May 1992. AHCPR publication 92-0047.

Parker ME, Smith MC. *Nursing Theories & Nursing Practice*, 3rd ed. Philadelphia, PA: Davis; 2010.

Parse RR. *Man-Living-Health: A Theory of Nursing*. New York, NY: Wiley; 1981.

Parse RR, ed. *Illuminations: The Human Becoming Theory in Practice and Research*. New York, NY: National League for Nursing; 1995.

Parse RR. *Hope: An International Human Becoming Perspective*. Sudbury, MA: Jones & Bartlett; 1999.

Parse RR. Nursing knowledge development: Who's to say how? (Editorial). *Nurs Sci Q*. 2008;21:101.

Pender NJ. *Health Promotion in Nursing Practice*. 3rd ed. Stamford, CT: Appleton & Lange; 1996.

Peplau HE. *Interpersonal Relations in Nursing*. New York, NY: Putnam; 1952.

Perry DJ. Transcendent pluralism: A middle-range theory of nonviolent social transformation through human and ecological dignity. *Adv Nurs Sci*. 2015;38(4):317-329.

Pesut B, Johnson J. Reinstating the 'queen': Understanding philosophical inquiry in nursing. *J Adv Nurs*. 2008;61:115-121.

Peterson SJ, Bredow TS. *Middle Range Theories: Application to Nursing Research*. 4th ed. Philadelphia, PA: Wolters Kluwer; 2017.

Poggenpoel M. Psychiatric nursing research based on nursing for the whole person theory. *Curationis*. 1996;19(3):60-62.

Practice oriented theory, part I. *Adv Nurs Sci*. 1978;1(1):1-95.

Reed J, Robbins I. Models of nursing: Their relevance to the care of elderly people. *J Adv Nurs*. 1991;16:1350-1357.

Reed PG. A treatise on nursing knowledge development for the 21st century: Beyond postmodernism. *Adv Nurs Sci*. 1995;17(3):70-84.

Reed PG. Nursing reformation: Historical reflections and philosophic foundations. *Nurs Sci Q*. 2000;13:129-133.

Research-How will nursing define it? *Nurs Res*. 1967;16:108-129.

Rew L, Hoke MM, Horner SD, Walker L. Development of a dynamic model to guide health disparities research. *Nurs Outlook*. 2009;57:132-142.

Rishel CJ. An emerging theory on parental end-of-life decision making as a stepping stone to new research. *Appl Nurs Res*. 2014;27:261-264.

Risjord MW, Dunbar SB, Moloney MR. A new foundation for methodological triangulation. *J Nurs Scholarsh*. 2002;34:269-275.

Roberson MR, Kelley JH. Using Orem's theory in transcultural settings: A critique. *Nurs Forum*. 1996;31(3):22-28.

Roberts MA. *American Nursing: History and Interpretation*. New York, NY: Macmillan; 1961:101.

Rodgers SJ. The role of nursing theory in standards of practice: A Canadian perspective. *Nurs Sci Q*. 2000;13:260-262.

Rogers ME. *An Introduction to the Theoretical Basis of Nursing*. Philadelphia, PA: Davis; 1970.

Roper N, Logan WW, Tierney AJ. *The Elements of Nursing*. 2nd ed. Edinburgh, Scotland: Churchill Livingstone; 1985.

Roy C. *Introduction to Nursing: An Adaptation Model*. Englewood Cliffs, NJ: Prentice Hall; 1976.

Roy C, Andrews HA. *The Roy Adaptation Model: The Definitive Statement*. Norwalk, CT: Appleton & Lange; 1991.

Roy C, Andrews HA. *The Roy Adaptation Model*. 2nd ed. Norwalk, CT: Appleton & Lange; 1999.

Roy C, Roberts SL. *Theory Construction in Nursing: An Adaptation Model*. Englewood Cliffs, NJ: Prentice Hall; 1981.

Roy C, Whetsell MV, Frederickson K. The Roy adaptation model and research: Global perspective. *Nurs Sci Q*. 2009;22:209–211.

Ruland CM, Moore SM. Theory construction based on standards of care: A proposed theory of the peaceful end of life. *Nurs Outlook*. 1998;46:169–175.

Ryan P, Sawin KJ. The individual and family self–management theory: Background and perspectives on context, process, and outcomes. *Nurs Outlook*. 2009;57:217–225.

Salas AS. Toward a north–outh dialogue: Revisiting nursing theory (from the south). *Adv Nurs Sci*. 2005;28(1):17–24.

Sarvimaki A. Nursing care as a moral, practical, communicative and creative activity. *J Adv Nurs*. 1988;13:462–467.

Scheel ME, Pedersen BD, Rosenkrands V. Interactional nursing–A practice–theory in the dynamic field between the natural, human and social sciences. *Scand J Caring Sci*. 2008;22:629–636.

Schumacher KL, Gortner SR. (Mis)conceptions and reconceptions about traditional science. *Adv Nurs Sci*. 1992;14(4):1–11.

Searle C. Nursing theories: What is our commitment? *Nurs RSA Verpleging*. 1988;3(2):15–19, 21.

See EM. Theories of middling–range generality in the development of nursing theory. Paper presented at the meeting of the Nursing Theory Think Tank, Denver, 1981.

Shin KR. Developing perspectives on Korean nursing theory: The influences of Taoism. *Nurs Sci Q*. 2001;14:346–353.

Silva MC. The state of nursing science: Reconceptualizing for the 21st century. *Nurs Sci Q*. 1999;12:221–226.

Silva MC, Rothbart D. An analysis of changing trends in philosophies of science in nursing theory development and testing. *Adv Nurs Sci*. 1984;6(2):1–13.

Sirra E. An approach to systematic nursing. *Nurs J India*. 1986;77(1):3–5, 28.

Skelly AH, Leeman J, Carlson J, Soward ACM, Burns D. Conceptual model of symptomfocused care for African Americans. *J Nurs Scholarsh*. 2008;40:261–267.

Smith JA. The idea of health: A philosophic inquiry. *Adv Nurs Sci*. 1981;3(3):43–50.

Smith L. Application of nursing models to a curriculum: Some considerations. *Nurse Educ Today*. 1987;7(3):109–115.

Smith MJ, Liehr PR, eds. *Middle Range Theory for Nursing*. 3rd ed. New York: Springer; 2014.

Snyder M. *Independent Nursing Interventions*. 2nd ed. New York, NY: Delmar; 1992.

Stajduhar KI, Balneaves L, Thorne SE. A case for the "middle ground": Exploring the tensions of postmodern thought in nursing. *Nurs Philos*. 2001;2:72–82.

Starc A. Nursing professionalism in Slovenia: Knowledge, power, and ethics. *Nurs Sci Q*. 2009;22:371–374.

Stevenson JS, Woods NF. Nursing science and contemporary science: Emerging paradigms. In: Sorensen GE, ed. *Setting the Agenda for the Year 2000*. Kansas City, MO: American Academy of Nursing; 1986.

Suppe F, Jacox AK. Philosophy of science and the development of nursing theory. In: Werley HH, Fitzpatrick JJ, eds. *Annual Review of Nursing Research*. 1985;3:241–267.

Swanson KM. Empirical development of a middle range theory of caring. *Nurs Res*. 1991;40:161–166.

Taylor JY. Womanism: A methodologic framework for African American women. *Adv Nurs Sci*. 1998;21(1):53–64.

Taylor SG, Geden E, Isaramalai S, Wongvatunyu S. Orem's self–care deficit nursing theory: Its philosophic foundation and the state of the science. *Nurs Sci Q*. 2000;13:104–110.

Theory development in nursing. *Nurs Res*. 1968;17:196–227.

Thorne S. (2014). What constitutes core disciplinary knowledge? *Nurs Inq*. 2014;21(1):1–2.

Tierney AJ. Nursing models: Extant or extinct? *J Adv Nurs*. 1998;28:377–385.

Timpson J. Nursing theory: Everything the artist spits is art? *J Adv Nurs*. 1996;23:1030–1036.

Tinkle MB, Beaton JL. Toward a new view of science. *Adv Nurs Sci*. 1983;5(3):27–36.

Travelbee J. *Interpersonal Aspects of Nursing*. Philadelphia, PA: Davis; 1971.

Tsai P. A middle–range theory of caregiver stress. *Nurs Sci Q*. 2003;16:137–145.

Turton CLR. Ways of knowing about health: An Aboriginal perspective. *Adv Nurs Sci*. 1997;19(3):28–36.

Ujhely G. *Determinants of the Nurse-Patient Relationship*. New York, NY: Springer; 1968.

University of California, San Francisco School of Nursing Symptom Management Faculty Group. A model for symptom management. *Image*. 1994;26:272–276.

Ustun B, Gigliotti E. Nursing research in Turkey. *Nurs Sci Q*. 2009;22:206–208.

Villarruel AM, Denyes MJ. Testing Orem's theory with Mexican Americans. *Image*. 1997;29:283–288.

Villarruel AM, Fairman JA. The Council for the Advancement of Nursing Science, Idea Festival Advisory Committee: Good ideas that need to go further. *Nurs Outlook*. 2015;63(4):436–438.

Voss JG, Dodd M, Portillo C, Holzemer W. Theories of fatigue: Application to HIV/AIDS. *J Assoc Nurses AIDS Care*. 2006;17:37–50.

Wald FS, Leonard RC. Towards development of nursing practice theory. *Nurs Res*. 1964;13:309–313.

Walker LO. *Nursing as a Discipline*. Dissertation. Bloomington, IN: Indiana University; 1971a.

Walker LO. Toward a clearer understanding of the concept of nursing theory. *Nurs Res*. 1971b;20:428–435.

Walker LO. Rejoinder to commentary: Toward a clearer understanding of the concept of nursing theory. *Nurs Res*. 1972;21:59–62.

Walker LO. *Parent-Infant Nursing Science: Paradigms, Phenomena, Methods*. Philadelphia, PA: Davis; 1992.

Walker LO, Avant KC. *Strategies for Theory Construction in Nursing*. 2nd ed. Norwalk, CT: Appleton & Lange, 1988.

Warms CA, Schroeder CA. Bridging the gulf between science and action: The "new fuzzies" of neopragmatism. *Adv Nurs Sci*. 1999;22(2):1–10.

Watson J. *Nursing: Human Science and Human Care*. Norwalk, CT: Appleton–Century–Crofts; 1985.

Watson J. Postmodernism and knowledge development in nursing. *Nurs Sci Q*. 1995;8:60–64.

Weaver K, Olson JK. Understanding paradigms used for nursing research. *J Adv Nurs*. 2006;53:459–469.

Webster G, Jacox A, Baldwin B. Nursing theory and the ghost of the received view. In: McCloskey JC, Grace HK, eds. *Current Issues in Nursing*. Boston, MA: Blackwell; 1981.

Wewers ME, Lenz E. Relapse among ex-smokers: An example of theory derivation. *Adv Nurs Sci*. 1987;9(2):44-53.

Whall AL, Hicks FD. The unrecognized paradigm shift in nursing: Implications, problems, and opportunities. *Nurs Outlook*. 2002;50:72-76.

Whall AL, Shin YH, Colling KB. A Nightingale-based model of dementia care and its relevance for Korean nursing. *Nurs Sci Q*. 1999;12:319-323.

Whittemore R, Roy C. Adapting to diabetes mellitus: A theory synthesis. *Nurs Sci Q*. 2002;15:311-317.

Wiedenbach E. *Clinical Nursing: A Helping Art*. New York, NY: Springer; 1964.

Willis DG, Grace PJ, Roy C. A central unifying focus for the discipline: Facilitating humanization, meaning, choice, quality of life, and healing in living and dying. *Adv Nurs Sci*. 2008;31(1):E2-E40.

Willman A, Stoltz P. Yes, no, or perhaps: Reflections on Swedish human science nursing research development. *Nurs Sci Q*. 2002;15:66-70.

Wong TK, Pang SM, Wang CS, Zhang CJ. A Chinese definition of nursing. *Nurs Inq*. 2003;10;79-80.

Wooldridge PJ. Commentary on Walker's "Toward a clearer understanding of the concept of nursing theory": Meta-theories of nursing: A commentary on Walker's article. *Nurs Res*. 1971;20:494-495.

Wooldridge P, Skipper JK, Leonard RC. *Behavioral Science, Social Practice, and the Nursing Profession*. Cleveland, OH: Case Western Reserve; 1968.

Wyman JF, Henly SJ. PhD programs in nursing in the United States: Visibility of American Association of Colleges of Nursing core curriculum elements and emerging areas of science. *Nurs Outlook*. 2015;63(4):390-397.

Yoshioka-Maeda K, Taguchi A, Murashima S, Asahara K, Anzai Y, Arimoto A, et al. Function and practice of public health nursing in Japan: A trial to develop the Japanese purposefocused public health nursing model. *J Nurs Manag*. 2006;14:483-489.

Younger JB. A theory of mastery. *Adv Nurs Sci*. 1991;14(1):76-89.

Zandi M, Vanaki Z, Shiva M, Mohammadi E, Bagheri-Lankarani N. Security giving in surrogacy motherhood process as a caring model for commissioning mothers: A theory synthesis. *Jpn J Nurs Sci*. 2016;13(3):331-344.

Zeng B, Sun W, Gray RA, Li C, Liu T. Towards a conceptual model of diabetes selfmanagement among Chinese immigrants in the United States. *Int J Environ Res Public Health*. 2014;11(7):6727-6742.

추가 자료

ADDITIONAL READINGS

철학, 과학철학, 간호과학, 간호철학과 관련된 추가 자료를 읽기 원하는 독자들은 아래의 * 표시된 자료를 찾아보면 도움이 될 것임

Aronson JL. *A Realist Philosophy of Science*. London, England: Macmillan; 1984.

Cole S. *Making Science: Between Nature and Society*. Cambridge, MA: Harvard University; 1992.

Curd M, Cover JA, eds. *Philosophy of Science: The Central Issues*. New York, NY: W.W. Norton; 1998.

Dahnke MD, Dreher HM, eds. *Philosophy of Science for Nursing Practice: Concepts and Applications*. 2nd ed. New York, NY: Springer; 2016.

Feyerabend P. *Against Method: Outline of an Anarchistic Theory of Knowledge*. London, England: Verso; 1975.

Fiske DW, Shweder RA, eds. *Metatheory in Social Science*. Chicago, IL: University of Chicago Press; 1986.

Giere RN. *Explaining Science: A Cognitive Approach*. Chicago, IL: University of Chicago Press; 1988.

Glymour C. *Theory and Evidence*. Princeton, NJ: Princeton University Press; 1980.

Godfrey-Smith P. *Theory and Reality: An Introduction to the Philosophy of Science*. Chicago, IL: University of Chicago Press; 2003.

Harre R. *Varieties of Realism: A Rationale for the Natural Sciences*. New York, NY: Basil Blackwell; 1986.

*Klee R. *Introduction to the Philosophy of Science: Cutting Nature at Its Seams*. Oxford, England: Oxford University Press; 1997.

Klemke ED, Hollinger R, Rudge DW, Kline AD, eds. *Introductory Readings in the Philosophy of Science*. 3rd ed. Amherst, NY: Prometheus Books; 1998.

Kuhn TS. *The Structure of Scientific Revolutions*. 2nd ed. Chicago, IL: University of Chicago Press; 1970.

Lakatos I, Musgrave A, eds. *Criticism and the Growth of Knowledge*. London, England: Cambridge University Press; 1970.

Laudan L. *Progress and Its Problems: Toward a Theory of Scientific Growth*. Berkeley, CA: University of California Press; 1977.

*Okasha S. *Philosophy of Science: A Very Short Introduction*. Oxford, England: Oxford University Press; 2002.

*Omery A, Kasper CE, Page GG, eds. *In Search of Nursing Science*. Thousand Oaks, CA: Sage; 1995.

*Phillips DC. *Philosophy, Science, and Social Inquiry*. New York, NY: Pergamon; 1987.

Phillips DC. *The Social Scientist's Bestiary: A Guide to Fabled Threats to, and Defenses of, Naturalistic Social Science*. New York, NY: Pergamon; 1992.

Popper KR. *Conjectures and Refutations: The Growth of Scientific Knowledge*. New York, NY: Harper & Row; 1965.

Psillos S. *Scientific Realism: How Science Tracks Truth*. London, England: Routledge; 1999.

Risjord M. *Nursing Knowledge: Science, Practice, and Philosophy*. Oxford, UK: Wiley-Blackwell; 2010.

*Rodgers BL. *Developing Nursing Knowledge: Philosophical Traditions and Influences*. Philadelphia, PA: Lippincott Williams & Wilkins; 2005.

*Suppe F. Response to "positivism and qualitative nursing research." *Sch Inq Nurs Pract*. 2001;15:389-397.

Weimer WW. *Notes on the Methodology of Scientific Research*. Hillsdale, NJ: Erlbaum; 1979.

Readers who wish to do additional reading related to middle-range theory may find the following resources of interest.

Peterson SJ, Bredow TS. *Middle Range Theories: Application to Nursing Research*. 4th ed. Philadelphia, PA: Wolters Kluwer; 2017.

Smith MJ, Liehr PR, eds. *Middle Range Theory for Nursing*. 3rd ed. New York, NY: Springer; 2014.

Readers who wish to do additional readings related to development of global nursing theory may find the following resources of interest.

Adams T. The idea of revolution in the development of nursing theory. *J Adv Nurs*. 1991;16:1487–1491.

Bailey J. Reflective practice: Implementing theory. *Nurs Stand*. 1995;9(46):29–31.

Barker PJ, Reynolds W, Stevenson C. The human science basis of psychiatric nursing: Theory and practice. *J Adv Nurs*. 1997;25:660–667.

Bostrom I, Hall–Lord M, Larsson G, Wilde B. Nursing theory based changes of work organisation in an ICU: Effects on quality of care. *Intensive Crit Care Nurs*. 1992;8(1):10–16.

Brieskorn–Zinke M. The relevance of health sciences for nursing [in German]. *Pflege*. 1998;11(3):129–134.

Castledine G. Where are the British models? Nursing models. *Nurs Times*. 1985;81(43):22.

Chalmers KI. Giving and receiving: An empirically derived theory on health visiting practice. *J Adv Nurs*. 1992;17:1317–1325.

Cook SH. Mind the theory/practice gap in nursing. *J Adv Nurs*. 1991;16:1462–1469.

Eldh A. Monograph review: Critical appraisal: Nursing theories in practice, education and research. *Theoria J Nurs Theory*. 2001;10(3):17–19.

Emden C. Nursing knowledge: An intriguing journey. *Aust J Adv Nurs*. 1987–1988;5(2):33–45.

Evans AM. Philosophy of nursing: Future directions. *Aust N Z J Ment Health Nurs*. 1995;4(1):14–21.

Gray G, Pratt R. *Towards a Discipline of Nursing*. Melbourne, Australia: Churchill Livingstone; 1991.

Gray G, Pratt R. *Scholarship in the Discipline of Nursing*. Melbourne, Australia: Churchill Livingstone; 1995.

Hauge S. From focusing on illness to focusing on health in nursing [in Norwegian]. *Vard I Norden*. 1997;17(1):18–24.

Hopkins S, McSherry R. Debate: Is there a great divide between nursing theory and practice? *Nurs Times*. 2000;96(17):16.

Kyriacos U, van der Walt A. Attitudes of diploma–prepared and graduate registered nurses towards nursing models: A comparative study. *Curationis*. 1996;19(3):2–6.

Laschinger HK, Duff V. Attitudes of practicing nurses towards theory–based nursing practice. *Can J Nurs Adm*. 1991;4(1):6–10.

Mattice M. Parse's theory of nursing in practice: A manager's perspective. *Can J Nurs Adm*. 1991;4(1):11–13.

Mulholland J. Assimilating sociology: Critical reflections on the "sociology in nursing" debate. *J Adv Nurs*. 1997;25:844–852.

Muller E, Reipschlager C. The drawing up of a classification system for nursing science for the University Library in Bremen–A contribution to the development of nursing as a science [in German]. *Pflege*. 1997;10(5):292–298.

Norberg A, Wickstrom E. The perception of Swedish nurses and nurse teachers of the integration of theory with nursing practice. An explorative qualitative study. *Nurse Educ Today*. 1990;10(1):38–43.

Quiquero A, Knights D, Meo CO. Theory as a guide to practice: Staff nurses choose Parse's theory. *Can J Nurs Adm*. 1991;4(1):14–16.

Scott H. More clinical skills but not at the expense of theory. *Br J Nurs*. 1999;8:910.

Smith JP. *Models, Theories, and Concepts*. London, England: Blackwell Scientific; 1994.

Smith M, Cusack L. The Ottawa Charter–From nursing theory to practice: Insights from the area of alcohol and other drugs. *Int J Nurs Pract*. 2000;6(4):168–173.

Tornstam L. Caring for the elderly: Introducing the theory of gerotranscendence as a supplementary frame of reference for caring for the elderly. *Scand J Caring Sci*. 1996;10(3):144–150.

Wang Y, Li X. Cross–cultural nursing theory and Chinese nursing today [in Chinese]. *Chin Nurs Res*. 2000;14(6):231–232.

CHAPTER 2

실무를 위한 지식개발과 이론

Using Knowledge Development and Theory to Inform Practice

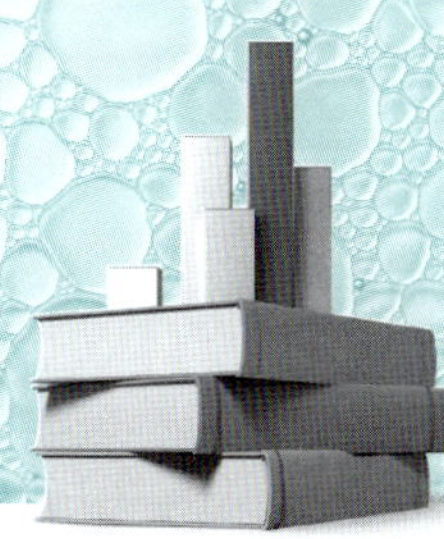

이 장을 읽기 전에

- 이론을 실무와 어떻게 연관시켜야 하는지 혼란스러운가요?
- 과학 및 실무 영역에서 지식이 어떻게 개발되는지 생각해 본 적이 있나요?
- 간호지식 개발, 근거기반실무 및 정보학이 어떻게 관련되어 있으며, 이러한 아이디어가 서로 호환되거나 상충되는지 궁금한 적이 있나요?

들어가는 말

위 질문 중 하나라도 예라고 답했다면, 이 책의 나머지 부분을 계속 읽기 전에 제 2장을 먼저 읽어보기를 바란다. 왜냐하면 지식, 이론, 연구, 실무 간의 관계를 잘 이해하지 못하면, 다음 장에서 제시하는 전략을 이해하는 데 어려움을 겪을 수 있기 때문이다.

우리는 "왜 우리에게 이론이 필요하지? 이론은 간호실무와 관련이 없어"라는 질문을 자주 듣게 된다. 일반적으로 생리학(예: Starling의 법칙)이나 약리학(예: 화학적 이론을 사용하는 약물의 상호작용)과 같은 기초과학 분야에서도 같은 질문을 한다. 그러나 우리는 간호사들이 일상에서 여러 종류의 이론을 사용하며, 그 이론들은 분명히 실무와 관련이 있다고 말한다. 같은 논리로 간호에서 생각을 기술하고 설명하며, 간호의 결과를 예측하는 이론이 필요하다는 것을 제시하려고 한다. 환자 간호의 질과 안전에 대한 요구가 증가되면서 간호사들은 간호의 효과성과 효율성을 설명할 필요가 있다. 개발하고 검증하는 이론과 연구가 이러한 필요성을 충족시킬 수 있을 것이다. 본 장에서는 이론과 연구, 실무 간의 상호관계와 그것들이 어떻게 서로 연결되어 환자의 간호를 향상시키는지를 보여줄 것이다.

서론

INTRODUCTION

과학의 목적은 지식을 개발하는 것이다. 그 지식은 종종 이론으로 요약되거나 합성된다. 이론은 연구와 실무를 안내한다. 간호실무에 유용한 이론은 간호의 현상을 기술하거나 설명하며, 결과를 예측하고 중재방법이나 간호요법을 처방할 수 있다(An, Hayman, Panniers, & Carty, 2007). 예를 들면 어떤 이론은 라벨을 잘못 붙이는 것[poor labeling(A)]과 같은 선행사건이 투약사고(C)와 같은 후속 결과에 영향을 주는지 그 관계를 기술한다. 또 다른 이론은 어떤 중재방법이 다른 중재방법보다 더 효과적이거나 비용효과가 있는지도 예측할 수 있게 한다. **그림 2.1**을 보면 현상이론(theory of a Phenomenon)의 발상이 질적 · 양적 연구와 연구문헌의 합성에서 시작되었다고 본다. 현상이론의 기원은 실무에서 파생된 전체적인 문헌을 포함하여, 하나 또는 그 이상의 간호학에서 유래할 수 있다. 이 단순화된 이론 그림에서 선행 조건은 좋은 또는 나쁜 간호 결과에 영향을 미치는 매개 사건을 유발한다. 간호사는 현

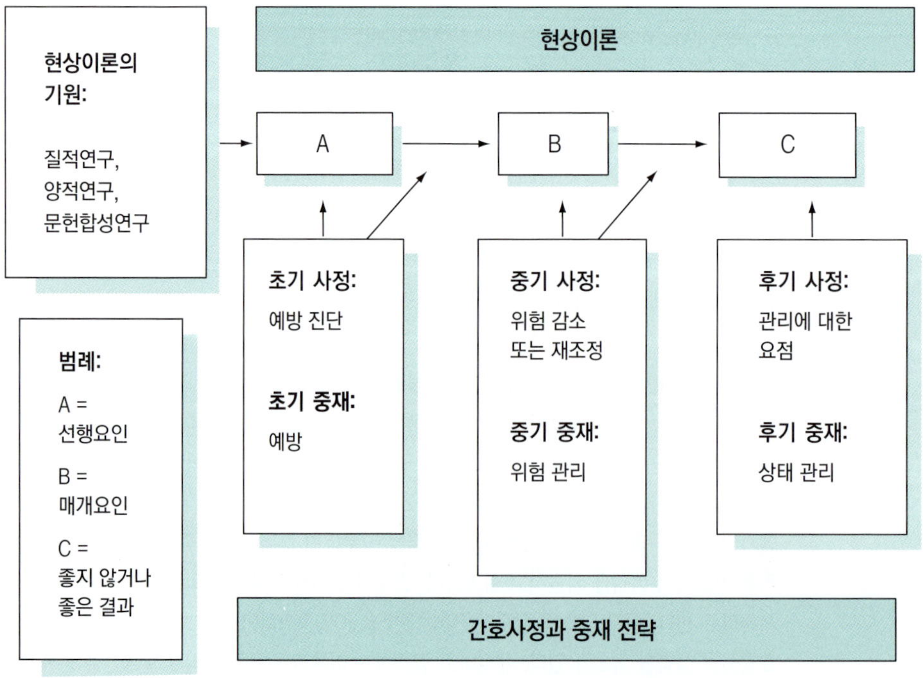

그림 2.1 간호사정과 중재를 위한 기틀로서의 이론에 관한 단순 도식

상을 위해 초기, 중기, 후기의 다양한 시점에서 개념 A, B, C와 개념 간의 연결(개념 간의 연결 화살표)된 시점을 참고하여 사정과 중재의 시기를 예측한다. **그림 2.1**은 간호현상의 안내 길잡이처럼 간호의 방향과 목적을 알 수 있게 할 것이다. 현상이론은 일상적 간호방법이 단지 부분적으로 효과적이거나 통상적 간호를 할 때 어려움이 있는 경우에 특히 도움이 될 것이다.

이론이 간호실무를 안내하는 유용성이 있음에도 간호상황에 적합한 이론을 찾기는 쉽지 않다. 이는 아직까지도 간호가 여전히 과학으로서는 미발달 상태라는 사실에 기인한다. 그러나 필요한 이론이 부족하다고 이론으로 발달시킬 지식을 개발할 의무가 없다는 뜻은 아니다(Clark, 2000). 그러므로 본 장에서는 간호실무와 관련된 이론뿐만 아니라, 지식개발까지 광범위한 범위를 다루었다.

간호사들은 현대 간호가 시작된 이후로 지식근로자(knowledge worker)가 되었다. 간호를 하기 위해 간호와 다른 학문의 지식을 체계적으로 사용한다. 간호사들은 단지 정보를 사용할 뿐만 아니라 정보를 매일 생산한다. 환자기록이나 기록된 임상지침 또는 간행된 연구결과에 정보가 기록되어 있다 하더라도 간호사들은 실무에서 근거를 제시해야 한다. 그들이 생산한 정보의 질과 그 정보를 저장하고 유지하는 방법은 정보의 사용 방법에도 영향을 미친다. 적절한 정보와 근거의 생산과 공유가 없으면 적합한 간호나 의사결정을 제대로 하기가 어렵다(Avant, 2008; Bakken-Henry, 1995; Calvert et al., 2013; Goosen, 2002; Keenan et al., 2002).

보건의료 개혁(health care reform)의 시대에 살고 있는 간호사들은 많은 의료서비스를 제공하는 위치에 놓여 있다. 그래서 간호사들은 효율적이며 효과적인 의료서비스 제공자임을 보여줄 수 있어야 할 뿐만 아니라, 비용효과적이고 안전한 질적인 간호를 제공할 수 있다는 것을 증명해야만 한다.

효과성의 근거를 제공하기 위해 근거기반실무(evidence based practice, EBP)와 실무기반근거(practice based evidence, PBE), 학문발전, 팀 사이언스(team science), 정보학과 정보과학, 이론개발 분야들 간의 상호작용이 필요하다. 이러한 모든 것은 질(quality)과 안전(safety)이 맞물려 있는 퍼즐 조각들이다. 모든 조각들이 없이는 간호가 환자 성과에 어떻게 영향을 미치는지에 대한 전체적인 그림을 그릴 수가 없다. 본 장에서는 근거와 실무에 관련되는 근거와 실무, 정보학의 주제들을 다루게 될 것이며, 마지막으로 직접적인 환자 간호에 대한 지식과 이론개발에 대해 논할 것이다.

근거기반실무와 실무기반근거

EVIDENCE-BASED PRACTICE AND PRACTICE-BASED EVIDENCE

근거기반실무와 실무기반근거는 상호 관련되어 있다. 근거기반실무의 정의는 다양하다. Sackett 등(2000)은 근거기반실무를 "최선의 근거를 가지고 활용 가능한 자원, 임상적 전문성과 대상자의 가치와 선호도를 바탕으로 임상적 의사결정을 내리는 것"(p. 1)이라고 정의하고 있다. French(2002)는 근거기반실무를 "(1) 과학적으로 만들어진 근거를, (2) 명확한 대상자/환자 그룹을 위한 특정한 실무를 변화시킬 목적으로, (3) 전문간호사가 가진 암묵적인 지식과 조직적으로 서로 연관시키는 것"(p. 74)이라고 정의한다. Roberts(1998)는 "근거기반실무란 실질적인 임상실무를 정착시키기 위해 연구에서 축적된 근거를 활용하는 것"(p. 24)이라고 했다. 마지막으로, Eisenberg(1998)는 "근거기반실무는 개별 환자의 간호를 향상시키기 위한 정보를 주는 연구를 발견하는 것이며, 동시에 임상 의사와 환자가 가장 절실하게 필요로 하는 정보에 대해 연구자들에게 도전한다."라고 주장한다. 근거기반실무 프로토콜은 대부분 의학적 모델(medical model)에 기반을 두고 근거의 등급을 결정하는 체계로 사용된다. 그렇지만 Joanna Briggs 모델(Pearson, Wiechula, Court, & Lockwood, 2005)과 지식과 변형의 ACE Star 모델 등은 간호모델로 만들어져 있어 간호에서 쉽게 이용할 수 있다. 근거기반실무 모델을 자세하게 논하는 것은 본 장에서 불가능하기 때문에 위의 참고문헌이나 추가적인 설명을 위해 근거기반실무와 관련된 몇몇 저널들 중에서 근거기반실무 모델을 다룬 부분들을 읽어보기를 권한다.

최근 간호에서 강조하는 근거기반실무가 철학적인 면에서 의학의 근거기반 모델에 기반을 두고 있다는 이유로 우려를 나타내는 사람들도 있다(French, 2002; Jennings, 2000; Jennings & Loan, 2001). 우리는 좋은 실무의 근거는 언제나 중요하다고 믿지만, 사람들이 우려하는 근거기반실무를 논의하는 과정에서 특별히 명심해야 할 필요가 있다. 이러한 이유나 기타 이유 때문에 진단, 예후, 사람의 반응 및 의미와 같은 추가 실무 문제를 포함하는 증거 계층이 개발되었다(Grace & Powers, 2009).

사람들이 우려하는 이유는 의학적 진단과 단일중재 및 메타분석에만 초점을 두고, 무작위배정임상시험(Randomized Controlled Trial, RCT)을 근거에 대한 절대적 표준으로 삼기 때문이다(Kitson, 1997). Jennings와 French는 간호사들이 무작위배정임상시험이라는 용어와 그 용어의 진정한 의미에 대해 이해하지 못하고, 간호가 특정 중재와 무작위배정임상시험에만 온 힘을 집중하기를 바라고 있는 것은 아닌지에 관한 의문점을 가지고 이를 지적한다.

이러한 우려는 그들만이 하는 것이 아니다. Berwick(2009)는 특히 고도로 복잡한 체계나 다면적인 중재를 포함하는 많은 질 향상 계획을 할 때에도 비슷한 우려를 했다. 근거기반실무가 간호의 모든 분야에 걸쳐 양질의 간호를 할 수 있게 도와주고, 또 어떻게 간호의 성과를 나타내게 할 수 있을 것인지를 도와줄 수 있다고 생각한다. 따라서 이를 받아들인 간호사들은 근거기반실무라는 용어를 사용할 때, 그것이 의미하는 것이 무엇이며 근거기반 연구나 실무 용어를 언제 쓸 것인지에 대해 매우 구체적으로 알고 싶어할 수도 있다. 간호학자들이 충분히 이해하지 못한 용어를 사용함으로써 오도될 수 있는 가능성은 간호학의 목적과 범위가 심하게 왜곡된 상황으로 발전시킬 수 있다.

Doane와 Varcoe(2008)는 간호사들이 복잡한 실무에서 "지식을 살리고, 전환시키고, 실천하는 노력을 할 때(p. 3) 이론, 근거, 실무의 전환과정에서 방향을 잃게 된다"고 주장했다. 이론가들은 근거를 기반으로 하는 의사결정은 근거를 지지해주는 중재연구가 부족하여 자주 한계에 부딪히며, 실무를 수행하는 데 심각한 장애가 있다고 한다(Millenson, 1997; Retsas, 2000). 또한 상황은 개선되고 있으나, 충분한 근거가 부족하여 근거기반실무의 시행을 지연시킨다고도 한다(van Achterberg, Schoonhoven & Grof, 2008; Schwartz-Barcott, Patterson, Lusardi & Farmer, 2002). 실제로, Melnk, Fineout-Overholt, Gallagher-Ford, Kaplan(2012)과 Lavin, Harper, Barr(2015)는 일반적으로 간호사는 근거기반실무 사용에 대해 긍정적이지만, 시행할 때 상당한 장벽에 부딪히는 경우가 많다는 것을 발견했다.

그럼에도 불구하고 근거기반실무 경향은 강력하여 소아 비만의 예방 및 관리와 같은 문제에 대하여 여러 임상 진료 지침(Fitch et al., 2013)과 욕창 사정과 관리(Ontario주 간호협회, 2016), 카테터에 의한 요로 감염 방지법(Wald, Fink, Makic, Oman, 2012)을 도출한 바 있다[지침은 보건의료 연구 및 품질 관리청(AHRQ) 웹사이트를 통해 확인할 수 있다]. 더불어, 미국 연방 정부는 임상 중개 과학 상(Clinical Translational Science Award) (Zerhouni, 2005)과 환자 중심 결과 연구소(Patient-Centered Outcomes Research Institute) (Adashi, Selby, 2012)에 자금을 지원하여 진료 지점부터 연구를 할 수 있도록 지원했다.

Zerenstein과 Treweek(2009)는 종종 임상에서 의사결정을 할 때 근거로 사용해야 하는 무작위배정임상시험은 현실에 잘 맞지 않는다(p. 999)라고 주장한다. 이들은 Schwartz와 Lellouch(1967)가 의사결정을 할 때 근거를 사용해야만 하는 실무 임상가들에게 근거의 사용을 더욱더 타당하게 하는 임상실험에 대해 '실용적인 태도(pragmatic attitude)'라는 말을 제안했다. 실용적 임상시험(pragmatic trials)는 엄밀하고 철저하게 통제된 방법으로 하는 무작위배정임상시험보다 일반적인 임상상황에서 중재의 효과가 나타나는지에 초점을 둔다. 따라서 실용적 임상시험은 임상현장에서 유연하게 직접 적용할 수 있었고, 따라서 참가자, 임상가, 정책 수립자에게 더 큰 의미가 있다. 저자들은 이 책의 목적에 맞추어 간호과정의 여러 단계, 즉 사정, 진단, 목적, 중재, 성과 및 평가를 포함하는 간호과정의 여러 단계, 의사결정 지원, 질 향상, 기준과 지침, 업무량 평가와 직원배치 등을 검토하였다.

Horn과 Gassaway(2007)는 근거기반실무의 기초로서 무작위배정임상시험만을 사용하는 문제를 극복하기 위한 수단으로, 질과 효과를 설명하기 위해 필요한 자료를 수집하기 위한 대규모 데이터베이스를 축적하는 체계를 만들었다. 그리고 이를 실무기반근거라고 하였다. 실무기반근거는 환자들의 차이들을 통제하는 동안, 환자 특성과 간호과정 및 성과에 대한 종합적인 정보를 더 심도 있게 담아내기 위해 시도되었다. 점점 더 발전된 정보기술(information technology)은 복잡한 환자 자료를 입력하고 전자의무기록(electronic health records, EHRs)으로 자료들을 통합시키는 수단을 제공한다. 환자기록의 대규모 시스템은 연구자와 이론가에게 대규모 자료들을 통해 의미 있고 설명적인 관계들을 찾는 수단을 제공해 줄 수 있다.

빅데이터(이 용어는 데이터 분석뿐만 아니라 대규모 데이터 세트를 의미) 사용에 대한 아이디어는 지난 세기 말부터 존재했다. 인터넷 브라우저, 인터넷 광고, 온라인 쇼핑은 빅데이터 사용의 예시이다. 많은 양의 정보를 모든 데이터베이스에서 접근 가능하게 되었고, 이는 우리 삶을 쉬우면서도 복잡하게 만들었다. 많은 건강 돌봄 단체는 Laney(2001)이 언급했던 부피, 속도, 다양성을 야기하는 각자의 데이터 센터에 빅데이터를 보관하고 있다. 다른 종류(다양성)의 점점 더 많은 데이터(부피)가 시스템에 입력되면 더 많은 사람들이 데이터에 접근하려고 시도할 것이며(속도), 데이터를 관리하는 것은 매우 복잡하며 데이터에 접근하고 사용하기 위해서 꽤 복잡한 정보 기술과 국제표준의료용어체계[스노메드 시티, the Systematized Nomenclature of Mediciane–Clinical Terms(SNOMED International, 2017)]와 같은 평범한 분류 단어를 사용해야 한다.

물론 데이터베이스는 데이터베이스에 있는 정보가 부호화되고 한 번 이상 검색되고 사용될 수 있어야 한다. 데이터가 올바르게 코딩되어 있지 않으면 신뢰할 수 없거나 검색할 수 없다. 부호화된 간호의 자료들은 보통 NANDA–국제간호진단(Herdman & Kamitsuru, 2018)과 Nursing Intervention Classification(NIC) (Bulecheck, Butcher, Dochterman & Wagner, 2013), Nursing Outcome Classification(NOC) (Moorhead, Johnson, Maas & Swanson, 2013) 또는 미국 간호협회에서 인정된 용어(본 장에서 더 언급할 것이다)와 같이 잘 표준화된 간호 언어 분류들에서 찾을 수 있다.

따라서 대규모 자료들에서 일반화된 이론과 가설은 무작위배정임상시험에서 검증된 이론이나 가설보다 더 풍부하고 신뢰할만하며 타당할 것이다. 무작위배정임상시험은 관심 집단과 검증하려는 변인들을 위해 연구설계를 어쩔 수 없이 통제하며, 제한된 실험 환경에서 검증된 것이기 때문이다. 물론 대규모 데이터베이스를 이용할 때의 문제점은 단지 입력된 자료들만큼만 신뢰할 수밖에 없다는 점이다. 만약 모니터가 잘못되거나 실무자가 부정확한 자료들을 입력한다면, 그 자료들 때문에 잘못된 결론이 나올 수도 있다. 여러 목적으로 이용될 수 있도록 양질의 기록과 적합한 정보가 잘 구축되어 전자 정보 창고(electronic warehouses)를 오랫동안 잘 기능하게 할 수 있다.

훌륭한 문헌의 발간, 결정을 위한 적절한 정보 제공, 최상의 실무 등은 공식적으로 간호라는 것이 도입된 이래 항상 관심의 대상이었다. 정보학과 근거기반실무는 간호의 역사를 통하여 간호사의 관심 현상과 서로 연관되어 왔다.

> 진실에 도달하려고, 나는 모든 곳에서 정보를 얻고자 하였으나 어떠한 경우에도 목적에 맞는 병원 기록들을 찾을 수 없었다. 만약 병원 기록들을 얻을 수 있었다면, 우리는 우리가 얻으려고 했던 그 기록 위에도 많은 다른 의문점들을 해결할 수 있었을 것이다. 그 기록들은 기부자들에게 그들의 돈이 어떻게 사용되었는지, 그 돈으로 무슨 좋은 결과를 얻었는지, 또는 그 돈이 선한 일에 사용되기보다는 해악을 저지른 것은 아닌지 등을 보여줄 수 있었으리라……. 그리고 지혜롭게 사용되었다면, 이렇게 개선된 통계를 통해 현재 우리가 확인하는 방법보다 특정 수술과 치료방법의 상대적 가치에 대하여 더 많은 것을 알게 되었으리라. 게다가 그 기록들은 수술과정과 병동을 가득 채운 질병에 관하여 사람들에게 병원에 대한 믿음을 확실히 해주었을 것이고, 이렇게 규명된 진실을 통하여 우리는 생명을 구하고 고통을 덜어주며 환자들의 치료와 관리방법을 개선할 수 있었으리라(Nightingale, 1863, pp. 175–176).

위의 인용은 이미 150년 전에 나이팅게일이 주장한 것이다. 만족할만한 근거와 간호실무의 성과 사이에는 주목할만한 연계점이 있다. 간호사들은 환자를 돌볼 때 충분하고, 알맞고, 시기적절한 정보에 크게 의존하고 있다. 충분하고 알맞은 정보가 제공되지 않으면, 의사결정을 제대로 할 수 없을 것이고, 간호가 질적으로 위험에 처하게 된다. 손에 넣을 수 있는 정보의 질과 유형에 따라 이미 내려진 결정의 종류와 질이 크게 달라진다(Brazelton, Knuckles, & Lyons, 2017). 나이팅게일이 말한 것처럼, 필요로 하는 정보를 "손에 넣어 다시 활용할 수 있는지"의 여부는 환자 성과와 이미 내려진 결정의 질에도 영향을 준다. 사실 Ireson과 Velotta(1998)의 말처럼, 간호사는 실무에 근거를 사용하는 것을 주저한다. 그 이유는 모두 그런 것은 아니지만, 간호사들이 근거를 찾을 수 없었거나 손에 넣을 수 없는 근거를 요구하기 때문이라고 하였다. 이 때문에 조사연구를 완료한 때와 실무에서 그 연구결과를 이용하는 때와는 종종 10년 정도의 격차가 있다고 말하고 있다. 더구나 Resnick(2008)은 근거와 적용 간의 격차는 정책의제나 자금제한 또는 주제에 집중된 대중적 관심에 대한 주기적 특성(cyclic nature)과 같은 요소들에 기인될 수 있다고 주장한다.

예를 들어, 최근에 학문 개선(improvement science)과 IOM(Institute of Medicine, 미국의학협회)의 질 · 안전 보고서(IOM, 2000, 2001)와 QSEN(Quality and Safety Education for Nurses, 간호사의 질향상 안전교육)에서 주도한(Cronenwett et al., 2007) 근거기반 운동에서 상대적으로 새로운 분야들과 관련되어 수많은 논의가 있다. 분야에서 시작되는 연구들은 일차적으로 질 · 안전 향상 프로그램과 관계된다. 이것들은 초점과 방법론에서 Schwartz와 Lellouch가 제안한 실용적인 실험과 비슷하다. 그 연구에 대한 간략한 고찰에서 연구를 안내하고 성공적인 중재를 강력하게 예측할 수 있는 이론(sound theory)이 필요하다는 주장이 있었다(IOM, 2001; Shojania & Grimshaw, 2005). 어떻게 이것이 시작될 수 있었는지에 대한 좋은 예는 Brant와 Beck, Miaskowski(2009)의 증상관리 연구(symptom management research)이다. 이 연구에서는 두 모델과 두 이론을 면밀하게 검토하였다. 연구자들의 분석에 의하면, 네 개의 모델과 이론은 각각 부족한 점이 있었으며 증상해결과 같은 문제를 설명하지 않았고, 어떤 개념은 기본적인 정의가 부족하였다. 비록 현재 모델의 결함을 보완할 수 있는 새로운 모델을 만들어낼 필요가 있다고 하더라도, 이론에서 유도된 연구가 증상관리 현상을 연구하기 위한 최선의 방법이라는 것은 분명했다.

지금까지 우리는 근거기반실무와 실무기반근거에 대하여 논의하였다. 그러나 이것들이 이론개발과 어떻게 관련이 될까? **그림 2.2**는 근거기반실무와 실무기반근거, 연구, 실무의 상호작용과 연관성을 설명하고 있다. 실무에서는 해결되어야 하는 문제들을 제기한다. 실무기반근거 연구는 일부 질문에 답을 할 수 있지만, 무작위배정임상시험에서 검증할 수 있는 진단이나 중재에 대한 가설을 만들어 낼 수도 있다. 이러한 실험에서 근거가 축적되어 근거기반실무 연구에 입력될 수 있으며, 그 입력 결과가 실무를 위한 타당한 임상지침의 구성요소

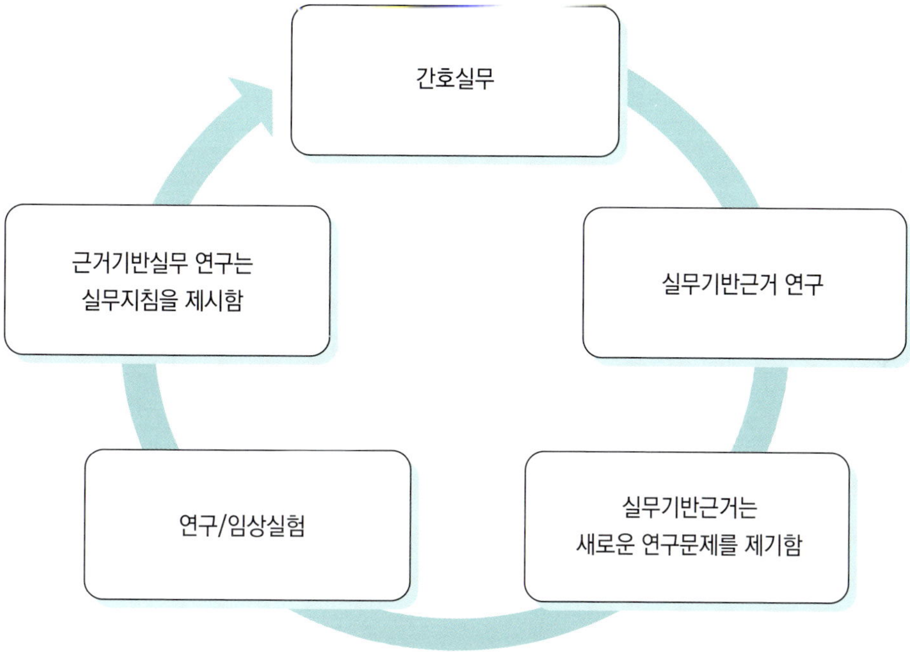

그림 2.2 실무기반근거, 근거기반실무, 연구, 실무 간의 관계

출처: Avant KC. Developing knowledge for nursing practice: Mid-range theory and nursing diagnosis. Paper presented at the 14th Annual Meeting of the Japan Society of Nursing Diagnosis. Kyoto, Japan, July 2008.

들이 된다. 실무에서 임상지침을 사용하여 실무기반근거 연구의 질과 안전성, 효능을 평가할 수도 있다.

그림 2.3은 근거기반실무와 실무기반근거가 실무와 연구, 이론의 관계를 보여준다. 실무는 중심적이고 핵심적인 현상이다. 이는 간호존재의 기본이자, 간호업무의 핵심이다. 모든 지식개발은 실무가 기본 구성이며 상호작용에 의해 틀이 잡힌다. 이론은 실무를 가이드할 뿐만 아니라, 근거기반실무나 실무기반근거를 통해 연구에서 모델 검증을 할 수 있도록 한다. 연구와 임상에서 얻어진 자료들은 실무 지침과 이론을 만들어 낼 수 있는 근거기반실무나 실무기반근거에 대한 근거를 제공한다. 이 과정은 상호적이며 반복적이다.

우리는 근거기반실무에 대한 고찰을 통한 간호지식개발의 역사적 상황과 관련하여 제 1장에 제시되었던 문제점들을 완전히 이해할 수 있게 되었다. 간호실무가 근거기반이라는 아이디어는 "잘 정의되고 잘 조직된 특성화된 지식체계"(p. 730)가 간호의 전문성 요건이라고 한 Bixler와 Bixler(1945)의 초기 주장과 일치한다. 그러나 실무는 간호를 위해 근거에 기반

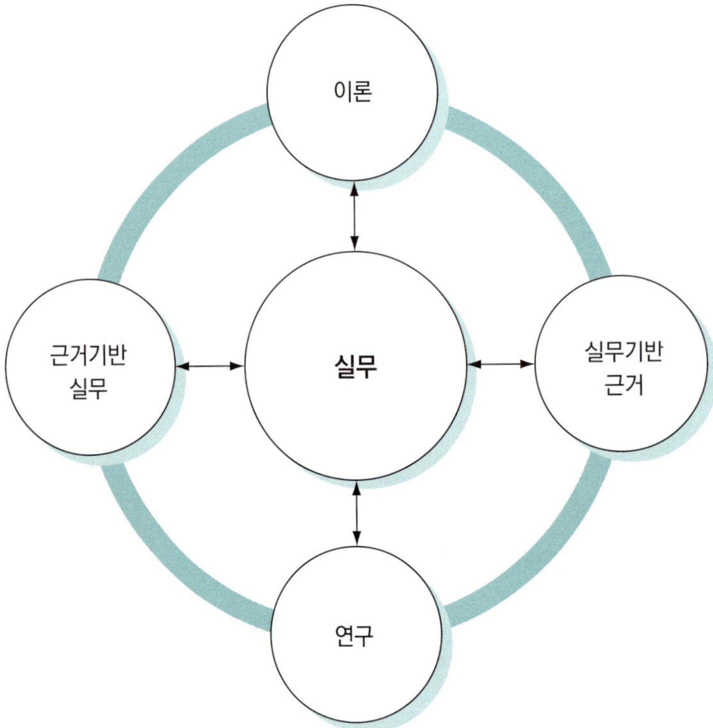

그림 2.3 실무, 이론, 연구, 근거기반실무와 실무기반근거 간의 순환 관계

출처: Avant KC. Developing knowledge for nursing practice: Mid-range theory and nursing diagnosis. Paper presented at the 14th Annual Meeting of the Japan Society of Nursing Diagnosis. Kyoto, Japan, July 2008.

을 두어야 할 뿐만 아니라, 이론에도 근거를 두어야 한다. 다시 말해, 간호에서 환자나 대상자의 가치와 관점이 간호과정의 중심에 있어야 한다는 것이다. 비록 가치와 관점이란 말이 지나치게 포괄적이라는 비난이 있기는 하지만, 간호가 보건의료 전문직 가운데서 돌봄에 대한 차별된 견해를 가지고 있음을 알게 해 주는 기준이 될 것이다. Sampselle(2007)은 "연구는 과학자들과 그들이 속한 분야의 공동체 양방향으로 지식을 옮겨주어야(2-way transfer) 한다."고 표현했다. 이것은 특히 간호연구와 이론에 적용되는 진실이기도 하다.

간호정보화

NURSING INFORMATICS

실무와 의사결정을 지원하는 근거의 활용에 대한 나이팅게일의 주장으로 되돌아가 보자. 이것은 정보와 정보를 어떻게 일반화하고, 저장하고, 사용하고, 검색하는지에 대한 논쟁으로, 값싸고 성능 좋은 컴퓨터와 정보체계의 출현은 건강관리 시스템과 건강관리 종사자들을 말 그대로 정보화 시대로 내몰았다. 전산화된 환자기록의 괄목할만한 성장으로 환자의 기록방법에 크나큰 변화가 생겼다. 또한 대규모 데이터를 축적하여 이용할 수 있는 방법이 개발되어 간호의 중재, 성과, 효과, 비용절감 등과 관련된 연구가 급격히 증가하였다.

간호정보학의 정의는 "간호실무와 돌봄을 지원하기 위해 간호자료, 정보와 지식을 관리하고 처리하기 위한 목적으로 전산학, 정보학, 간호학이 융합된 학문"(Graves & Corcoran, 1989, p. 227)이다. Hannah, Ball과 Edwards(1994)는 간호정보학을 "간호의 전 분야에 걸친 여러 기능과 관련되고, 간호사들이 간호를 수행할 때 정보를 활용하는 학문"이라고 정의한다(p. 3). Turley(1996)는 간호정보학을 "간호과학에 기초를 둔 인지과학, 전산학, 정보학의 상호작용"(p. 309)이라고 하였다. 간호정보학은 다양한 형태의 간호자료 및 정보와 근거를 가지고 관리, 보관, 재생, 복구, 작업을 하기 위한 내부구조를 가지고 있다. 마지막으로, 미국간호협회 ANA(2008)에서는 간호정보화 표준에 대한 범위와 실무를 "간호실무에서 자료, 정보, 지식, 지혜를 관리하고 의사소통하기 위해 간호학과 컴퓨터 과학 및 정보과학을 통합하는 특수 분야"로 정의한다(p. 1).

이 책 제 4판에서 이미 언급했었던 Heller, Oros와 Durney-Crowley(2000)는 21세기 간호에서 가장 주목할만한 요인으로 믿는 10가지 추세를 들고 있는데, 이 중 세 가지를 21세기 간호에 가장 큰 의미가 있는 것으로 언급하였다. 첫 번째 추세는 첨단기술의 폭발이다. 예를 들면 컴퓨터, 정보체계 및 통신체계의 눈부신 변화; 환자간호와 진단상의 기술적 변화; 임상자료 접근의 용이성 등이 있다. 두 번째 추세는 건강관리 비용, 건강관리 체계의 변화로 증가된 환자로 인해 보험혜택이 부족해지는 것이니다. 세 번째로 간호과학과 연구의 눈부신 발전을 들 수 있는데, 환자성과를 개선시키는, 돌봄을 위한 과학적 기반을 제공하는 연구결과가 두드러지고 있음을 강조하고 있다. 그러므로 10가지의 추세 가운데 세 가지는 간호정보학과 근거기반실무에 직접 관련되어 있으며, 이 가운데 두 가지는 앞으로 몇 년 동안 계속해서 그 중요성이 강조될 것이다. 사실 이러한 의미있는 추세들은 지속적으로 의미가 부여될 것이다. 다음에서는 정보학과 연구, 이론개발 간의 관계에 대해 증가되고 있는 강조점을 기술한다.

정보학과 근거기반실무에서의 모델과 이론개발

대부분의 이론적 작업은 근거기반실무 분야에서 이루어졌다. 간호에서 간호정보학 문헌은 이후에 논의할 Turley(1996)의 모델과 Matney, Avant과 Stagger(2015)의 지혜의 이론을 제외하면, 거의 찾아볼 수 없다. 이 말은 간호정보학의 이론기반이 부족하다는 뜻이 아니라, 정보과학을 기반으로 하고 있어서 간호이론에 중점을 두지 않는다는 뜻이다. 그러나 Bakken-Henry(1995)와 IOM(2001)은 모두 정보학 이론에 관해 분명하게 언급하였다.

다음 논문에서 저자들(Elkan, Blair & Robinson, 2000; Fawcett, Watson, Neuman, Walker & Fitzpatrick, 2001; Liehr & Smith, 1999; Thompson, 1999; Walker, 1999)은 근거기반실무 및 의사결정과 지식개발을 위해 더 나은 이론적 토대가 필요하다고 하였다. 비록 저마다 주장하는 방법은 조금씩 달랐지만, 제각기 간호 측면에서 보는 '근거'를 통합하고 확장한다면, 지식의 성장을 도모할 수 있고 간호에서 건전한 중범위이론개발이 가능할 것이다. 이들은 근거기반실무와 연구가 이론을 기반으로 해야 한다고 주장하였다. 이러한 접근은 간호지식이 실무를 안내하기 때문에 더 포괄적인 관점을 취해야 한다는 것을 뜻한다. Elkan 등(2000); Fawcett 등(2001); Thompson(1999)의 논문에서는 실제로 이론개발을 위한 모델과 방법을 제안하였으며, 초기 몇 해 동안 근거기반실무의 동향을 보면 이론이 근거를 위한 기반으로서 언급된 적은 없었으며, 근거가 이론을 위한 기반으로 언급된 적도 없었다.

잘 알려진 우수한 논문에서 저자들은 임상지침(Gooch, 1991; Good & Moore, 1996)과 간호기준을 기반으로 하여(Ruland & Moore, 1998) 중범위이론을 개발할 것을 제안하였다. 이들은 임상지침과 기준이 실무와 직접 연계되는 중범위이론을 개발하는 데 효과적인 기본이 된다고 제안하였다. 또한 기준과 지침은 간호중재와 성과에 직접적으로 연계된다고 하였다. Good와 Moore도 지침으로부터 이론을 개발하는 방법을 제시하였고, 그것이 어떻게 가능한지 구체적인 방법까지 보여주었다. 그 결과는 실무와 관련된 이론합성(제 9장 참조)까지 나아갈 수 있었다. 우리는 이러한 방법을 이용한 연구가 더 많아지기를 바란다. 임상지침은 이미 많이 있기 때문에 필요하면 얼마든지 이에 의한 이론개발을 시도할 수 있다.

실제로 근거기반실무나 정보학과 관련된 모델이나 이론을 제시한 연구도 있었다. Kolcaba(2001)는 안위에 관한 중범위이론의 개발과정을 발표하였고, 이는 결과적으로 성과연구까지 발전되었다. 저자는 이론개발단계를 자세하게 보여주었고, 이론을 어떻게 정련하였는지도 설명하였다. 또한 그 이론을 이용하여 실시한 연구가 환자뿐만 아니라 병원에서 간호사의 생산성과 관계된 성과에도 유익하였음을 보고하였다. Smith 등(2002)은 집에서 기계에 의존하여 살고 있는 노인을 돌보는 가족의 성과를 예측하기 위해 돌봄 제공 효과모델(caregiving effectiveness model)을 사용하였다. 이 저자들은 간호사들이 간호중재를 하기 위해 검증된 모델의 관계문장을 잘 사용한다는 점을 알아냈다. Mitchell과 Ferketich, Jennings(1998)와 미국간호질전문가패널학회(American Academy of Nursing Expert Panel on Quality Health Care)에서는 질높은 보건의료성과(quality health outcomes)를 위한 역동적 모델을 제안하였다. 그들은 이 모델이 개인과 조직수준에서 중재와 성과에 관한 연구를 가능하게 하고, 관련된 임상 자료를 모으면 데이터베이스를 만들 수 있는 지침이 되며, 연구자들이 연구를 위한 주요 변인을 확인하는 데 도움이 될 만큼 충분히 광범위하다고 하였다.

우리가 검토한 문헌 중에서는 유일하게 Turley(1996)와 Matney 등(2015)의 논문만 정보학을 위한 이론을 제시하고 있다. Turley는 간호정보학은 인지과학, 전산학, 정보학을 기초로 하고 있지만, 간호학에 더 기초해야 한다고 하였다. 그는 간호의 과학적 기반에서 요약된 3차원 Venn 도해를 그렸다. 그는 도해의 각 교차점에서 연구가 필요하지만, 모든 것이 간호상황에 초점을 두는 것이라고 제안하였다. 이러한 설명은 간호정보학이 무엇인지 분명하게 알 수 있게 한다. Matney, Avant, Staggers는 데이터, 정보, 지식과 지혜 간의 관계에 대한 간호 정보학 범위 및 표준(ANA, 2008) 모델에서 '지혜' 개념에 대한 명확한 정의를 찾지 못했다. 그들은 이론 도출과 종합 전략을 사용하여 네 가지 개념 간의 상호 작용과 관계를 명확하게 보여주는 행동의 지혜 모델을 제안했다. 이 모델은 현재 2014년 버전의 표준에 통합되었다.

앞에서 언급한 것처럼 근거는 형태와 출처가 다양하지만, 근거의 첫 번째 기준은 우선 이용할 수 있어야 하고 검색이 가능하여 실제로 사용될 수 있어야 한다는 것이다. 실무에서 사용하는 정보학 관련 이론개발은 프로그래머, 소프트웨어 개발자와 판매자에게 방향을 제시해 줄 수 있어야 한다. 이러한 이론들은 입력, 저장, 유지 및 탐색에 합당한 간호자료가 무엇인지, 그 자료에 담긴 내용이 어떻게 기술되고 있는지를 판단하는 데 도움을 줄 수 있다. 어떤 간호정보가 중요하고, 자료 유형들이 서로 어떻게 관련되어 있는지를 알 수 있는 적절한 이론이 없다면, 개발자와 판매자는 실무 발전을 위한 근거의 축적을 위한 간호의 구체적 요구에 따를 수가 없다.

현대 첨단 정보기술은 의사소통의 대부분을 담당하며, 우리들 서로와 세상이 지속적으로 연결될 수 있도록 해주고, 소비자들에게 건강관리서비스, 신약, 최신 건강기술에 관한 정보를 제공하고 있다. 소비자들은 그들이 처한 특정 건강상태와 그와 관련된 최상의 간호실무에 관해 많은 지식을 가지게 되었다. 그러므로 간호사들도 빠르게 발전하는 기술에 뒤지지 않도록 앞서가서 기술을 적절하게 활용할 수 있어야 한다.

간호실무 연구와 이론개발

NURSING PRACTICE RESEARCH AND THEORY DEVELOPMENT

과거에는 Blegen과 Tripp-Reimer(1997)는 간호용어의 분류체계는 간호실무를 위한 중범위이론개발의 바탕이 되었다고 하였다. 이들은 기대되는 성과를 예측하기 위해 간호진단 개념을 중재와 연결하는 것은 근거기반실무와 관계되고, 이를 지지하는 이론을 구성하는 합리적인 방법이라고 주장하였다. 우리는 이러한 그들의 생각을 좀 더 발전시켜 설명하려고 한다.

학교에서 간호진단을 간호과정에 포함하여 철저하게 가르치고 있지만, 많은 간호사들은 간호계획의 전반적인 개념을 잘 모르는 경우가 많다. 표준화된 간호용어는 주어지는 간호를 기록하여 문서화하는 데 매우 중요하다. 표준화된 간호용어는 대부분의 전자의무기록의 간호자료 접근을 위한 시발점이 된다. 부호화된 정보 없이 자료의 검색은 불가능하다. 따라서 새로운 용어 개발, 개념들 간의 새로운 관계 발견, 간호중재의 효과 결정, 환자에게 나타나는 성과로도 간호의 효과를 보여줄 수 있는 자료가 제공될 수 없다. 실무기반근거 연구방법의 가장 핵심은 연구를 수행하기 위한 간호자료를 포함한 대량 자료에의 접근성에 달려 있다. 이러한 자료에서 표준화된 간호개념이 자료로 입력되어 있으면 환자간호, 간호관리, 비용-효과 평가와 같은 많은 관련 연구를 수행할 수 있게 된다.

간호의 표준화된 언어들은 많이 개발되고 있다. 이것은 용어가 늘 침체되어 있을 수 없기 때문으로 생각된다. NANDA, NIC, NOC, Omaha와 같은 분류체계에서 사용되는 간호용어들은 용어나 개념의 내포를 지지하는 중요한 근거가 된다. 그러나 국제간호실무 분류체계(The International Classification of Nursing Practice, ICNP)는 예외이다. 많은 용어 개발 그룹은 그들의 용어체계에 대한 가감 삭제와 도움이 될 수 있는 새로운 의견, 제안, 새 용어의 제출 등을 환영한다. 더 많은 용어들이 개발되고, 강화되며, 더해지고, 수정될 수 있다면 간호를 연구하는 데 많은 용어들이 사용될 수 있을 것이다.

다음에서는 소범위이론(small theory)을 개발하기 위해 NANDA의 간호진단을 어떻게 사용했는지 구체적으로 보여 줄 것인데, 이는 2008년 7월 Avant가 중범위이론개발에 관해 일본간호진단 협회에서 발표한 내용의 일부이다. 정의적 특성(defining characteristics), 관련 요인 및 가능한 성과들을 이용해서 가정유지 장애(impaired home maintenance)의 중범위이론을 일반화 할 수 있다(참고로 이 진단은 *Nursing Diagnoses: Definitions and Classifications*, 2018–2020, p. 242에 제시되어 있다). 진단의 정의는 "독립적으로 안전하게 성장–증진할 수 있도록 당면한 환경을 유지하는 것이 불가능함"이다.

이론을 개발하기 위해 혹사된 가족 구성원(overtaxed family members), 무질서하고 불결한 환경(disorderly and unclean surroundings), 필요한 조리 기구의 부족(unavailability of cooking and cleaning equipment), 해충이 있음(presence of vermin)을 정의적 특성으로 선택하였다. 다음으로는 기능장애(impaired functioning)와 불충분한 가족조직(insufficient family organization), 부적절한 지지체계(inadequate support systems)를 관련요인으로 선택하였다. 그 후에 새로운 개념을 도출하기 위해 정의적 특성과 관련요인의 일부를 수정하거나 통합하였다. 필요한 조리기구의 부족은 부적절하거나 불충분한 기구(insufficient or inadequate equipment)로 수정하였고, 해충이 있음과 무질서하고 불결한 환경은 비위생적인 환경(unhygienic environment)으로 묶어서 정의했다. 기능장애는 정신적 · 신체적 기능장애(impaired mental or physical functioning)을 포함하는 것으로 수정하였다.

다음으로 새로운 개념 간의 관계와 위계에 대해서 검토한 결과, 가정유지 장애의 바람직하지 않은 결과를 초래하는 선행조건(antecedent conditions)과 매개조건(intermediate conditions)이 있는 것으로 결정하였다. 선행조건은 다음과 같다.

- 정신적 · 신체적 기능장애
- 부적절한 지지체계
- 불충분한 가족조직
- 부적절하거나 불충분한 기구

매개조건들은 다음과 같다.

- 혹사된 가족 구성원
- 비위생적인 환경

최종적인 이론적 모델은 **그림 2.4**와 같다. 이 모델은 일반적으로 설명 목적으로 사용되었지만, 이것은 표준화된 언어의 사용이 어떻게 이론개발을 가능하게 하는지를 설명하고 있다.

표준화된 언어의 사용은 실무, 연구, 근거, 이론의 요소들을 실무에서 지식개발을 위한 의미있는 프로그램과 분명하게 연결시키는 효율적인 수단이 된다고 믿는다. 그러나 실무를 위한 이론을 일반화하기 위한 효율적인 다른 모델들도 있다. 사실 이 책은 어떻게 이론을 일반화하는지에 대한 방법을 보여주고자 쓰여졌다. 앞의 **그림 2.1**은 간호과정이나 지침으로서

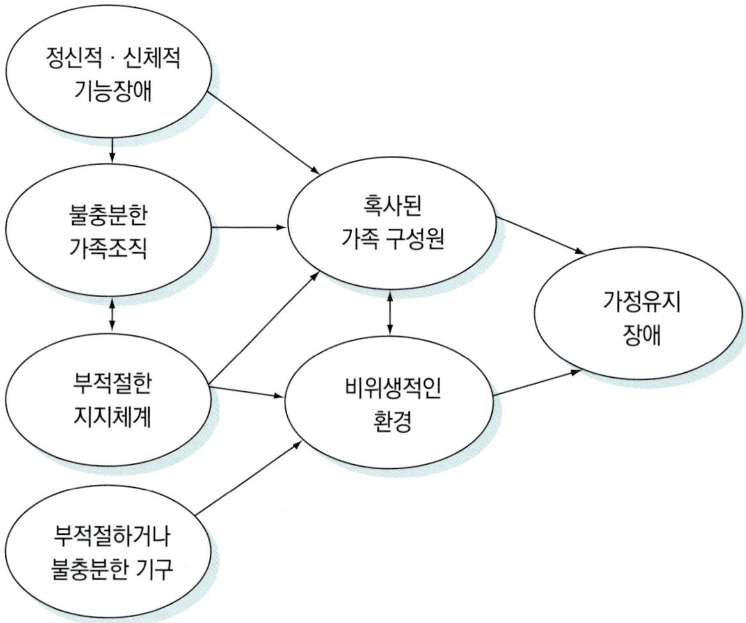

그림 2.4 가정유지 장애이론(theory of impaired home maintenance)

의 임상적 추론 모델(clinical reasoning model)을 사용해서 실무에서 이론개발을 한 예이다. 이 책 전체가 바로 그 방법을 알려주는 데 전념하고 있다. 이 장에서 우리는 앞으로 일어날 일에 대한 예를 제시한다.

그림 2.1의 모델을 보면, 실무를 안내하는 어떤 이론의 시작이 관심 현상에 대한 연구나 문헌이 될 수 있다는 것을 알 수 있다. 어떻게 문헌을 합성하고 연구결과를 고찰하는 지에 대해서는 이미 알고 있을 것이다. 그러나 현상에 관한 어떤 연구나 문헌이 아니라 여러분이 실무에서 보는 문제들이 있다면, 이론개발을 할 것이 아니라 책의 후반부에 있는 개념이나 문장개발전략 중 하나를 선택해야만 한다. 모델의 윗부분을 보면 선행요인이 매개사건으로 이어지고 결과적으로 좋은 성과나 좋지 못한 성과로 연결한다. 이 모델은 여러분의 관심 현상을 연구하기 위한 방법을 결정하는 지침이 될 수 있다(그림 2.4는 그림 2.1의 윗부분의 수준과 매우 유사하다는 것을 알 수 있다). 모델의 아랫부분은 사정과 중재 전략에 대한 설명이다. 초기 사정은 문제나 어려움이 있는 상황에 대한 초기 진단이며, 초기 중재방법은 예방이 된다. 초기 사정이 후에 중기로 가서 더 이상 예방이 가능하지 않다면, 중기 목적은 체계의 균형을 다시 잡거나 추후 문제들의 위험을 낮추는 데 있게 된다. 그래서 이때의 중재는 위험

을 관리하게 된다. 만약 사정이 후기 과정에서 이루어진다면, 이때의 목적은 간호의 관리 시점을 결정하고, 차후에 기능 및 삶의 질 유지를 위하여 시간이 흐르면서 상황을 적절하게 관리하는 것이다.

지식을 개발하기 위해서 근거와 연구, 실무를 연결하는 다른 모델들도 많지만, 앞에서 보여준 예들은 몇 가지 예에 불과하다. 다음 장들에서는 여러분이 이론을 개발하기 위한 여러 가지 전략에 대해 소개할 예정이다.

요약

SUMMARY

지금까지 간호이론과 지식개발에 대하여 많은 이론적 연구가 이루어져 있어서 깊은 감명을 받았다. 이러한 개발이 앞으로도 수년간 지속되기를 바라며, 이미 많은 젊은 연구자들이 이 분야의 작업을 시작하고 있기 때문에 세계적인 새로운 이론이 개발되리라고 기대하고 있다. 우리는 초보 연구자들과 이론가들이 "창의적이고 혁신적 아이디어"를 가지고, 새로운 아이디어를 시험하는 것을 두려워하지 말고, 무엇보다도 과정을 즐기라고 강조하고 싶다.

연습문제

PRACTICE EXERCISE

아래에 제시된 웹 사이트에 접속해 보자. 이들은 모두 간호와 관련된 웹 사이트인데 이들의 유사점과 차이점을 비교해 보자. 어느 것이 더 포괄적인가? 어느 것이 더 여러분에게 근거기반실무가 무엇인지에 대한 이해를 돕는가? 이들 중에서 실무기반근거에 대한 여러분의 생각을 토의해 보자.

- The Joanna Briggs Institute (http://joannabriggs.org/)
- The ACE STAR EBP website Stevens (2012). https://www.uthscsa.edu/academics/nursing/star-model
- http://libguides.ohsu.edu/ebptoolkit

참고문헌

REFERENCES

Adashi EY, Selby JV. PCORI: What is it: How does it work? The Director explains. *Medscape One-on-One: News and Perspectives*. May 18, 2012.

An JY, Hayman LL, Panniers T, Carty B. Theory development in nursing and healthcare informatics: A model explaining and predicting information and communication technology acceptance by healthcare consumers. *Adv Nurs Sci*. 2007;30(3):E37–E49.

ANA. *Nursing Informatics: Scope and Standards of Practice*. Silver Springs, MD: American Nurses Association; 2008, 2014.

Avant KC. Developing knowledge for nursing practice: Mid-range theory and nursing diagnosis. Paper presented at the 14th Annual Meeting of the Japan Society of Nursing Diagnosis, Kyoto, Japan, July 2008.

Bakken-Henry S. Informatics: Essential infrastructure for quality assessment and improvement in nursing. *J Am Med Inform Assoc*. 1995;(2):169–182.

Berwick DM. The science of improvement. *JAMA*. 2009;299(10):1182–1184.

Bixler G, Bixler RW. The professional status of nursing. *Am J Nurs*. 1945;45:730–735.

Blegen MA, Tripp-Reimer T. Implications of nursing taxonomies for middle-range theory development. *Adv Nurs Sci*. 1997;19(3):37–49.

Brant JM, Beck S, Miaskowski C. Building dynamic models and theories to advance the science of symptom management research. *J Adv Nurs*. 2009;66(1):228–240.

Brazelton, NC, Knuckles MC, Lyons AM. Clinical documentation improvement and nursing informatics. *Comput Inform Nurs*. 2017;35(6);271–277.

Bulecheck G, Butcher J, Dochterman J, Wagner C, eds. *Nursing Interventions Classification (NIC)*. 6th ed. St. Louis, MO: Elsevier; 2013.

Calvert M, Blazeby J, Altman DG, Revicki DA, Moher D, Brundage MD. Reporting of patient-reported outcomes in randomized trials: The Consort Pro extension. *JAMA*. 2013;309(8):814–822.

Clark J. Old wine in new bottles: Delivering nursing in the 21st century. *J Nurs Scholarsh*. 2000;32(1): 11–15.

Cronenwett L, Sherwood G, Barnsteiner J, Disch J, Johnson J, Mitchell P, et al. Quality and safety education for nurses. *Nurs Outlook*. 2007;55(3):122–131.

Doane GH, Varcoe C. Knowledge translation in everyday nursing: From evidence-based to inquiry-based practice. *Adv Nurs Sci*. 2008;31(4):283–295.

Eisenberg JM. The effectiveness of clinical care: Is there any evidence? Plenary paper presented at ANA Council for Nursing Research Pre-conference on Research Utilization, San Diego, CA, June 1998.

Elkan R, Blair M, Robinson JJA. Evidence-based practice and health visiting: The need for theoretical underpinnings for evaluation. *J Adv Nurs*. 2000;31(6):1316–1323.

Fawcett J, Watson J, Neuman B, Walker PH, Fitzpatrick JJ. On nursing theories and evidence. *J Nurs Scholarsh*. 2001;33(2):115–119.

Fitch A, Fox C, Bauerly K, Gross A, Heim C, Judge-Dietz J, et al. *Prevention and Management of Obesity for Children and Adolescents*. Bloomington, MN: Institute for Clinical Systems Improvement; 2013.

French P. What is the evidence on evidence-based nursing? An epistemological concern. *J Adv Nurs*. 2002;37(3):250-257.

Gooch S. Management: Speaking out on violence. *Nurs Stand*. 1991;5(15):52-53.

Good M, Moore SM. Clinical practice guidelines as a new source of middle-range theory: Focus on acute pain. *Nurs Outlook*. 1996;44(2):74-79.

Goosen W. The International Nursing Minimum Data Set (J-NMDS): Why do we need it? In: Oud N, ed. *ACENDIO2002: Proceedings of the Special Conference of the Association of Common European Nursing Diagnoses, Interventions and Outcomes in Vienna*. Bern, Switzerland: Verlag Hans Huber; 2002.

Grace JT, Powers BA. Claiming our core: Appraising qualitative evidence for nursing questions about human response and meaning. *Nurs Outlook*. 2009;57:27-34.

Graves J, Corcoran S. The study of nursing informatics. *Image*. 1989;21(4):227-231.

Hannah K, Ball M, Edwards M. *Introduction to Nursing Informatics*. New York, NY: Springer-Verlag; 1994.

Heller BR, Oros MT, Durney-Crowley J. The future of nursing education: 10 trends to watch. *Nurs Health Care Perspect*. 2000;21(1):9-13.

Herdman H, Kamitsuru S, eds. *Nursing Diagnoses: Definitions and Classifications*, 2018-2020. 11th ed. New York, NY: Thieme; 2018.

Horn S, Gassaway J. Practice-based evidence study design for comparative effectiveness research. *Med Care*. 2007;45(10):S50-S57.

Institute of Medicine. *Building a Safer Health System*. Washington, DC: National Academy Press; 2000.

Institute of Medicine, Committee on Quality Health Care in America. *Crossing the Quality Chasm: A New Health System in the 21st Century*. Washington, DC: National Academy Press; 2001.

Ireson CL, Velotta CL. Accessibility to knowledge for research-based practice. In: Moorhead S, Delaney C, eds. *Information Systems Innovations for Nursing: New Visions and Ventures*. Thousand Oaks, CA: Sage Publications; 1998, pp. 94-105.

Jennings BM. Evidence-based practice: The road best traveled? *Res Nurs Health*. 2000;23:343-345.

Jennings BM, Loan LA. Misconceptions among nurses about evidence-based practice. *J Nurs Scholarsh*. 2001;33(2):121-127

Keenan GM, Stocker JR, Geo-Thomas AT, Soparkar NR, Barkauskas VH, Lee JL. The HANDS project: Studying and refining the automated collection of cross-setting clinical data. *Comput Inform Nurs*. 2002;20(3):89-100.

Kitson A. Using evidence to demonstrate the value of nursing. *Nurs Stand*. 1997;11(28):34-39.

Kolcaba K. Evolution of the midrange theory of comfort for outcomes research. *Nurs Outlook*. 2001;49(2):86-92.

Laney D. 3D data management: Controlling data volume, velocity, and variety. *Application Delivery Strategies*. Feb.6, 2001: File 949.

Lavin MA, Harper E, Barr N. Health information technology, patient safety, and professional nursing care documentation in acute care settings. *Online J Issues Nurs*. 2015;20(2):6.

Liehr P, Smith MJ. Middle-range theory: Spinning research and practice to create knowledge for the new millennium. *Adv Nurs Sci*. 1999;21(4):81-91.

Matney S, Avant K, Staggers N. Toward an understanding of wisdom in nursing. *Online J Issues Nurs*. 2015;21(1):9.

Melnyk BM, Fineout-Overholt E, Gallagher-Ford L, Kaplan L. The state of evidence-based practice in US nurses: Critical implications for nurse leaders and educators. *JONA*. 2012;42(9):410-417.

Millenson ML. *Demanding Medical Evidence: Doctors and Accountability in the Information Age*. Chicago, IL: University of Chicago Press; 1997.

Mitchell PH, Ferketich S, Jennings BM. Quality health outcomes model. Report of the American Academy of Nursing Expert Panel. *J Nurs Scholarsh*. 1998;30(1):43-46.

Moorhead S, Johnson M, Maas M, Swanson E, eds. *Nursing Outcomes Classification*. 5th ed. St. Louis, MO: Mosby; 2013.

Nightingale F. *Notes on Hospitals*. London, England: Longman, Green, Longman, Roberts and Green; 1863, pp. 175-176.

Pearson A, Wiechula R, Court A, Lockwood C. The JBI model of evidence-based healthcare. *Int J Evid Based Healthcare*. 2005;3(8):207-215.

Registered Nurses' Association of Ontario. *Assessment and Management of Pressure Injuries for the Interprofessional Team*. 3rd ed. Toronto, Ontario: Author; 2016.

Resnick MD. *Res Ipsa Loquitur*: "The thing speaks for itself" so why isn't evidence enough for enactment? *Fam Community Health Suppl 1*. 2008;31(16):S5-S14.

Retsas A. Barriers to using nursing research evidence in nursing practice. *J Adv Nurs*. 2000;3(3):599-606.

Roberts K. Evidence-based practice: An idea whose time has come. *Collegian*. 1998;5(3):24-27.

Ruland CM, Moore SM. Theory construction based on standards of care: A proposed theory of the peaceful end of life. *Nurs Outlook*. 1998;46(4):169-175.

Sackett DL, Rosenberg WMC, Gray JAM, Haynes RB, Richardson WS. Evidence-based medicine: What it is and what it isn't. *Br Med J*. 1996;312(7023):71-72.

Sampselle CM. Nickel-and-dimed in America: Underserved, understudied, and underestimated. *Fam Community Health Suppl 1*. 2007;50(15):S4-S14.

Schwartz O, Lellouch J. Explanatory and pragmatic attitudes in therapeutical trials. J Chronic Dis. 1967;20:637-648.

Schwartz-Barcott D, Patterson BJ, Lusardi P, Farmer BC. From practice to theory: Tightening the link via three fieldwork strategies. *J Adv Nurs*. 2002;39(3):281-289.

Shojania KG, Grimshaw JM. Evidence-based quality improvement: The state of the science. *Health Affairs*. 2005;24(1):138-150.

Smith CE, Pace K, Kochinda C, Kleinbeck SVM, Koehler J, Popkess-Vawter S. Caregiving effectiveness model evolution to a midrange theory of home care: A process for critique and replication. *Adv Nurs Sci*. 2002;25(1):50-64.

SNOMED International. SNOMED Clinical Terms. 2017.

Stevens KR. *Star Model of EBP: Knowledge Transformation*. San Antonio, TX: Academic Center for Evidence-Based Practice, The University of Texas Health Science Center at San Antonio; 2012. Thompson C. A conceptual treadmill: The need for "middle ground" in clinical decision making theory in nursing. J Adv Nurs. 1999;30(5):1222-1229.

Stevens, K. R.(2004). ACE star model of knowledge transformation. Academic Center for Evidence-based Practice. University of Texas Health Science Center San Antonio.

Turley JP. Toward a model for nursing informatics. *Image*. 1996;28(4):309–313.

van Achterberg T, Schoonhoven L, Grol R. Nursing implementation science: How evidence–based nursing requires evidence–based implementation. *J Nurs Scholarsh*. 2008;40(4):302–310.

Wald HL, Fink RM, Makic MB, Oman KS. Catheter–associated urinary tract infection prevention. In: Boltz M, Capezuti E, Fulmer T, Zwicker D, eds. Evidence–Based Geriatric Nursing Protocols for Best Practice. 4th ed. New York, NY: Springer Publishing Company; 2012, pp. 388–408.

Walker LO. Is integrative science necessary to improve nursing practice? *West J Nurs Res*. 1999;21(1):94–102.

Zerenstein M, Treweek S. What kind of randomized trials do we need? (Commentary). *Can Med Assoc J*. 2009;180(10):998–999.

Zerhouni EA. Translational and clinical science–Time for a new vision. *N Engl J Med*. 2005;353:1621–1623.

추가 자료

ADDITIONAL READINGS

Adams T. The idea of revolution in the development of nursing theory. *J Adv Nurs*. 1991;16:1487–1491.

Alpay L, Russell A. Information technology training in primary care: The nurses' voice. *Comput Inform Nurs*. 2002;20(4):136–142.

Bailey J. Reflective practice: Implementing theory. *Nurs Stand*. 1995;9(46):29–31.

Bakken–Henry S, Holzemer WL, Tallberg M, Grobe S, eds. *Informatics: The Infrastructure for Quality Assessment & Improvement in Nursing*. San Francisco, CA: UC Nursing Press; 1994.

Barker PJ, Reynolds W, Stevenson C. The human science basis of psychiatric nursing: Theory and practice. *J Adv Nurs*. 1997;25:660–667.

Bjornsdottir K. Language, research and nursing practice. *J Adv Nurs*. 2001;33(2):159–166.

Bliss–Holtz J. Using Orem's theory to generate nursing diagnoses for electronic documentation. *Nurs Sci Q*. 1996;9(3):121–125.

Bostrom I, Hall–Lord M, Larsson G, Wilde B. Nursing theory based changes of work organisation in an ICU: Effects on quality of care. *Intensive Crit Care Nurs*. 1992;8(1):10–16.

Bowles KH, Naylor MD. Nursing intervention classification systems. *Image*. 1996;28(4):303–308.

Brieskorn–Zinke M. The relevance of health sciences for nursing [in German]. *Pflege*. 1998;11(3):129–134.

Broome ME. Outcomes research: Practice counts! *J Soc Pediatr Nurses*. 1999;4(2):83–84.

Chalmers KI. Giving and receiving: An empirically derived theory on health visiting practice. *J Adv Nurs*. 1992;17:1317–1325.

Cook SH. Mind the theory/practice gap in nursing. *J Adv Nurs*. 1991;16:1462–1469.

Eldh A. Monograph review: Critical appraisal: Nursing theories in practice, education and research. *Theoria J Nurs Theory*. 2001;10(3):17–19.

Emden C. Nursing knowledge: An intriguing journey. *Aust J Adv Nurs*. 1987–1988;5(2):33–45.

Evans AM. Philosophy of nursing: Future directions. *Aust N Z J Ment Health Nurs*. 1995;4(1):14–21.

Gould D. Teaching theories and models of nursing: Implications for a common foundation programme for nurses. *Recent Adv Nurs*. 1989;(24):93–105.

Gray G, Pratt R. *Scholarship in the Discipline of Nursing*. Melbourne, Australia: Churchill Livingstone; 1995.

Gray G, Pratt R. *Towards a Discipline of Nursing*. Melbourne, Australia: Churchill Livingstone; 1991.

Greenwood J. Reflective practice: A critique of the work of Argyris and Schon. *J Adv Nurs*. 1993;18: 1183–1187.

Grobe SJ. The infrastructure for quality assessment and quality improvement. In: Bakken–Henry S, Holzemer WL, Tallberg M, Grobe S, eds. *Informatics: The Infrastructure for Quality Assessment & Improvement in Nursing*. San Francisco, CA: UC Nursing Press; 1994.

Grobe SJ, Pluyter–Wenting ESP, eds. *Nursing Informatics: An International Overview for Nursing in a Technological Era*. Amsterdam, The Netherlands: Elsevier; 1994.

Hauge S. From focusing on illness to focusing on health in nursing [in Norwegian]. *Vard I Norden*. 1997;17(1):18–24.

Hopkins S, McSherry R. Debate: Is there a great divide between nursing theory and practice? *Nurs Times*. 2000;96(17):16.

Kyriacos U, van der Walt A. Attitudes of diploma–prepared and graduate registered nurses towards nursing models: A comparative study. *Curationis*. 1996;19(3):2–6.

Laschinger HK, Duff V. Attitudes of practicing nurses towards theory–based nursing practice. *Can J Nurs Adm*. 1991;4(1):6–10.

Lewis T. Leaping the chasm between nursing theory and practice. J Adv Nurs. 1988;13:345–351.

Matney S, Avant K, Staggers N. Toward an understanding of wisdom in nursing. *Online J Issues Nurs*. 2015;21(1):9.

Mulholland J. Assimilating sociology: Critical reflections on the "sociology in nursing" debate. *J Adv Nurs*. 1997;25:844–852.

Muller E, Reipschlager C. The drawing up of a classification system for nursing science for the University Library in Bremen–A contribution to the development of nursing as a science [in German]. *Pflege*. 1997;10(5):292–298.

Norberg A, Wickstrom E. The perception of Swedish nurses and nurse teachers of the integration of theory with nursing practice. An explorative qualitative study. *Nurse Educ Today*. 1990;10(1):38–43.

Oud N, ed. *ACENDIO 2002: Proceedings of the Special Conference of the Association of Common European Nursing Diagnoses, Interventions and Outcomes in Vienna*. Bern, Switzerland: Verlag Hans Huber; 2002.

Prowse MA, Lyne PA. Clinical effectiveness in the post–anaesthesia care unit: How nursing knowledge contributes to achieving intended patient outcomes. *J Adv Nurs*. 2000;31(5):1115–1124.

Quiquero A, Knights D, Meo CO. Theory as a guide to practice: Staff nurses choose Parse's theory. *Can J Nurs Adm*. 1991;4(1):14–16.

Scott H. More clinical skills but not at the expense of theory. *Br J Nurs*. 1999;8:910.

Smith JP. *Models, Theories, and Concepts*. London, England: Blackwell Scientific; 1994.

Smith M, Cusack L. The Ottawa Charter–From nursing theory to practice: Insights from the area of alcohol and other drugs. *Int J Nurs Pract*. 2000;6(4):168–173.

Tornstam L. Caring for the elderly: Introducing the theory of gerotranscendence as a supplementary frame of reference for caring for the elderly. *Scand J Caring Sci*. 1996;10(3):144–150.

Wang Y, Li X. Cross–cultural nursing theory and Chinese nursing today [in Chinese]. *Chin Nurs Res*. 2000;14(6):231–232.

Warren J, Hoskins L. *NANDA's Nursing Diagnosis Taxonomy: A Nursing Database*. ANA Steering Committee on Databases to Support Clinical Nursing Practice. Washington, DC: ANA Publishing; 1995.

Zielstorff RD, Hudgings CI, Grobe SJ. The National Commission on Nursing Implementation Project Task Force on Nursing Information Systems. *Next-Generation Nursing Information Systems*. Washington, DC: ANA Publishing; 1993.

CHAPTER 3

이론개발 접근법

Approaches to Theory Development

이 장을 읽기 전에

- 실제로 본 반복 패턴에 대해 관찰한 몇 가지 사항을 통합하는 방법에 대한 지침을 찾은 적이 있나요?
- 논문이나 논문을 위한 문학 기반의 '구조'를 개발해야 하는 대학원생인가요?
- 간호문제를 설명하는 용어가 문헌이나 실제에서 사용되는 방식에 대한 혼란을 명확히 할 방법을 찾고 있나요?

들어가는 말

위의 질문은 간호사와 보건 분야의 다른 직군 사람들이 개념, 진술, 이론을 개발하고 개선하기 위해 지침이나 방법을 찾는 이유 중 일부이다. 경험 있는 연구자와 이론가도 아마 그들이 이론을 어떻게 만들었는지 알지 못할 수 있다. 그러나 초보자는 이론구성을 어떻게 해야 하는지 배워야 한다. 아이디어를 검토하고 관계들을 모으는 체계적인 방법을 배운다면, 초보자는 자신에게 알맞은 방법을 찾을 때까지 훈련할 수 있게 해준다.

물론 깊이 생각하고, 신중하게 관찰하고, 명확하게 정의하는 것이 예비 이론개발자에게 가장 좋은 방법이지만, 초보자는 그것만으로는 충분하지 않다. 이론의 구조를 검토하는 것은 어떤 현상을 검토하기 위한 새로운 방법을 시도하는 경우에 도움이 된다. 본 장에서는 이론의 구성요소와 이론구축방법에 대한 간단한 개관을 제시하였다. 본 장에서 개념 접근법, 이론에서의 역할, 이론개발에서의 개념에 초점을 맞춘 최신 비판이 포함된다. 또한 이 장에서는 문장 형성과 지식개발 및 이론 구축에서의 역할에 중점을 둔다. 이러한 요소에 초점을 맞추는 것 외에도 유도, 합성 및 분석전략도 소개한다.

서론
INTRODUCTION

제 1장의 간호이론개발의 역사적 배경은 간호가 분과학문으로 진화하는 데 주요한 역할을 했음을 보여준다. 그러나 간호실무와 일부 간호연구에서는 간호이론이 없거나 간호의 관점으로 이론을 결합하여 사용하는 데 실패한 경우가 다반사이다. 예를 들어, 간호사들이 사용하는 대부분의 행위변화이론들은 대상자와 간호사나 건강관리 제공자와의 상호작용에 맞는 개념을 포함하지 않고 있다. 또한 간호사와 다른 의료인들에 의한 상담은 건강증진이나 질병 예방을 위한 행위변화의 중요한 측면이 될 수도 있다. 이런 실수를 인정하고, Cox(1982)는 대상자와 의료인 간의 상호작용에 맞는 건강행위 모델을 개발했다. 이는 간호사에 의한 이론개발이 실무와 연구를 풍부하게 하는 데 필요한 이유 중 하나이다. 요즘에 간호사는 실제로 발생하는 문제에 대한 이해를 얻기 위해 이론을 개발하고 있다. 예를 들어, Zandi, Vanaki, Shiva, Mohammadi와 Bagheri-Lankarani(2016)은 대리모를 통해 엄마가 된 여성을 돌보는 이론적 모델을 개발하였다.

단순하고 명확한 이론구축 방법은 간호상황에서 개념, 문장, 이론개발을 용이하게 할 수 있다. 본 장에서는 이론개발전략을 위한 기본적인 기틀을 제시하고, 다음 장에서는 개념합성과 같은 이론구축을 위한 구체적 전략을 설명할 것이다. 많은 부분은 중범위이론개발에 유리한 방법이 되겠지만, 전략은 이론구축에 중점을 두고 이를 강조하였다. 그러나 만약 이론평가에 관심이 있는 독자가 있다면 Hardy(1978), Fawcett(2005)와 Parse(2005)의 저서를 참고하기 바란다.

본 저서는 이론구성을 위한 일련의 엄격한 규칙을 제시하는 것이 아니다. 우리가 제시한 것은 이론가들이 개념, 문장, 이론을 구성하기 위해 이미 사용하고 있는 직관적 과정을 보강할 수 있는 일련의 포괄적인 전략을 제시하는 것이다. 전략이란 이론가를 안내하는 지침으로써 이론가가 해야 할 일을 알게 하지만, 창조적인 작업에는 한계가 있다.

이론구성을 위한 체계적 접근에 대해 찬성하는 사람도 있고 반대하는 사람도 있다. 물론 저자들은 이론구성을 위한 분명한 접근법을 사용하는 것이 이론개발을 촉진할 수 있다고 믿지만 그렇게 생각하지 않는 이들도 있다. 반대하는 사람들은 이론개발이 일정한 규칙에 따라 만들어질 수 있는 활동이 아니라고 본다. 그들은 성공적으로 이론을 만드는 것은 이론가의 창의력에 달려 있다고 믿는다. 본 저자들은 창의력이 성공적인 이론 제시의 중요한 성공요소라는 것에 동의한다. 그 중 한 사람인 Hempel(1966, p. 15)은 가설이나 이론을 기계적으로 유도하기 위해 할 수 있는 규칙은 없다고 주장하였고, 이 주장에 저자들도 동의한다.

아무리 좋은 방법일지라도 신통치 못한 아이디어를 살려낼 수는 없다. 반면에 부적절한 방법을 무조건 따른다면 가장 좋은 아이디어를 망칠 수도 있다. 독자들은 직관적 과정과 이 책에 기술된 전략들 간에 현실적인 균형을 유지하도록 노력해야 한다. 지침으로서의 전략은 창조적인 활동을 위한 참고 기능을 한다. 이 전략은 여행자가 합리적으로 방향을 찾아갈 수 있도록 길을 인도하는 이정표와 같다.

이론구성을 의미 있게 논의하기 위해서는 다음 장에서 사용될 용어의 의미를 기본적으로 이해해야 한다. 본 장에서는 이러한 기본적인 용어들을 설명하고, 이들이 서로 어떻게 연관되는지를 포괄적으로 제시하였다. 구체적인 내용에 대한 논의를 시작하기 전에 용어의 의미에 대한 합의를 확실하게 하는 것이 매우 중요하다. 이론구성의 세 가지 요소는 개념, 문장, 이론이며, 접근방법은 유도, 합성, 분석이다. 또한 본 장의 전략 선택 부분에서는 이 요소들과 접근법과의 관련성에 대해서도 설명할 것이다.

이론구성의 요소

ELEMENTS OF THEORY BUILDING

개념

이론에서 가장 기본이 되는 것은 이론을 구성하고 있는 개념을 확인하고, 이것을 명확하게 하는 것이다. 많은 경우에 현상을 묘사, 설명, 예측하기 위한 다양한 노력들이 무엇을 묘사하고 설명하며, 예측하는지에 대한 명확한 이해 없이 시작된다. 그래서 철저한 개념개발이 이론개발을 위한 노력에서 중요한 과업이다. Hardy(1974)는 개념이 이론을 구성하고 있는 기초 벽돌이라고 했다. 개념은 현상 또는 사물이나 행위에 대한 생각을 표현한 정신적 심상(mental image)이다. 개념은 어떤 사물이나 행위 자체가 아니고, 단지 그것에 대한 이미지이다(Kaplan, 1964). 개념은 우리의 주변 환경에서 일어나고 있는, 보이는 자극을 분류하고 조직하도록 돕기 때문에 개념형성은 영아 때부터 시작된다. 개념은 모든 사물들을 분류함으로써 우리의 경험이 비슷한 것인가 아니면 같은 것인가를 확인할 수 있게 돕는다. 따라서 개념형성은 학습의 매우 효율적인 방법이다.

개념들은 다른 수준의 추상성을 가지고 있다(Reynolds, 1971). 원시적 개념(primitive concept)이란, 어떤 문화에서 모든 사람들이 공통으로 공유하는 의미를 가지고 있는 것을 말한다. 예를 들어 '파란색' 같은 원시적 개념은 '파란 것'과 '파랗지 않은 것'을 구체적으로 보여줌으로써 파란색을 정의할 수 있다. 구체적 개념(concrete concept)은 원시적 개념을 사용하여 정의할 수 있는 개념으로, 시간과 공간의 제한을 받는 개념을 말한다. 추상적 개념(abstract concept)은 원시적 개념이나 구체적 개념으로 정의할 수 있는 개념이지만, 시간과 공간의 제한 없이 독립적이다(Reynolds, 1971). 예를 들어, '기온'이란 개념은 추상적이지만 "캔자스 시의 오늘 기온"은 특정 장소와 시간에 의해 결정된 구체적인 개념이다.

언어는 개념을 표현하는 수단이다. 어떤 개념을 표현하기 위해 사용하는 언어, '명사'(용어 또는 단어)는 우리의 생각을 다른 사람에게 전달하고자 할 때 유용하다. 이러한 명사나 용어는 개념 그 자체가 아니고, 다만 개념을 전달하기 위한 방법일 뿐이다. 따라서 우리의 생각을 다른 사람이 이해하도록 하거나 새로운 어떤 것을 정의하고자 하는 경우에 사용된 어떤 명사 혹은 용어가 적합할 수도 있고 부적합할 수도 있다. 만약 우리가 개념을 정의하기 위해 사용하고 있는 명사나 용어가 부적합하다면, 그 붙여진 이름을 정련하거나 바꿔야 하겠지만 개념 자체는 변하지 않는다.

어떤 저자와 연구자는 용어, 개념, 변인을 같은 뜻으로 사용한다. 개념을 관찰할 수 있도록 조작적으로 정의할 때, 즉 연구를 위해 정의에 개념을 측정하는 방법을 기술한다면 그때의 개념은 '변인'이 된다. 그러나 이론개발에 대한 아이디어와 그 아이디어들의 명사형은 여전히 '개념'으로 되어 있다.

개념은 우리 자신과 다른 사람들 모두에게 우리의 경험을 의미 있는 방법으로 분류할 수 있게 한다. 경험을 분류하는 것은 매우 유용하고 효율적인 능력이다. 두 개 또는 그 이상의 개념들을 연결하여 관계를 표현하는 능력은 보다 더 유용하고 효율적이다.

의사소통에서 명확한 개념의 유용성에도 불구하고, 개념이 이론의 기본 구성요소라는 생각은 비판 받아왔다. Bergdahl과 Bertero(2016)에 따르면, "개념은 이론의 구성요소가 아니다"(p. 2559). 이 주장을 할 때 그들은 간호와 같은 실무 분야가 아닌, 고급 자연과학과 관련된 철학적 분석을 기반으로 한 주장이 대부분을 구성한다. 간호는 간호과정의 여러 차원을 이해하고 향상시키는 것을 목표로 하는 지식과 이론개발이 있는 학문이기 때문에 우리는 개념을 단순히 자연과학 중 하나에서가 아니라, 더 큰 관점에서 고려하는 것이 중요하다고 주장한다. 요인 격리, 요인 관련, 상황 관련, 상황 생성 또는 규범 이론을 포함하여 간호실무에 대한 여러 수준의 이론을 기정한 철학자 Dickoff, James와 Wiedenbach(1968)의 작업에서 더 큰 관점을 관찰할 수 있다. 이러한 형태의 이론 중 일부는 전통적인 비실무 분야와 유사하고 일부는 유사하지 않다.

간호에서 개념의 위치와 가치를 이해할 수 있는 것은 이 넓은 관점이다. 예를 들어, 임업의 응용 분야에서 종 분류를 포함하는 분류학적 작업(예: 개념적으로 구별되는 종)은 "생물다양성과 보존에 대한 근본적인 이해가 필수적인 것으로 설명된다(Sunderland, 2012, para 1). 아프리카 등나무 종의 경우, 이러한 종류의 분류 작업은 순수하고 학문적인 작업이 아니다. … 분류 작업은 자원 자체의 보존, 개발 및 관리를 위한 필수 기반이다"(Sunderland, para 6). 따라서 물리적 세계를 응용 관점에서 다루는 과학에서도 물리적 현상을 구별하는 개념이 중요하다. 유사하게 우리는 간호돌봄과 간호실무의 현상을 기술하는 개념이 간호과정을 제공하고 문서화하고, 간호과정에 대해 의사소통하고 연구하는데 필수적이라고 주장한다.

문장

문장은 개념 간의 관계를 표현한 결과이다. 문장개발은 이론개발의 중요한 부분이다. 법칙과 경험적 일반화는 과학적 문장을 구성하며, 과학의 중추적 기능을 한다. 실천학문에서는 진단, 중재나 실무의 많은 성과들이 과학적 문장의 근거가 되기도 한다. 예를 들어, Yeh(2002)는 암에 걸린 아이들의 부모가 겪는 정신적 고뇌와 스트레스의 수준이 성별에 따라 차이가 있다는 가설을 수립하였다. 이 연구에서 어머니들은 아버지들보다 스트레스와 고뇌 점수가 통계적으로 유의하게 더 높았다. 따라서 Yeh는 아버지나 어머니에 따라 상담과 중재를 다르게 제공해야 한다고 했다. 그렇기 때문에 실무에서 문장개발은 매우 중요하고 이론개발의 수준에도 매우 유용할 수 있다. 특히, 이론가가 이론의 포괄적인 관점에 대하여 논할 필요는 없으나, 명명하는 것과 같은 개념개발 이상의 작업을 하려 할 때는 문장개발이 적절해야 한다.

문장은 과학적 지식체를 구성하기 위한 가장 중요한 요소이다. 설명이나 예측을 하기 위해서는 문장을 만들어야 한다. 이론구성에서 문장은 두 가지 형태, 즉 관계문장과 비관계문장이 있다. 관계문장은 두 개 또는 그 이상의 개념들 사이의 어떤 관계를 기술하고 있다. 비관계문장은 개념이 존재하고 있다는 것을 주장하는 존재문장(Raynolds, 1971)이거나, 정의로서 이론적 또는 조작적 정의일 수 있다.

관계문장은 연관관계 또는 인과관계를 기술한다(Raynolds, 1971). 연관관계문장은 단순히 두 개 이상의 어떤 개념들이 함께 존재하고 있음을 진술하는 것이다. 예를 들면 연관관계 문장은 '정적 관계', '부적 관계', '관계 없음' 등으로 개념 간 관계의 방향까지도 진술한다. 정적 관계는 하나의 개념이 발생하거나 변화하면 다른 개념도 같은 방향으로 발생하거나 변화하는 것을 의미한다. 예를 들어 "불안이 증가할수록 손바닥의 땀 분비가 많아진다."와 같은 문장은 정적 관계를 보여주고 있다. 부적 관계는 하나의 개념이 발생하거나 변하면, 다른 개념은 반대 방향으로 발생하거나 변하는 것을 의미한다. 예를 들면 "불안이 증가할수록 집중력은 감소한다."와 같은 문장은 부적 관계이다. 관계 없음이란 한 개념의 발생이 다른 개념의 발생에 대해서 아무것도 말해 주지 못하는 것을 것이다.

인과관계문장은 두 개념이 원인과 결과의 관계라는 것을 보여준다. 연구에서 한 개념이 다른 개념의 변화를 초래하게 되면, 그 개념은 독립변인이고, 변화되거나 영향을 받는 개념은 종속변인이 된다. "희석되지 않은 표백제(NaOH)를 색깔 있는 면직물에 사용하면, 천의 색깔이 빠지게 될 것이다"는 인과관계문장이다.

관계문장과 대비하여 비관계문장이 있다. 비관계문장은 이론가들이 이론에서의 의미를 명확하게 하기 위한 방법으로 쓰여진다. 존재문장은 보통 어떤 개념에 관해 간단하게 설명하는 문장이다. 특히 존재문장은 매우 추상적인 소재를 다룰 때 유용하다. 예를 들어 "모성 애착으로 알려진 현상이 있다"는 존재문장이다. 만약 어떤 현상에 대해 전혀 알려진 바가 없다면, 존재문장을 사용하여 이론의 시작부분에서 개념을 명명하고 개념의 존재를 서술하게 된다면 독자들에게 도움이 될 것이다.

이론적 정의(theoretical definition)는 이론가들이 이론에서 사용되는 각 개념의 중요한 속성을 독자들에게 소개하는 방법이다. 이러한 정의는 대개 추상적이므로 측정할 수 없다. 조작적 정의(operational definition)는 이론적 정의를 반영하면서, 그 개념을 측정하는 특성을 구체적으로 포함하고 있어야 한다(Hardy, 1974). 이론적 정의와 조작적 정의는 이론구성에서 매우 중요하다. 이론적 정의와 조작적 정의 없이는 '현실세계'에서 이론을 검증하고 정당성을 입증할 방법은 없다.

이론

잘 구성된 이론은 관련 개념들과 문장들을 체계적으로 조직화함으로써 표현하려고 하는 현상에 대한 통합적인 이해를 할 수 있게 한다. 그래서 일반적으로 알려진 이론의 정의는 "어떤 현상에 대한 체계적인 견해"이며 "기술, 설명, 예측, 처방 혹은 통제에 유용한 내적 일관성을 가진 관계문장들의 집합"이다. 이론에 포함된 것은 일련의 정의들로서 이론에 있는 개념을 구체화한 것이다. 이론은 대개 관심 현상의 본질에 대한 새로운 생각이나 새로운 통찰력을 표현하기 위해 구성된다. 이론은 예측적이며 처방적인 잠재성을 가지고 있으므로, 명확하게 정의된 지식체에 관심이 있는 간호전문직의 목적을 달성하기 위한 일차적 수단이 된다(Meleis, 1997). 지식체는 근거에 기반을 둔 임상실무와 정책수립에 기반이 되는 인간의 의사결정과정에서 매우 중요한 요소이다. 어떤 저자들은 간호이론의 목적이 처방과 통제라는 점에 동의하지 않는다. 왜냐하면 처방이나 통제는 간호의 전인적이고 인본주의적 특성에 위배된다고 생각하기 때문이다. 그러나 저자들은 실무에서 근거기반실무가 주도하는 패러다임의 세계에서는 이론의 이 두 가지 기능이 여전히 타당하다고 믿는다. 그러나 저자들은 과학적 이론이 어떤 현상을 예측하거나 통제할 수 있다고 해서 그 이론들이 통제의 방법으로 활용되기에는 충분하지 않다고 생각한다. 실무상황에서 간호사가 이론을 사용하는 것은 돌봄을 함께 계획할 사람과 돌봄의 대상이 되는 사람의 목적, 의무, 권리에 대한 인간의 판단을 위해서이다.

이론의 기술, 설명, 예측, 처방 기능은 이론개발의 여러 단계에서 가능하다. 이상적인 이론은 이 모든 기능을 다 가지고 있고 동시에 기능할 수 있다. 그러나 어떤 분과학문에서도 이런 네 가지 모든 기능을 동시에 수행하는 이상적인 이론은 아주 드물다. 과학은 발전하고, 인간은 본질적으로 틀릴 수 있으므로 이론은 항상 변화된다. 어떤 시점에서 한 분과학문의 이론에는 이론개발의 모든 단계가 공존한다. 어떤 이론, 특히 진화론과 같은 이론은 예측을 위한 의도는 전혀 없이 단순히 설명의 목적으로만 개발되었다. 또 다른 이론들은 특별히 예측만을 위한 것일 뿐, 처방이나 통제의 기능은 가지고 있지 않다. 사실 이론으로 처방이나 통제할 수 있는 기능은 불가능하거나 비윤리적이라고 논의되었던 때가 있었다. 예를 들어, 큰 지진은 예측이 가능하지만 아직까지 통제는 불가능하며 처방은 절대 불가능하다. 이론구성에서 이같이 명백한 불완전성에 대해 실망할 필요는 없다. 과학적 사고는 자가 수정과정(self-correcting process)을 통해 성장하게 된다. 한 사람의 생각에 대한 동료들의 비판과 분석은 또 다른 이론의 수정, 타당화 및 확장으로 발전될 수 있다.

이론을 그림으로 나타낸 것을 모델이라고 한다. Batles, Reese, Nesselroade가 말한 것처럼, 모델은 "그 자체보다 다른 어떤 것을 표현하기 위해 사용하는 도구"이다(1977, p. 17). 모델이 포함하고 있는 각 부분은 그것이 표현하고자 하는 이론과 같은 부분들이 다 포함되어 있거나 같은 형태이어야 한다(Brodbeck, 1968, p. 583). 모델은 방정식과 같이 수학적으로 풀어내거나 기호나 화살표를 사용하여 도식으로 표현할 수도 있다. 수학적인 모델은 다음과 같이 표현될 수 있다:

$$Y = {}_{\alpha 1}X^{(1)} + {}_{\alpha 2}X^{(2)} + {}_{\alpha 3}X^{(3)} + E$$

이 방정식에서 Y는 종속변인을 의미하고, X는 독립(예측요인)변인을 나타내며, α는 각각의 X들에 주어지는 수학적 무게를 나타낸다. 또한 E는 오차변량(설명되지 않는 변량)을 나타낸다. **그림 3.1**은 도식적 모델의 예이다.

그림 3.1에서 개념 A, B, C, D 상자는 개념을 나타내며, 화살표는 관계의 방향을 나타낸다(개념 A는 개념 B와 관계가 있다). 화살표에 표시된 개념 간의 +나 −는 관계의 유의성을 나타낸다(개념 A는 개념 B와 정적 관계가 있다). 모델은 이론개발 이전이나 이론개발이 완성된 이후에 만들어질 수 있다. 이론 이전의 모델은 하나의 발견을 위한 도구로서 사용되거나, 초기 이론화에서 놓친 부분의 연결을 발견하기 위한 기능을 한다. 이론 이후의 모델은 이론의 내적이고 형식적인 구조, 즉 각 개념들 간의 상호관련성을 나타내는 체계를 보여주기 위해 이론개발 후에 개발된 것이다.

본 책에서 모델이란 용어는 단지 수학적 의미 또는 도식의 의미로만 사용할 것이다. 이같이 정의된 모델의 사용은 개념들 간의 관계를 수량화하고 명료화하기 위해서는 필수적이다. 그러나 어떤 간호문헌에서는 모델이 특별한 의미, 즉, 전체분야의 이미지와 목적, 대상자 등과 같은 주요 부분의 개념들이 포함된다"(Riehl & Roy, 1980, p. 7). 한편, 어떤 간호문헌에서는 우리가 앞에서 언급한 '거대이론'을 간호의 개념적 모델이라고 한다. 모델의 수준과 형태에 대한 상세한 설명은 본 장 마지막 추가자료를 참조하기 바란다.

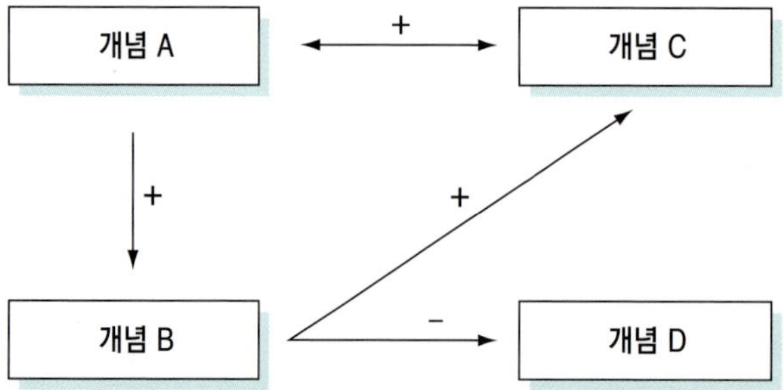

그림 3.1 도식적 모델

요소들의 상호관계
INTERRELATEDNESS OF ELEMENTS

이론개발은 흔히 개념과 문장 수준에서 시작된다. 예를 들어 이론가는 이론개발의 전 과정 중에서 개념개발부터 시작할 것이다. 개념개발이 완성된 후에 문장개발을 하고, 마지막으로 이론개발이란 목적을 추구할 것이다. 예를 들어, 환자 옹호 이론개발에서 Bu와 Jezewski(2007)는 개념 수준(이 장의 뒷부분에서 설명할 개념분석 사용)에서 시작하여 중범위이론 수준으로 진행했다.

이론이 제공하는 일련의 관련성에 대한 통합적 설명이 가능한 경우에만 과학에서의 기술, 설명과 예측의 목적을 달성할 수 있다(Hempel, 1966). 물론 이론은 연구와 실무를 통해 검증 또는 증명되어야 한다. 검증은 이론 내에서 수정이 필요한 부분이 어디인지를 알려주기도 하므로, 이 시점에서 다시 이론개발의 과정이 시작된다. 그림 3.2는 이러한 이론개발의 단계를 보여주고 있다. 따라서 이론개발, 연구, 실무는 각각 그 자체가 분리된 과정이 아닌,한 분과학문의 더 큰 과학적 발전 과정의 일부분이다. 이 책이 이론개발에 초점을 두고 있지만, 독자들은 연구와 실무에 대한 이론의 상호의존성을 기억해야 할 것이다. 제 2장에서 논의했던 것처럼 연구, 실무, 이론이 다른 것들과 상호의존성이 없다면 완전해질 수 없다.

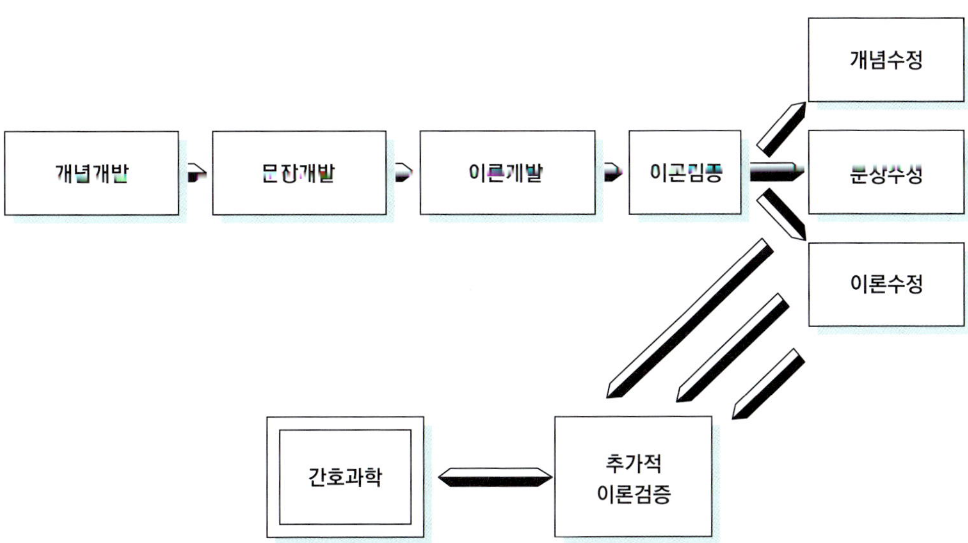

그림 3.2 간호과학의 발전 단계

이론구성을 위한 접근법

APPROACHES TO THEORY BUILDING

이 책에서 사용된 이론구성의 기본적인 접근방법은 유도, 합성, 분석이다. 이론을 개발하는 사람은 이 세 가지 접근법을 일정한 순서 없이 선택할 수 있다. 그러나 초보자들이 각 접근법을 보다 잘 이해할 수 있도록 하기 위해 하나씩 설명하였다.

유도

유추(analogy)[1]와 은유(metaphor)[2]는 유도(derivation)의 기본이다. 유도는 이론가가 개념, 문장 또는 이론을 하나의 상황이나 분야에서 다른 상황이나 분야로 전환시키고 재정의하려고 할 때 사용한다. 유도전략은 Maccia와 Maccia(1966)의 교육이론 모델에서 큰 영향을 받았다. 이러한 이론개발방법은 이론 기반이 없는 분야에서 활용할 수 있다. 이 또한 기존의 이론이 오래되었거나 새로운 혁신적인 견해가 필요한 분야에서도 유용하다. 유도는 어떤 분야나 상황에서 사용되는 용어나 구조를 다른 분야나 상황으로 전환시켜서 이론을 만들어 내는 방법이다. 예를 들어 화학적 평형과 같이 화학분야에서 하나의 개념을 선택하고, 유추를 하여, 전문직 집단 내에서 정보교환이 어떻게 일어나는지에 대한 설명을 유도할 수 있다.

합성

합성(synthesis) 방법은 관찰에 의한 정보를 사용하여 새로운 개념, 새로운 문장 혹은 새로운 이론을 구성하는 방법이다. 합성은 아직 이론적으로 연결되지 않은 낱낱의 정보 조각들을 결합시키는 작업이다(Bloom, 1956, p. 206). 이론가가 분명한 이론적 기틀 없이 자료를 수집하고 해석하고자 할 때 합성할 수 있다. 많은 기술적인 임상연구들이 중요한 요인들과 관련성을 가려내고자 많은 양의 자료들을 수집하여 구성되는데, 합성은 이러한 주요 요인과 요인들 간의 관련성을 구별하는 과정에 도움이 된다. 예를 들어, 보건교사는 십대의 약물남용이나 임신과 관련된 요인을 파악하기 위해 학술 자료나 가족에 대한 자료를 사용할 수 있다. 또한 연구자는 요인 구조에서 묶음을 명명하거나 질적 자료 분석에서 주제를 명명하기 위

---

1) 유추(analogy): 같은 종류의 것 또는 비슷한 것에 기초하여 다른 사물을 미루어 추측하는 일(출처: 표준국어대사전. 국립국어원)

2) 은유(metaphor): 사물과 사물이 지닌 속성의 유사성을 연결하여 나타내는 비유(출처: 문학용어사전. 신원문화사)

해 합성을 사용할 수도 있다. 대규모 자료의 데이터 마이닝이 실무기반근거(practice-based evidence)를 위한 정보학 절차의 하나가 되었을 때(Horn & Gassaway, 2007), 합성은 축적된 데이터를 이해하기 위하여 필요한 일차적 전략이 될 것이다.

분석

이론가는 분석(analysis) 방법을 사용하여, 이론 전체를 구성요소로 나누어 세밀히 조사함으로써 이론의 구조를 더 잘 이해할 수 있게 된다(Bloom, 1956, p. 205). Newman은 구성요소들을 잘 정리하면, 전체를 알 수 있다고 했다(Newman, Smith, Pharris & Jones, 2008). 즉, 분석에서 이론가는 각 부분과 다른 부분과의 관련성 또는 각 부분과 전체와의 관련성도 검토한다. 분석은 기존 이론에 관한 문헌들이 있는 분야에서 특히 유용하다. 분석을 통하여 개념, 문장, 이론은 명료화되고 정련되며 구체화된다. 분석은 이론가가 지식의 정확성, 평판, 관련성을 향상시키는 수단으로서, 현상에 대한 기존 지식을 검토하고 재검토할 수 있게 해준다.

이론개발전략 선택

STRATEGY SELECTION

저자는 이론의 세 가지 요소인 개념, 문장, 이론에 이론개발을 위한 세 가지 접근법을 첨가하였다. 이러한 요소와 접근법을 교차분류하면, 아홉 가지의 이론구성을 위한 전략이 나오게 된다. 이론의 구성요소와 이론개발을 위한 전략의 구체적인 내용은 **표 3.1**에 제시되어 있다. 바라는 이론의 요소와 어떤 주제를 사용가능한 문헌과 정보의 양과 질에 따라 신중하게 설정함으로써, 이론가는 **표 3.1**을 전략을 선택하는 지침으로 사용할 수 있을 것이다.

적절한 이론구성의 전략을 결정하기 위해서는 우선 이론가가 자신의 관심 분야를 분명히 해야 한다. 후에 초점을 개념에 둘 것인지 또는 문장에 둘 것인지, 아니면 이론전반에 둘 것인지를 결정해야 한다. 이는 관심 분야에 이미 존재하고 축적된 개념, 문장, 이론개발의 수준과 특성에 따라 다를 수 있다. 이론가는 어떤 요소가 자신의 요구에 가장 적절한지 결정하기 위해, 다음과 같은 몇 가지 질문을 해볼 수 있다.

1. 지금까지 관심 주제에 대한 이론개발은 어느 정도 이루어졌는가?
2. 이미 개발되어 있는 이론은 얼마나 적절한가?

표 3.1 이론의 구성요소와 이론개발을 위한 전략

이론의 요소	이론개발을 위한 전략 유도	합성	분석
개념	전략: 개념유도(제 4장) 사용: 한 분야에서 다른 분야로 개념을 전환하고 재정의하기 위해	전략: 개념합성(제 7장) 사용: 자료나 관찰로부터 개념을 도출하거나 통합하기 위해	전략: 개념분석(제 10장) 사용: 기존의 개념을 명료화하거나 정련화하기 위해
문장	전략: 문장유도(제 5장) 사용: 한 분야에서 다른 분야로 문장의 내용 또는 구조를 전환하고 재공식화하기 위해	전략: 문장합성(제 8장) 사용: 자료나 관찰로부터 하나 혹은 그 이상의 문장을 도출하거나 통합하기 위해	전략: 문장분석(제 11장) 사용: 기존의 문장들을 명료화하거나 정련화하기 위해
이론	전략: 이론유도(제 6장) 사용: 한 분야에서 다른 분야로 이론의 내용 또는 구조를 전환하고 재공식화하기 위해	전략: 이론합성(제 9장) 사용: 자료, 관찰 혹은 경험적 문장으로부터 이론을 통합하기 위해	전략: 이론분석(제 12장) 사용: 기존의 이론을 명료화하거나 정련화하기 위해

3. 사용 가능한 이론에서 어떤 요소가 가장 미흡한가? 개념, 문장 또는 이론전반인가?
4. 문헌고찰의 결과, 관심 주제의 분야에서 필요로 되는 이론개발의 종류는 무엇인가?
5. 관심 주제의 분야에서 현재 필요로 되고, 가장 생산적일 수 있는 이론개발의 요소는 무엇이라고 판단되는가?

이러한 질문들을 신중하게 고려해야 한다. 이 질문에 대한 답에 따라 개념, 문장 또는 이론 중 이론개발을 어디서부터 시작해야 할 것인지가 분명해진다.

적절한 접근법을 선택하는 것은 사용 가능한 주제에 관한 자료와 문헌의 범위와 유형에 의해 결정된다. 다음은 이론가가 고려해야 할 또 다른 질문들이다.

1. 주제에 대한 기존 문헌이 있는가?
2. 문헌이 있다면, 그것이 연구에 근거한 것인가 아니면 단지 검증되지 않은 고찰인가?
3. 관련 문헌은 어떤 공통적인 개념적 또는 이론적 기틀에 의해 연결되어 있는가?
4. 주제에 대한 기존의 논문들은 이론적 축적의 적절성에 대해 어떻게 제시하고 있는가? 새로운 견해나 조직화 또는 정련이 필요한가?
5. 어떤 정보나 자료를 구하기가 가장 쉬운가? 임상 관찰, 현장노트, 컴퓨터로 처리된 자

료 파일 또는 확인되지 않은 환자 데이터인가?

6. 이론개발을 위한 노력에 도움을 줄 수 있는 고유한 자원을 가지고 있는가? 광범위한 도서 소장, 컴퓨터 시설, 몇몇의 데이터베이스에 대한 접근, 대상자에게 접근이 가능한 임상 연구프로젝트 등
7. 관심 주제의 분야에서 가장 우선시되는 생산적인 이론개발을 위한 접근법은 무엇이라고 판단되는가?

위의 질문에 대한 답을 신중하게 잘 생각한 후, 한 가지 이상의 접근법이 가능하더라도 가장 실행 가능한 접근법을 먼저 선택해야 한다. 처음 선택한 방법이 불충분해지면, 그때 차선의 접근법을 고려할 수 있으며, 동시에 두 가지 또는 그 이상의 전략이 도움이 될 수도 있다.

이론의 요소와 관심 주제에 가장 적합한 접근법을 종합하여 결정하게 되면, 이론개발을 위한 구체적인 전략의 선택이 명확해진다. 예를 들어, '희망이 없음(hopelessness)'이 개념 수준에서 '우울(depression)' 개념과 구별하기 위해 추후 연구가 더 필요한 관심 주제라고 가정하자. 그런데 이 개념에 대한 광범위한 문헌이 있기 때문에 분석이 가장 적합해 보인다고 가정하면(Dunn, 2005), 개념분석이 '희망이 없음'에 대한 추후 이론구성을 위한 가장 합리적인 전략이라 할 수 있다. 각 전략은 이 책의 다음 장에 자세히 소개되어 있다. 이론개발 전략의 하나인 개념분석에 대한 논란은 제 10장에서 다룰 것이다.

전략들 간의 상호관계
INTERRELATEDNESS OF STRATEGIES

성공적인 이론개발을 위해서는 한 가지 접근법이나 전략으로 국한시키지 않는 것이 좋다. 하나의 이론이 구성되는 동안, 선택된 하나의 전략은 새로운 이론을 한층 더 발전시킬 수 있는 두 번째 전략으로 직접 이어질 수 있다. 이 책에서는 **표 3.1**에서와 같이 아홉 가지 전략을 소개했다. 이 아홉 가지 전략이 다른 여러 가지 사용 가능한 전략의 전부는 아니지만, 이 전략방법 내에 대부분의 다른 전략들이 내재되어 있다(Aldous, 1970; Burr, 1973; Hagem, 1972; Zetterberg, 1965에서 이론개발에 대한 고전적인 접근 방식을 확인할 수 있다). 이들이 현재로서는 간호이론개발을 위해 가장 좋은 전략들이라고 생각한다.

어느 한 가지 전략이 이론가의 견지에서 또는 실제 분과학문에서 필요로 되는 이론개발을 위한 모든 요구들을 충족시키지는 못한다. 이론가는 사용해야 할 전략을 선택하기 전에, 그 분야의 현재 지식기반 상태가 어떠한지를 알아야 한다. 일단 하나의 전략을 선택하면, 관심 주제에 대한 추가정보를 얻지 못할 때까지 그 전략을 사용해야 한다. 선택해서 사용하는 한 가지 전략이 한계에 도달하게 되면, 다른 전략으로 바꾸어야 하는 시기이다. 한 이론의 발전을 위해 다른 여러 전략들이 연속적으로 사용된 예는 불유쾌 증상이론(The Unpleasant Symptoms Theory)의 개발(Lenz, Suppe, Gift, Pugh & Milligan, 1995)과 실무에서의 지혜이론(Matney, Avant & Staggers, 2015)이다.

이론구성은 반복적인 과정이다. 즉, 이론가는 이론의 정교함이 기대하는 수준에 미칠 때까지 계속적으로 전략들을 사용하고 반복해야 한다. Hanson(1958)은 이러한 반복적인 과정을 '귀추법(retroduction)[1]'이라고 하였다. 이 과정은 충분한 이론적 체계화에 도달하기 위해 귀납과 연역 모두를 연속적으로 사용하는 것으로 설명하고 있다. 실제로, Hanson은 첫 번째 단계에서 이론가가 상당히 구체적인 몇 개의 명제를 파악하고 그것들로부터 좀 더 일반적인 하나의 명제를 유도해낸다고 하였다. 귀추법의 두 번째 단계에서는 그 새로운 명제를 사용하여 몇 개의 새롭고 좀 더 구체적인 명제를 연역하는 것이다. 이러한 과정은 이론적 지식체를 상당히 많이 축적시킨다. 사실상 이것이 현실 세계에서 이론이 개발되는 방법이라고 할 수 있다.

저자는 이 아홉 가지의 전략들을 귀납적인지 혹은 연역적인지로 분류하려고 하지 않았다. 그러나 합성전략들은 확실히 자료에 근거하기 때문에 유일하게 '순수한' 귀납적인 전략이라고 볼 수 있다. 유도나 분석과 같은 전략들은 귀납적 이론화와 연역적 이론화를 모두 포함하고 있다. 저자가 이론개발을 위한 접근법으로 양적 방법을 강조하는 것처럼 보일지 몰라도 실제로는 아니다. 많은 전략들이 분명히 본질적으로 질적 방법이며, 창의적인 판단과 관련이 있고, 많은 사례들이 귀추적인 사고방식을 필요로 한다. 그러나 전략을 다루는 장에서는 그 전략을 가능한 분명하고 실제적으로 유지하기 위해 귀납과 연역의 개념을 강조하지 않으려 한다. 현재 학문적 간호이론의 수준과 특성을 고려하면 귀추법이 더 적합한 것으로 보여진다. 마찬가지로, 질적 방법과 양적 방법이 어떤 상황에서 유용한지에 대한 구분은 이 책의 주

---

1) Retroduction은 일반적으로 거꾸로 추론해나가는(reasoning backward) 귀환법 또는 귀추법으로 번역되어 쓰이고 있으나 본 책에서는 귀추법으로 번역하였다.

요 초점은 아니다(제 7장, 제 8장 참고).

다음의 몇 가지 예들은 이 전략들이 상호의존적으로 어떻게 사용될 수 있는지를 보여줄 것이다. 어떤 이론가가 새로운 이론을 제시하고 있는 논문을 읽고 있다고 가정해 보자. 이론분석을 통해 이론가는 이론에 있는 개념에 대한 조작적 정의가 없음을 알 수 있을 것이다. 이때 이론가는 좀 더 나은 조작적 정의를 만들기 위해 개념분석법을 사용하기로 결정한다. 이론과 개념분석의 전략을 사용하는 동안, 이론가는 어떤 개념들 간의 새로운 관련성을 발견할 수 있는 가능성이 보이기 시작한다. 최종적으로 새로운 관련성을 반영하는 문장을 만들기로 결정하면, 문장합성전략을 선택하여 사용하게 된다.

두 번째 예는 박사과정의 학생이 박사논문에서 사용하려고 하는 어떤 개념을 개발하려고 하는 경우이다. 개념에 대한 초기 관심은 학생의 임상실무에서 시작되었다. 몇 번의 소규모 현장 조사 후에 새 개념이 합성되었다. 이후에 그 새로운 개념에 다른 개념들이 연결되어야 할 때, 개념들에 대한 적절한 구조를 구성하기 위해서는 문장유도전략이 사용되었다. 마지막으로, 그 학생이 졸업한 후에 이론합성전략이 완성되었다. 그 학생의 이론을 읽은 또 다른 분야의 이론가가 그것을 그 학문에서 사용하기로 결정하면 이론유도를 하는 것이다.

마지막 예는 앞서 언급한 Lenz 등(1995)의 연구이다. Pugh와 Milligan은 분만과 산후의 피로를 연구하였다. Pugh의 연구는 연역적이고 Milligan의 연구는 귀납적이었다. 그들은 논의를 통해 두 현상에 많은 유사점이 있음을 발견하였고, 결과적으로 분만 피로를 연구하기 위한 하나의 기틀을 개발하기 위해 두 종류의 자료와 문헌으로부터 나온 자료를 합성하였다. 한편, Gift와 Cahill(Lenz et al., 1995)은 만성폐쇄성폐질환의 호흡곤란을 연구하고 있던 중, 호흡곤란과 피로는 항상 함께 발생한다는 것을 발견하였다. 연구자들은 분만에서의 피로와 만성폐쇄성폐질환에서의 피로의 개념 간에 유사점이 있음을 깨달아 피로의 개념을 분석하고 유사점과 차이점을 체계적으로 비교하였다. 결과적으로 세 종류의 다른 자료를 분석하고 문헌고찰을 종합하여 불유쾌 증상이론을 합성할 수 있었다. 따라서 불유쾌 증상이론은 합성, 유도, 분석 접근법을 모두 사용하여 개발된 것이다.

위의 예에서 볼 수 있듯이, 각 전략들은 단독으로 쓰이기도 하지만, 다른 전략들과 상호의존적으로 활용될 수도 있음을 알 수 있다. 각 전략들은 이론가에게 독특한 정보를 제공해 주지만, 모든 전략들은 추후 이론개발을 위한 생산적인 아이디어를 제공해 준다.

성공적인 이론가들은 그들의 생각이나 전략을 자신의 요구가 충족될 때까지 자유롭게 활용한다. 다양한 전략을 활용해 보면 더 편하게 사용할 수 있을 것이다. 또한 이론개발방법의 축적을 위해 전략의 일부를 수정하거나 새로운 전략을 개발할 수도 있다.

요약

SUMMARY

본 장에서는 이론구성의 요소, 접근법, 전략을 다루었다. 이론의 요소는 개념, 문장, 이론이다. 유도, 합성, 분석은 이론구성을 위한 접근방법이다. 이 요소들과 접근방법을 결합시킴으로써 아홉 가지의 이론구성 전략이 구성되었다. 이론개발과정이 완성되기까지 다양한 전략들이 사용될 수 있다.

참고문헌
REFERENCES

Aldous J. Strategies for developing family theory. *J Marriage Fam*. 1970;32:250–257.

Baltes PB, Reese HW, Nesselroade JR. *Life-Span Developmental Psychology: Introduction to Research Methods*. Monterey, CA: Brooks/Cole; 1977.

Bergdahl E, Bertero CM. Concept analysis and the building blocks of theory: Misconceptions regarding theory development. *J Adv Nurs*. 2016;72(10):2558–2566.

Bloom BS, ed. *Taxonomy of Educational Objectives. Handbook 1: Cognitive Domain*. New York, NY: McKay; 1956.

Brodbeck M. Models, meaning, and theories. In: Brodbeck M, ed. *Readings in the Philosophy of the Social Sciences*. New York, NY: Macmillan; 1968, pp. 597–600.

Bu X, Jezewski MA. Developing a mid-range theory of patient advocacy through concept analysis. *J Adv Nurs*. 2007;57(1):101–110.

Burr JW. *Theory Construction in Sociology of the Family*. New York, NY: Wiley; 1973.

Cox CL. An interaction model of client health behavior: Theoretical prescription for nursing. *Adv Nurs Sci*. 1982;5(1):41–56.

Dickoff J, James P, Wiedenbach E. Theory in a practice discipline, part I. *Nurs Res*. 1968;17:415–435.

Dunn SL. Hopelessness as a response to physical illness. *J Nurs Scholarsh*. 2005;37(2):148–154.

Fawcett J. Criteria for evaluation of theory. *Nurs Sci Q*. 2005;18:131–135.

Hage J. *Techniques and Problems of Theory Construction in Sociology*. New York, NY: Wiley; 1972.

Hanson NR. *Patterns of Discovery*. Cambridge, England: Cambridge University Press; 1958.

Hardy ME. Theories: Components, development, evaluation. *Nurs Res*. 1974;23:100–107.

Hardy ME. Perspectives on nursing theory. *Adv Nurs Sci*. 1978;1(1):37–48.

Hempel CG. *Philosophy of Natural Science*. Englewood Cliffs, NJ: Prentice Hall; 1966.

Horn SD, Gassaway J. Practice based evidence design for comparative effectiveness research. *Med Care*. 2007;45(10):S50–S57.

Kaplan A. *The Conduct of Inquiry*. San Francisco, CA: Chandler; 1964.

Lenz ER, Suppe F, Gift AG, Pugh LC, Milligan RA. Collaborative development of middle-range nursing theories: Toward a theory of unpleasant symptoms. *Adv Nurs Sci*. 1995;17(3):1–13.

Maccia ES, Maccia GS. *Development of Educational Theory Derived from Three Educational Theory Models*. Project No. 5-0638. Columbus, OH: Ohio State University; 1966.

Matney SA, Avant K, Staggers N. Toward an understanding of wisdom in nursing. *Online J Issues Nurs*. 2015;21(1):9.

Meleis AI. Theoretical nursing: Definitions and interpretations. In: King I, Fawcett J, eds. The Language of Nursing Theory and Metatheory. Indianapolis, IN: Sigma Theta Tau Honor Society in Nursing; 1997.

Newman M, Smith M, Pharris M, Jones D. The focus of the discipline revisited. *Adv Nurs Sci*. 2008;31(1):E16–E27.

Parse RR. Parse's criteria for evaluation of theory with a comparison of Fawcett's and Parse's approaches. *Nurs Sci Q*. 2005;18:135–137.

Reynolds P. *A Primer in Theory Construction*. Indianapolis, IN: Bobbs-Merrill; 1971.

Riehl JP, Roy C. Theory and models. In: Riehl JP, Roy C, eds. *Conceptual Models for Nursing Practice*. 2nd ed. New York, NY: Appleton-Century-Crofts; 1980.

Sunderland T. Why taxonomy is important for biodiversity-based science. *Forest News*. 2012. Accessed at http://blog.cifor.org/8746/why-taxonomy-is-important-for-biodiversity-basedscience?fnl=en

Yeh C. Gender differences of parental distress in children with cancer. *J Adv Nurs*. 2002;38(6):598–606.

Zandi M, Vanaki Z, Shiva M, Mohammadi E, Bagheri-Lankarani N. Security giving in surrogacy motherhood process as a caring model for commissioning mothers: A theory synthesis. *Jpn J Nurs Sci*. 2016;13(3):331–344.

Zetterberg HL. *On Theory and Verification in Sociology*. Totowa, NJ: Bedminster Press; 1965.

추가 자료

ADDITIONAL READINGS

이론과 이론개발 접근법에 대해 추가적으로 읽기를 원하는 독자들은 다음의 문헌들을 찾아보기 바란다(좀 더 알고싶은 독자는 *가 표시된 문헌을 참고하기 바란다).

*Blalock HM. *Theory Construction: From Verbal to Mathematical Formulations*. Englewood Cliffs, NJ: Prentice Hall; 1969.

*Broudy H, Ennis R, Krimerman L, eds. *The Philosophy of Educational Research*. New York, NY: Wiley; 1973.

Chinn PL, ed. *Advances in Nursing Theory Development*. Rockville, MD: Aspen; 1983.

Chinn PL, Kramer MK. *Integrated Theory and Knowledge Development in Nursing*. 7th ed. St. Louis, MO: Mosby; 2008.

Dubin R. *Theory Building*. 2nd ed. New York, NY: Free Press; 1978.

Fawcett J. The relationship between theory and research: A double helix. *Adv Nurs Sci*. 1978;1(1):49–62.

Fawcett J. A framework for analysis and evaluation of conceptual models of nursing. *Nurs Educ*. 1980;5:10–14.

Hardy ME. Perspectives on knowledge and role theory. In: Hardy ME, Conway ME, eds. Role Theory. New York, NY: Appleton-Century-Crofts; 1978:1–15.

Jacox A. Theory construction in nursing: An overview. *Nurs Res*. 1974;23:4–13.

King I, Fawcett J. *The Language of Theory and Metatheory*. Indianapolis, IN: Sigma Theta Tau International Honor Society of Nursing; 1997.

*Kuhn TS. The Structure of Scientific Revolutions. 2nd ed. Chicago, IL: University of Chicago; 1970.

*Lakatos I, Musgrave A, eds. Criticism and the Growth of Knowledge. Cambridge, England: Cambridge University Press; 1970.

Meleis AI. *Theoretical Nursing: Development and Progress*. 5th ed. Philadelphia, PA: Lippincott Williams & Wilkins; 2012.

Newman M. *Theory Development in Nursing*. Philadelphia, PA: Davis; 1979.

Newman MA. *Health as Expanding Consciousness*. 2nd ed. New York, NY: National League for Nursing; 1994.

Suppe F. *The Semantic Conception of Theories and Scientific Realism*. Urbana, IL: University of Illinois Press; 1989.

Suppe F, Jacox AK. Philosophy of science and the development of nursing theory. In: Werley HH, Fitzpatrick JJ, eds. *Annual Review of Nursing Research*. 1985;3:241–267.

Wallace WL. *The Logic of Science in Sociology*. Chicago, IL: Aldine-Atherton; 1971.

PART

2

유도전략

DERIVATION STRATEGIES

제 2부에서는 유도전략을 이용하여 개념과 문장, 이론을 개발하는 접근법을 제시하였다. 유도는 새로운 개념이나 문장, 이론의 개발을 용이하게 한다. 개념, 문장, 이론의 유도전략 방법들은 아직 이론이 개발되지 않았거나 이론이 시대에 뒤진 상황에서 매우 적합할 것이다. 유도전략을 위해서 이 책에서는 Elizabeth Maccia와 동료들의 방법론적 연구(Maccia, 1963; Maccia & Maccia, 1963)를 간호상황으로 적용하였다. 유도 방법의 핵심은 개념이나 문장, 이론에 관계없이 관심 현상에 대한 새로운 사고 방식을 위해 유추(analogy)를 사용하는 것이다. 관심 현상은 이미 알고 있는 것이지만, 순식간에 떠오르는 것과 같다. 다음의 각 장에서 제시하는 개념, 문장, 이론유도의 방법은 일률적인 기계적 방법이라 할 수 있다. 이 방법은 한 학문분야의 이론이 어떻게 발달되지 않은 다른 분야의 학문으로 발전될 수 있는지를 보여준다.

개념유도와 같은 유도전략은 항상 목적을 가지고 수행된다. 새롭게 만들어진 개념은 이전에는 인식되지 못했거나 잘 이해되지 못했던 것을 확실하게 해준다. 예를 들어 '사회자본(social capital)'이라는 개념이 처음으로 알려졌을 때는 특정 개인이 소유한 재산이나 자본이 다른 사람과 비교하여 많은 상황으로 이해되었다(Coleman, 1988). 반대로, 사회자본이 부족한 것은 자원과 다르게 사회적으로 건강과 안녕을 저해하는 것과 연결된 개념으로 인식된다. 금융과 경제학 분야에서 모 개념인 자본(capital)이 분명하게 쓰이지만 정식으로 개념유도의 절차를 거치지는 않았다. 따라서 간호문헌에서 개념, 문장, 이론유도의 방법을 찾으려 한다면 많지 않을 것이다. 그럼에도 불구하고 비공식적으로 유도 방법이 많이 사용되고 있는 것이 사실이다.

신중한 개념과 문장, 이론개발은 현상을 기술하거나 설명하기 위한 기본 단계이다. 또한 이것은 적절한 이론을 위한 전제조건이다. 일반적으로 유도의 사용은 이론가가 실무수준에서 관심 분야와 친숙할 때는 유용하지만 실무나 과학적 담론으로 현상을 나타내기 위한 언어의 부족으로도 생각된다. 유도 접근법이 기술하거나 설명하고자 하는 현상에 적절한지를 결정하고자 한다면 제 3장의 '전략 선택' 부분에 제시한 몇 가지 질문들을 고려하는 것이 도움이 될 수 있다. 주요 관심 분야에서 이론개발 수준과 이용할 수 있는 문헌의 종류 및 방향과 같은 문제들을 평가해보면 유도 접근법을 이용하는 것이 적당한지를 결정하는데 도움이 될 것이다.

반면에 이미 유도가 적합한 접근법이라고 결정했다면, 여러분의 목표가 다음 중 어느 것과 같은지 생각해 보기 바란다.

- 더 깊이 연구하고자 하는 현상에 대한 하나 또는 그 이상의 개념들을 가지고 있는지?
- 문장에서 두 개 또는 그 이상의 개념을 연결하기 위한 것인지?
- 현상에 대해 더 통합적이고 이론적인 그림을 구축하기 위한 것인지?

여러분의 목표에 따라 개념유도(제 4장 참조)나 문장유도(제 5장 참조), 이론유도(제 6장 참조)를 시행할 수 있다.

참고문헌
REFERENCES

Coleman JS. Social capital in the creation of human capital. *Am J Sociol*. 1988;94:S95–S120.

Maccia ES. Ways of inquiring. In: Maccia ES, Maccia GS, Jewett RS, eds. *Construction of Educational Theory Models*. Cooperative Research Project No. 1632. Washington, DC: Office of Education, U.S. Department of Health, Education, and Welfare; 1963, pp. 1–13.

Maccia ES, Maccia GS. The way of educational theorizing through models. In: Maccia ES, Maccia GS, Jewett RE, eds. *Construction of Educational Theory Models*. Cooperative Research Project No. 1632. Washington, DC: Office of Education, U.S. Department of Health, Education, and Welfare; 1963, pp. 30–45.

CHAPTER 4

개념유도

Concetp Derivation

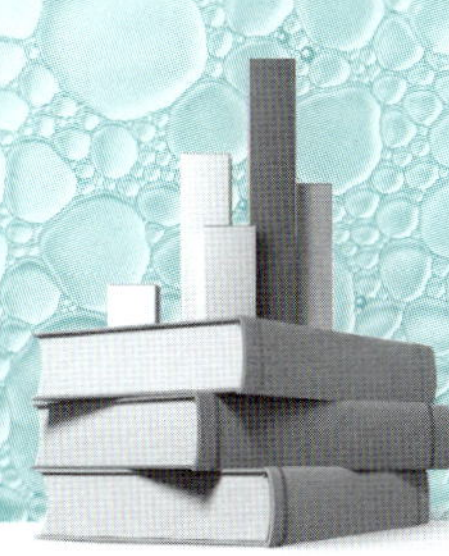

이 장을 읽기 전에

- 연구문제 또는 임상현상에 대한 새로운 아이디어를 표현하는 방법을 찾는 데 관심이 있나요?
- 다른 사람들이 비슷한 생각을 어떻게 표현했는지 알기 위해 자신의 연구분야 외에도 관심이 있나요?

들어가는 말

유추나 은유에 의한 추론은 창조적인 작업을 할 때 가장 좋은 방법이다. 새로운 생각을 표현하기 위해 통찰력과 영감에 의해 타 분야를 탐구하는 것은 흔한 일이다. 본 장에서는 개념유도에 대해 소개하면서 실무, 교육, 연구에서 이론화를 풍부하게 하는 개념유도 방법에 대한 명확한 지침을 제시하고자 한다. 전반적인 유도과정을 이해하기 위해 제 4장, 제 5장, 제 6장을 순서대로 읽기를 권한다.

정의
DEFINITION

개념유도의 기본은 두 학문분야나 탐구분야에서 현상들 간의 유추에서 시작된다. 개념유도는 Maccia(1963)와 Maccia와 Maccia(1963)의 초기연구에서 시작되었다. 새로운 분야의 이론개발에 도움이 되는 유추한 자료나 모 분야(parent field)를 고찰함으로써 새로운 개념을 유도할 수 있다. 모 분야의 개념들을 새로운 분야에 적합하게 재정의함으로써 일련의 새로운 개념들이 만들어진다. 따라서 새롭게 정의된 개념들은 더 이상 모 분야의 의미에 구애되지 않아도 된다. 모 분야는 더 크고 넓은 간호 학문분야나 다른 학문분야가 될 수도 있다.

개념유도는 개념적으로 정의된 하나의 분야와 그렇지 못한 분야 간에 의미 있는 유추를 발견할 수 있을 때 시작된다. 더 정확히 표현하자면, 개념유도는 하나의 개념(Concept 1)이 탐구하는 분야(Field 1)로부터 다른 분야(Field 2)로 이동되는 것이다. 이와 같이 개념이 옮겨가는 과정에서 그 개념(Concept 1)은 연구의 새로운 분야에 적합하도록 새로운 개념(Concept 2)으로 재정의되는 것이 필수적이다. 이 과정을 그림으로 보면 다음과 같다(**그림 4.1**). 이런 식으로 Concept 1은 Concept 2로 유도되지만, Field 1과 Field 2는 같지 않다. Concept 2는 Concept 1에서 유도되었지만, 재정의되어 Concept 1과는 다른 Concept 2로 된다(주: 개념유도전략에서의 개념 재정의는 통상 이론적 수준이며, 연구에서 조작적으로 개념을 정의하는 것과 혼동되지 않아야 한다).

얼핏 보면, 개념유도는 마치 기계적인 과정인 것처럼 보이지만 창조성과 상상력을 필요로 한다. 우선 이론가는 새로운 탐구분야나 영역과 유추할 수 있는 개념을 가지고 있는 모 분야(Field 1)를 선택해야 한다. 두 분야 간의 유추를 찾아내기 위해 처음에는 탐구의 모 분야가 될 수 있는 한 분야의 탐구에 몰두할 시간이 필요할 수도 있다. 일부 사례를 보면 자연과학의 개념들이 사회과학과 행동과학에 적용되어 왔다. 예를 들어 생물학의 '체계(system)',

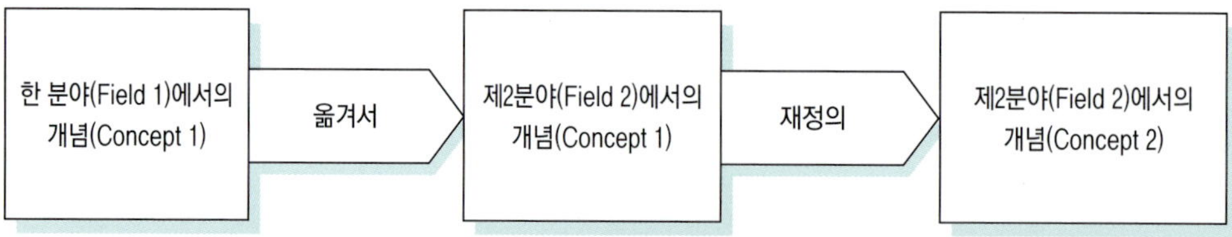
한 분야(Field 1)에서의
개념(Concept 1)
옮겨서
제2분야(Field 2)에서의
개념(Concept 1)
재정의
제2분야(Field 2)에서의
개념(Concept 2)

그림 4.1 개념유도과정

물리학의 '에너지(energy)'와 같은 개념들은 사회과학과 행동과학뿐만 아니라 간호학에도 적용되고 있다. 그러나 어디에서 개념유도를 할 수 있는지, 개념적 시각을 찾을 수 있는지에 대한 규칙은 없다. 단지 이론가들의 통찰력에 따른다.

두 번째, 새로운 연구분야로 개념들을 전환시킬 때 개념들의 의미 있는 재정의를 위해 창조성과 상상력이 요구된다. 재정의란 단순히 그 단어의 일부를 수정하여 정의하는 그 이상의 것이다. 성공적인 개념유도를 위한 재정의 유형은 새로운 분야에 맞게 유도되어야 하고, 그 유도된 개념은 새로운 분야의 현상을 새롭게 볼 수 있게 되어야 한다. 가장 생산적인 개념유도 방법 중 하나는 Field 2에서 현상의 새로운 분류법이나 분류학이 유도될 때이다. 새로운 분류법이나 분류학은 Field 2에서 현상을 분류하는 새로운 어휘를 제공할 뿐만 아니라, 더 중요하게는 Field 2에 새로운 시각을 제공하게 된다. Roy가 유도한 개념들은 간호에서 중요한 분류학이 되었다(Roy & Roberts, 1981, p. 55). Roy는 Helson의 정신물리학 분야에서 초점자극, 연관자극, 잔여자극 개념들을 간호에서 재정의하여 인간의 적응수준과 관련된 요인들의 분류체계를 형성하였다. 이 유도과정은 **그림 4.2**와 같다.

개념유도는 이전에 사용되지 않았던 한 개념을 어떤 다른 현상으로 옮겨서 그대로 적용하는 것이 아니다. 그 개념의 의미는 새로운 현상에 맞게 개발되고 변화되어야 한다. 예를 들어, '역할변화'라는 개념이 이전에는 입원환자에서 외래환자로 바뀌게 되는 데 적용되지 않았다고 가정하자. 더 나아가 역할변화 개념의 의미를 바꾸지 않고 그대로 환자상태에 적용될 수 있다고 생각해보자. 역할변화 개념을 환자상태로 전환시키는 것이 과학적으로 흥미로울 수는 있으나, 역할변화가 이미 관련성이나 의미를 가지고 있는 새로운 현상에 단순히 연결되

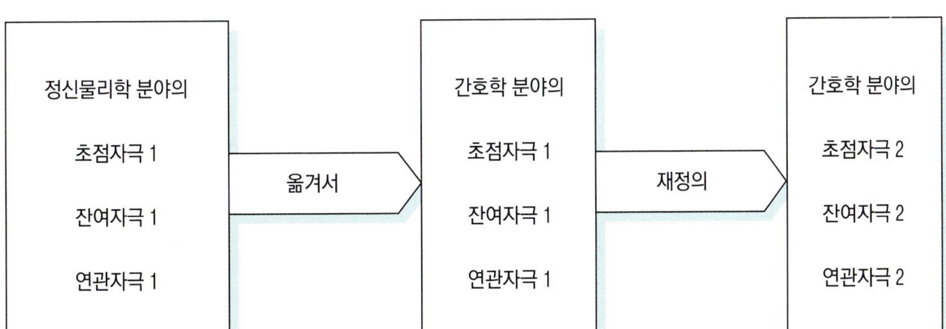

그림 4.2 Helson의 개념에서 유도한 Roy의 개념

었을 뿐이므로 진정한 의미의 개념유도가 아니다. 따라서 역할변화는 하나의 유추와 은유로 사용된 것이 아니라, 오히려 그 의미는 그대로 남아 있는 것이다.

목적과 활용

PURPOSE AND USES

개념유도의 목적은 어떤 현상을 관찰하고 사고하는 새로운 방식을 만들기 위함이다. 이는 두 가지 현상, 즉 이미 정의되고 알려진 현상과 아직 정의되지 않고 탐구되지 않은 현상 사이를 유추하거나 은유적인 관련성에 의존함으로써 연구분야에 새로운 어휘를 제공한다. 또 다른 분야(Field 2)에 대한 이해와 논의의 방법을 모 분야(Field 2)에 의존함으로써, 개념개발 과정이 자료들과 관찰 분석에 의존하는 개념합성과 같은 개념개발 방법에 비하여 훨씬 가속화될 수 있다.

개념유도가 특히 유용하게 되는 상황은 다음과 같다.

1. 아직 개념개발이 되지 않은 잠정적인 영역이나 분야
2. 기존 개념이 관심 현상에 대한 연구나 실무에서 실용적 또는 이론적 측면에 거의 기여하지 못할 때, 다시 말하면 분야의 개념이 고착되어 있어서 새로운 관점이 필요할 때

첫 번째 상황은 간호사들이 흔히 기존에 개념적 작업이 거의 되어있지 않아서 새로운 상황에 직면하는 경우가 많다는 것이다. 예를 들어, 손자와 증손자 외에 살아있는 친척이 없는 100세의 환자를 간호할 때, 부모-자녀 관계에 관한 기존의 개념을 한 세대가 빠진 가족관계의 이해에 단순히 적용할 수는 없다. 이러한 상황에서 개념유도는 좋은 방법이 될 수 있다. 또 다른 예로, Braucer(2001)는 류마티스관절염이 있는 사람들의 기능과 관련된 개념개발에서 개념유도를 사용하여 발표했다.

두 번째 상황은 기존 개념이 단순히 시대에 뒤떨어졌기 때문에 이것을 대체하기 위해 한 분야에서 현상을 분류할 더 혁신적인 방법이 필요한 것이다. 예를 들어, 과거에 간호실무를 내과간호, 외과간호, 모성간호, 아동간호, 정신간호로 분류하던 전통적인 개념이 최근에는 별로 적합하지 않으며, 그보다는 발달적 · 환경적 · 심리적 요인들이 신체와 어떻게 상호작용하여 사람들의 건강과 질병이 일생동안 발생되는지를 더 많이 아는 것이 유용하다. 따라서 간호의 특성을 분류할 수 있는 새로운 관점과 그 영역의 지식들이 필요하다. 개념유도는 좀

더 적절한 분류체계 구성에 도움이 될 수 있다.

개념유도의 절차

PROCEDURES FOR CONCEPT DERIVATION

개념유도의 전략은 네 개의 단계로 되어 있다. 실제로 모든 단계를 동시에 진행할 수 있으나, 조금 더 이해를 돕기 위해 논리적인 순서로 제시한 것이다. 더 나아가, 이 전략을 사용하는 사람들은 진행할 때 자신의 작업을 조금 더 빠르고 명확하게 하기 위해 전 단계로 다시 돌아가야 될 필요가 있음을 알게 될 것이다. 특히, 사용자가 관심 분야의 주제에 익숙해지는 인식단계에서 심도 깊은 작업으로 옮겨갈 때 생기기 쉽다. 독자들이 오해하지 않도록 이러한 점들이 강조되어야 한다. 개념유도는 효율적인 개념개발전략이지만, 모두 다 빠르고 기계적인 과정은 아니다.

1. 개념개발자는 자신의 관심 주제와 관련된 기존의 문헌에 철저히 익숙해져야 할 필요가 있다. 이는 단순히 그 문헌을 읽는 것뿐만 아니라 거기에서 발견된 기존 개념개발의 유용성과 수준을 평가할 수 있어야 한다는 뜻이다. 만약 관심 주제의 문헌이나 관련된 개념이 부족하거나 또는 현재 있는 개념이 더 이상 그 주제에 대한 이해를 돕지 못한다면, 이때 개념유도는 하나의 이론개발전략으로 필요할 수 있다.
2. 흥미있는 주제를 새롭게 고찰할 수 있는 다른 분야를 검토한다. 관련 분야와 상이한 분야에 이르기까지 광범위한 문헌고찰이 필요하다. 그러나 어느 분야에서 가장 많은 유추의 가능성이 발견될 수 있을지에 대하여 미리 알 수 없기 때문에 넓게 생각하고 시작하는 것이 바람직하다. 실제적으로, 유추는 종종 기대하지 않은 때나 장소에서 생각나거나 분명해지기 때문에 이 단계를 서두르지 않는 것이 중요하다. 어느 정도 창조적인 통찰력이 따르기 때문에 여유롭고 인내심 있는 태도를 유지하고 성급한 결론을 내리려고 하지 않아야 잘 될 수 있다.
3. 또 다른 분야에서 개념의 유도과정에 쓸 수 있는 모 개념이나 일련의 개념들을 선택한다. 모 분야 개념들은 흥미 있는 주제에 대한 새롭고 통찰력 있는 견해를 제공해야 한다. 예를 들어 스트레스 상태에 놓여있는 병원 직원들의 일관성 없는 언행에 혼란스럽다고 가정해보자. 모 분야를 찾기 위해 잠수설계(submarine design) 분야로 생각

을 돌리면, 이는 구획화(compartmentalizing) 현상으로 유추할 수 있는 것으로 보인다. 모 분야의 선택은 아마도 섬광처럼 나타나거나 새로운 분야와 모 분야 사이의 신중한 맞춤과정을 거치는 동안 결정될 수도 있다(Lenz, Suppe, Gift, Pugh, & Milligan, 1995).

4. 마지막으로, 모 분야의 개념들을 관심 있는 주제의 용어로 재정의한다. 3단계에서 언급한 병원 직원들의 일관성 없는 언행들을 '잠수증후군(submarine syndrome)'으로 개념화하였다. 스트레스를 경험하는 직원들은 다른 기능이 방해되지 않기 위해 스트레스 분야를 단절시킨다. 나아가 일련의 개념들이 관심 주제의 용어로 재정의된다면, 이것들은 흥미 있는 주제를 구성하기 위한 예비적인 분류법을 제공할 수 있다. 일단 전제가 되는 일련의 정의가 만들어지면 관심 있는 주제에 친숙한 동료와 함께 이 내용을 검토한다. 어떤 건설적인 비평이 있으면, 잠시 힘들기는 하겠지만, 이후 초기 작업을 재정의하는 데는 매우 도움이 된다. 이 시점에서는 스스로를 격려해야 한다.

개념유도과정에 대해 잘 알려진 예는 부모-자녀 관계에서 부모의 사고 단계에 대한 Sameroff의 연구이다(Sameroff, 1980, pp. 348-352). 아동발달의 전문가인 Sameroff는 인간발달과 가족관계에 대한 연구를 시작하였으며, 부모의 아동양육행동 차이와 부모의 사고과정을 이해할 수 있는 새로운 방법을 찾았다. 부모의 사고 이해와 관련된 기존의 개념들, 즉 부모의 태도와 기대, 사회적 규범에 대해 검토하였다. 이러한 개념들은 부모의 사고를 이해하기에는 제한된 견해이기 때문에 새로운 견해가 필요하였다. Sameroff는 "발달을 이해하기 위하여 부모들이 활용하는 추상성의 수준"에 흥미를 가졌다(p. 349). 또한 아동의 인지발달 단계를 자세히 설명하고 있는 프랑스 심리학자 Piaget(1963)의 획기적인 연구로 눈을 돌려 아동 인지발달 단계를 기반으로 하여 아동의 인지발달과 부모의 사고 간의 유추를 다음과 같이 확인하였다.

> 아동의 인지발달에 관한 연구에서, 영아는 성인과 같은 논리적인 사고를 하기 전에 많은 단계들을 거쳐야 한다. 이와 유사하게 부모도 아동과의 관계에 대한 사고에서 여러 단계들을 거치기도 한다(p. 349).

Piaget의 인지발달 네 단계인 감각운동기, 전조작기, 구체적 조작기, 형식적 조작기를 사용하여 Sameroff는 부모의 사고에 대한 네 단계의 유추를 제시했다. 요약하면, Piaget의 감가운동기에 대한 고전 연구에서 언어발달의 시작은 인지기 감각과 조작에 근거하여 배운 활동과 연결되는 인지 단계와 관계가 있다. 다음 단계인 전조작기 단계를 거치면서는 전 단계인 인지과정에서의 활동과 더불어 상상과 상징을 사용하지만, 대상을 한 가지 방법, 즉 크기를 분류하는 것으로 이해한다. 구체적 조작기에 들어서면, 아동은 크기에 의해 대상을 연속적으로 그룹화하는 분류와 서열화를 논리적 조작이나 규칙과 같은 용어로써 생각할 수 있게 된다. Piaget의 최종 단계인 형식적 조작기에는 아동의 논리적 조작이 구체적 현실모습을 넘어서 추상적인 가능성들이 제안되고 평가되는 단계로 옮겨간다(Biehler, 1971; Mussen, Conger & Kagan, 1980; Piaget, 1963).

Sameroff는 부모의 사고에 대해서도 아동의 인지발달과 유사한 네 단계, 즉 공생기(symbiotic), 유목기(categorical), 보상기(compensatory), 견해기(perspectivistic)로 제시하였다(그림 4.3). 공생기에 아기에게 반응하는 부모는 "지금 바로 여기, 이 순간, 현재"에 의해 행동한다. 부모는 자신의 행동을 영유아의 반응과 분리하지 못한다. 유목기에 부모는 자신을 아이로부터 분리해서 생각한다. 즉, 아이가 고집이 세다는 것은 아이의 성격이나 기질에서 유래한다고 본다. 보상기에 아동을 바라보는 부모는 아동의 행동을 나이와 관련지어서 본다. 예를 들어 아이가 유아기에 있기 때문에 고집이 세다고 보는 것이다. 견해기에 부모는 아이의 행동이 "특수한 환경에서의 개인적 경험에서 일어나며, 만약 그러한 경험이 서로 다르다

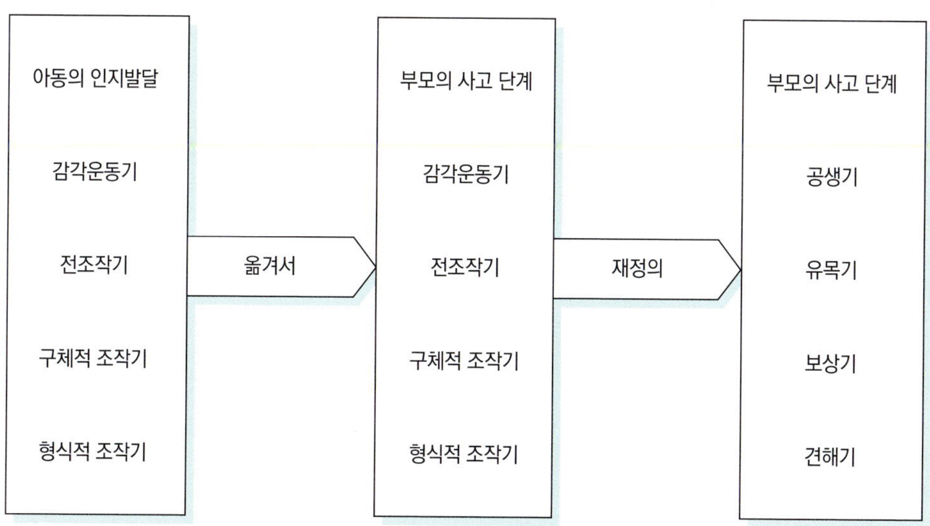

그림 4.3 Piaget에서 유도한 Sameroff의 개념들

면, 아이의 특성이 다를 것이다."라고 생각한다(Sameroff, 1980). 흥미롭게도, Sameroff는 대부분의 부모들이 유목기에 머물러 있음을 발견했다.

Sameroff의 개념유도과정을 보면, 아동발달분야에 대한 그의 전문적 견해에 의해 처음 두 단계는 쉽게 완성하였다. 그는 문헌을 고찰하고 그 분야에서 기존 개념들의 유용성을 평가하였다. 또한 이러한 전문적 견해는 Sameroff가 부모의 사고 단계에 대한 개념도출에 필요한 새로운 시각을 쉽게 이용할 수 있게 하고, 가장 확실한 것으로 Piaget의 연구를 선택하도록 하였다. Sameroff는 부모의 사고 단계를 Piaget의 발달 단계와 유추하여 생각하고 구체화하기 시작했다. 개념유도의 마지막 단계에서 Sameroff는 Piaget의 개념을 바꾸어서 부모의 사고와 연결지어 개념들을 재정의했다. 또한 Sameroff는 부모의 사고 단계를 새로운 용어로 만들어내어 부모됨의 현상에 더 잘 맞는 새로운 기틀을 창안했다.

간호에서의 개념유도

APPLICATION OF CONCEPT DERIVATION TO NURSING

간호에서 개념유도의 예는 "노인들의 노쇠(failure to thrive, FTT)"에 대한 개념을 유도한 Braun과 Wykle, Cowling(1988)의 연구에서 볼 수 있다. 그들은 시설에 거주하고 있는 노인들의 체중감소 현상에 주목하면서, "노인들의 FTT는 (이미 잘 알려져 있는) 아동의 FTT(성장장애 증후군) 현상과 같다"고 제안했다(p. 809). 노인들의 FTT 개념을 발전시키기 위해, 아동의 문제와 노인병의 증상과 원인 간의 유사성과 차이점을 확인하기 위한 자세한 문헌고찰을 하였다. 아동의 FTT는 "다양한 원인들에 의해 나타날 수 있는 큰 개념"으로서 체중감소와 발달적 문제, 우울 증상들이 나타난다(p. 811). 노인들에서는 이 개념이 아마도 다양한 신체적 · 심리적 또는 복합된 원인들에 기인하여 체중감소, 신체적 활동 저하와 인지 감퇴, 절망감과 같은 우울 증상으로 나타난다(p. 812).

Braun 등(1988)은 어린이와 노인의 발달 단계에서 공통적으로 나타나는 체중감소의 유사성에 착안하여 유도하였다. 확인된 현상들이 동일하지는 않지만, 모 분야(아동)는 노인들의 FTT 개념개발의 구조로 사용되었다. 그러나 노인들에서 그 개념은 체중과 기능의 감소과정을 표현하는 반면, 아동에서는 성장이나 발달지연과 연관되어 있어 그 개념이 다르다.

Lillekroken(2014)이 사회학 분야의 Slow Movement 아이디어에서 '슬로우 널싱(slow nursing)'을 유도한 것도 또 다른 예이다. Lillekroken은 "Slow movement는 시간과 공간에

대한 어떤 문제를 제기하여 양(quantity)보다는 질(quality)을 중시하는 생활방식을 추진한다."(p. 42)라고 제안하였다. 빠르게 진행되는 환경에서 의도적으로 느리게 되는 것이 Slow movement의 기본 아이디어이다. Lillekroken은 유도에서 새로운 개념을 다음과 같이 정의한다. "슬로우 널싱(slow nursing)은 간호의 세계에서 언제, 왜, 어떻게 되어야 하는지를 알기 위해 이론적 · 실제적인 지식과 헌신, 창의성, 직관을 이용해서 환자의 요구와 자원에 주의를 기울이고 이를 반영함으로써 환자를 사람으로서 존중하고 질을 강조하는 데 초점을 두는 관점이다."(p. 43).

개념유도를 간호에 적용하는 데 몇 가지 기억해야 할 일이 있다. 첫 번째, 간호사들의 관심이 다른 건강 관련 전문직들과 중복되므로, 개념유도의 첫 단계에서 간호 관련 문헌에만 국한시켜서는 안 된다. 의학, 교육학, 발달학, 사회복지분야의 문헌은 비록 많은 수는 아닐지라도 관심 분야의 개념개발에 대한 감각을 증진시키는 데 도움이 될 수 있을 것이다. 이러한 관련 분야의 개념들이 적절하다고 생각되면 더 이상 진행할 필요가 없다. 그 다음 광범위한 문헌고찰 결과, 관련 분야 문헌들이 관심 분야의 주제로 충분하지 않거나 개념적 연구가 제한되어 있다면 간호에서의 개념유도가 다른 관련 분야에도 도움이 될 것이다.

두 번째, 앞에서 언급했던 것처럼 간호현상의 유추나 은유를 찾는 데 있어 특별한 규칙은 없나. 물리학, 농불학, 화학과 같은 자연과학과 행동과학뿐만 아니라 법학, 공학, 교육학 같은 응용과학분야도 검토할 수 있다. 다른 분야의 전문가들뿐만 아니라, 간호 동료들과 토론하는 것도 개념유도에 유용한 모 분야를 찾는 데 도움이 될 수도 있다.

세 번째, 간호현상을 위한 개념을 유도해 낼 수 있는 의미 있는 개념들을 선택하는 데 조급해해서는 안 된다. 흔히 두 연구분야가 맞는지 확인하기 위해 동화되거나 심사숙고하는 시간이 필요하다. 일반적으로 이러한 유형의 통찰력은 진진이 없는 좌절의 시간을 서서 보내면서 하나의 섬광처럼 찾아온다.

네 번째, 개념유도의 마지막 단계인 관심 분야의 현상을 나타내는 용어로 개념을 재정의하는 단계에서는 많은 노력이 필요하다. 개념을 재정의하는 일은 마지막에 만족스러운 결과가 얻어질 때까지 여러 번 다시 생각하고 검토해야 할 필요도 있다. 때로는 연구를 잠시 제쳐두고 쉬는 것이 새롭고 창조적인 시각에 도움이 될 수 있다. 너무 성급하게 누군가의 연구를 비평적으로 평가하는 것은 창조성을 방해한다. 그리고 자신의 연구를 미성숙한 상태에서 혹평하는 것도 창조성을 억제할 수 있다. 이론가는 인내심을 가지고 오직 끈기 있게 작업해야 한다.

표 4.1 개념유도를 사용한 연구 사례들

저자	개념유도의 적용
Lenz 등 (1995)	통증(pain)의 개념이 주관적 감각으로서의 호흡곤란(dyspnea)으로 '재정의'됨(p. 6)
Brauer (2001)	전체적 기능(holistic patterns of function)이 류마티스관절염 환자를 위해 유도됨
Manojlovich & Sidani (2008)	용량(dose)의 다학제적 개념이 순도(purity), 용량(amount), 빈도(frequency), 기간(duration)의 속성을 가진 간호용량(nursing dose)의 개념을 유도하기 위해 사용됨
Covell (2008)	경영학(business)의 개념이 간호 인적자본(nursing human capital)과 간호 구조자본(nursing structural capital)의 개념을 유도하는 데 사용됨
Lilekroken (2014)	Slow movement 개념이 슬로우 널싱(slow nursing) 개념으로 유도하기 위해 사용됨

간호문헌에서 개념유도가 보고된 사례들은 **표 4.1**과 같다. 이 중 한 사례를 보면, 간호용량(nurse dose)이라는 개념은 "중재로서의 간호(nursing care as an intervention)"를 더 잘 이해하기 위하여 다학제간에 사용되는 용량(dose)에서 간호용량(nursing dose)이 개념으로 유도되었다(Manojlovich & Sidani, 2008, p. 310). **표 4.1**에서 예를 보면, Covell은 경영학의 개념에서 간호의 지적자본(nursing intellectual capital)을 유도하였고 거기에서 간호 인적자본(nursing human capital)과 간호 구조자본(nursing structural capital) 개념이 유도되었다(Covell, 2008).

장점과 제한점

ADVANTAGES AND LIMITATIONS

개념유도의 제일 큰 장점은 이론가가 아무것도 없는 상태에서 처음부터 시작하지 않아도 된다는 점이다. 또한 다른 분야의 개념들을 사용함으로써 창조적 과정을 빠르게 진행시킬 수 있다. 실제로 Maccia(1963)는 개념유도가 이론을 개발하기 위한 기초가 된다고 했다.

이론개발의 전략으로서의 개념유도에는 두 가지 제한점이 있다. 첫 번째, 유도된 개념들이 유용한 명사를 제공한다고 하더라도 개념 자체만으로는 학문적 유용성에 한계가 있다. 개념은 그 자체로서 어떤 현상에 대해 설명, 예측, 통제를 하는 기능이 없다(제 3장 참조). 관계문장이나 이론이 되어야만 이러한 가능성을 가지게 된다. 그러나 개념개발은 문장과 이론 개발의 기본 단계가 된다. 개념들은 어떤 현상의 단면을 명명해 주지만, 학문과 실무의 더 큰 목적을 실현시키기 위해 더 많이 개발되어야 할 필요가 있다.

두 번째, 모 분야(Field 1)의 개념(Concept 1)이 그 분야에서는 유용하다고 하더라도, 유도된 개념(Concept 2)이 자동적으로 유도된 분야에서도 유용한 것은 아니다. 불행하게도 잘 유도되었다는 것이 성공을 보장하지는 않는다. 그래서 유도된 개념의 학문적 유용성은 실무와 연구에서 검증되기 전에는 알 수 없다(제 13장 참조). 새로운 생각의 학문적 유용성에 대한 불확실성은 개념유도에만 제한되는 것이 아니다. 어떤 새로운 아이디어를 제시하는 데는 그만한 위험이 있으며, 아이디어가 검증될 때까지 그 가치는 알 수 없다.

개념유도의 활용

UTILIZING THE RESULTS OF CONCEPT DERIVATION

개념유도의 전략을 통해 개발된 개념들은 적어도 두 가지 측면에서 연구와 이론개발에 사용될 수 있다. (1) 유도된 개념들은 간호진단 개발과 같은 임상에 사용될 수 있는 개념을 제공하며, (2) 미래의 연구 이론개발과 임상실무를 위한 간호현상의 예비적 분류체계를 제공한다. 이와 같은 활동을 통해 유도된 개념들이 새로운 분야에 실증적 타당성을 가지고 있는지를 판단하는 것이 중요하다.

유도과정을 통해 개발된 진단적 개념의 타당성을 검증하기 위해서는 간호진단의 방법론적 문헌(Gordon & Sweeney, 1979)과 제 13장의 '개념검증(concept testing)'을 참고하면 된다. 유도된 개념은 연구와 이론개발에서 그 분야 연구의 목적과 관련 연구들의 결과와 종합하여 관심 현상을 기술하는 데 유용성이 있는지를 재평가해야 한다. 유도된 개념은 도구개발의 기반이 되어 체계적인 측정이 필요한 새로운 현상을 기술하는 데 사용될 수도 있다[Waltz, Strickland & Lenz(2005)의 '간호개념 조작화' 참조].

뿐만 아니라 개념유도는 교육 분야에서도 발견적 교수-학습과정(teaching-learning process)으로 사용될 수 있다. 학생들에게 친숙하지 않은 개념을 소개할 때, 유추는 개념 이해를 쉽게할 수 있다. 이러한 개념유도의 적용은 학생들이 유용한 유추를 찾아내고 이해할 수 있어야 한다.

요약
SUMMARY

개념유도전략은 어떤 한 분야의 개념에서 다른 분야로 전환시키기 위해 유추나 은유를 사용한다. 개념을 유도할 수 있는 분야를 선택하는 데는 엄격한 규칙이 없다. 개념유도는 이미 개발된 개념이 없거나 관심 주제에 대한 기존 개념들이 미흡할 때 사용한다. 개념유도의 단계는 주제에 관한 기존 문헌에 익숙해지고 비평하기, 개념적 시각에서 다른 분야 찾아보기, 새로운 개념유도에 좋은 일련의 개념들 선택하기, 모 분야로부터 유추나 은유를 이용한 새로운 개념의 일반화를 포함한다. 개념유도의 전략은 개념개발과정을 가속시킬 수 있으나, 새로 얻어진 이론의 수준이나 유도된 개념의 궁극적인 유용성에 대한 불확실성 때문에 제한점이 있다.

연습문제
PRACTICE EXERCISE

다음 연습을 통하여 개념유도과정 단계를 경험할 수 있다. 각 단계를 철저하게 해보는 것이 어려우므로, 앞의 단계는 이미 준비했다고 가정하고 시작한다.

먼저, 일차의료현장에서 환자와 간호사의 의사소통을 이해하는 새로운 방법에 관심을 가지고 시작하자. 이에 관한 문헌을 광범위하게 고찰한 결과, 환자와 간호사의 의사소통과 관련된 새로운 개념이 부족함을 확인했다고 가정하자. 행동과학분야의 문헌을 검토했으나 관계있는 문헌을 거의 찾지 못했고, 우연히 지리학자에게 사회기능에 대해 듣게 되어 지리학자와 지도의 사용과 설계의 기본적인 개념들을 논의한다. 이 대화과정에서 여러분은 지도의 개념과 일차의료현장에서의 환자와 간호사의 의사소통에 대한 생각 간의 유추를 발견하여, 환자를 '여행자'로, 간호사를 '목적지'를 알려주는 '여행정보'의 자원으로 생각하게 된다.

연습을 하기 위해 여러분이 살고 있는 도시의 지도를 준비한다. 그 지도가 여행자에게 주는 정보의 종류를 나열하고, 여러분이 한 도시에서 다른 도시로 여행할 때 지도를 어떻게 사용하는지 목록을 만들어 본다. 실제로 여행할 때 지도의 어떤 내용이 어떻게 영향을 주었는지와 다른 이유들을 목록화해서 이 목록들을 철저히 검토한다. 그리고 여행자가 목적지에 도착하기 위해 지도를 어떻게 사용하였는지 이 목록에서 중요한 것을 선택한다.

이제 일차의료현장에서 환자와 간호사의 상황으로 바꾸어 생각해 본다. 지도를 사용하는 여행자들의 주된 아이디어(즉, 개념들)를 옮겨서 일차의료현장의 환자-간호사 의사소통을 생각하기 위해 적용한다. 일차의료현장에서 환자-간호사 의사소통의 용어로 개념들을 설명하는 정의들을 간단히 메모한다. 메모한 정의나 개념이 이해가 되는 것인지에 대해서는 걱정하지 말고 잠시 동안 한쪽으로 제쳐두고, 다시 주요 개념과 정의들을 검토하여 혼란스러운 단어나 생각을 명확히 한다. 이제 건설적인 비평을 해주는 동료들과 여러분이 메모한 생각들을 면밀히 검토하여 동료들의 반응을 통해 개념과 정의를 다시 정리한다.

유도해야 하는 정확한 개념이나 정의가 하나만 있는 것이 아님을 기억한다. 만일 이와 똑같은 연습을 동시에 하고 있는 동료가 있다면, 그 사람의 개념과 정의는 아마도 여러분의 결

표 4.2 유도된 개념의 두 가지 사례

모 분야: 여행자를 위한 지도의 정보기능	새 관심 분야: 일차의료현장에서 간호사의 정보기능
예 1. 모 개념	**예 1. 유도된 개념**
1. 방향	1. 상황판단
2. 관심장소	2. 이용 가능한 시설
3. 우회경로	3. 진단과 치료를 위한 대안
4. 추정거리	4. 치료기간
5. 지리학적 참고지점	5. 경과를 알기 위한 참고지점
6. 목적지	6. 치료의 목적
예 2. 모 개념과 특성 정의	**예 2. 유도된 개념과 특성 정의**
1. 사업여행-구체적인 목적을 위한 여행	1. 초점 간호-구체적인 문제를 위한 간호
1.1 효율적인 여행 속도	1.1 현재 문제에 대한 신속한 관심
1.2 주요통로로 직접 가는 길	1.2 현재 문제에 대한 초점 관심
1.3 경로 접근점에 대한 구체적인 정보	1.3 치료장소와 시간에 대한 구체적인 정보
1.4 믿을만한 숙박시설	1.4 믿을만한 인력과 시설
1.5 구체적인 여행 목적에 맞는 시간의 틀	1.5 현재 문제의 간호에 걸리는 시간
2. 휴가 여행-여가와 성장을 위한 여행	2. 활력회복을 위한 간호-건강증진을 위한 간호
2.1 여유 있는 여행길	2.1 환자의 근심과 문제에 대한 세심한 고려
2.2 경치가 좋은 길	2.2 전반적인 건강상태에 대한 관심
2.3 가능한 짧은 방문을 위한 대안적인 접근점	2.3 건강증진 대안에 대한 정보
2.4 만족스러운 숙박시설	2.4 확실하고 인간적인 간호
2.5 원하는 대로 할 수 있는 융통성 있는 시간할애	2.5 건강증진 필요성과 바람에 따른 시간의 유연성

과와 무언가 다를 것이다. 비교를 목적으로 연습 삼아 유도한 개념의 두 가지 예와 유도된 개념의 정의된 특성이 **표 4.2**에 제시되어 있다. 여러분이 유도한 개념과 정의가 이 책에서 제시하는 것보다 더 흥미로울 수 있다는 것을 알게 될 것이다.

참고문헌

REFERENCES

Biehler RF. *Psychology Applied to Teaching*. Boston, MA: Houghton Mifflin; 1971.

Brauer DJ. Common patterns of person–environment interaction in persons with rheumatoid arthritis. *West J Nurs Res*. 2001;23:414–430.

Braun JV, Wykle MH, Cowling WR. Failure to thrive in older persons. *Gerontologist*. 1988;28:809–812.

Covell CL. The middle–range theory of nursing intellectual capital. *J Adv Nurs*. 2008;63:94–103.

Gordon M, Sweeney MA. Methodological problems and issues in identifying and standardizing nursing diagnoses. *Adv Nurs Sci*. 1979;2(1):1–15.

Lenz ER, Suppe F, Gift AG, Pugh LC, Milligan RA. Collaborative development of middle–range nursing theories: Toward a theory of unpleasant symptoms. *Adv Nurs Sci*. 1995;17(3):1–13.

Lillekroken D. Slow nursing–The concept inventing process. *Int J Hum Caring*.2014;18(4):40–44

Maccia ES. Ways of inquiring. In: Maccia ES, Maccia GS, Jewett RS, eds. *Construction of Educational Theory Models*. Washington, DC: Office of Education, US Dept of Health, Education, and Welfare, *Cooperative Research Project No*. 1632; 1963:1–13.

Maccia ES, Maccia GS. The way of educational theorizing through models. In: Maccia ES, Maccia GS, Jewett RE, eds. *Construction of Educational Theory Models*. Washington, DC: Office of Education, US Dept of Health, Education, and Welfare, Cooperative Research Project No. 1632; 1963;30–45.

Manojlovich M, Sidani S. Nurse dose: Whats in a concept? *Res Nurs Health*. 2008;31:310–319.

Mussen PH, Conger JJ, Kagan J. *Essentials of Child Development and Personality*. Philadelphia, PA: Harper & Row; 1980.

Piaget J. *Psychology of Intelligence*. Paterson, NJ: Littlefield, Adams & Co; 1963.

Roy C, Roberts SL. *Theory Construction in Nursing: An Adaptation Model*. Englewood Cliffs, NJ: Prentice Hall; 1981.

Sameroff AJ. Issues in early reproductive and caretaking risk: Review and current status. In: Sawin DB, Hawkins RCB, Walker LO, Penticuff JH, eds. *Exceptional Infant*. Vol. 4. Psychosocial Risks in Infant–Environment Transactions. New York, NY: Brunner/Mazel; 1980;343–359.

Waltz CF, Strickland OL, Lenz ER. *Measurement in Nursing Research*. 3rd ed. New York: Springer: Davis; 2005.

CHAPTER

5

문장유도

Statement Derivation

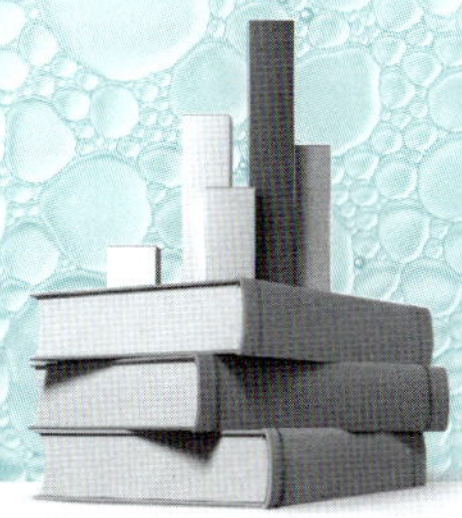

이 장을 읽기 전에

- 연구문제 또는 임상현장에 대한 새로운 아이디어와 연결하는 방법을 찾고 있나요?
- 당신에게 영감을 줄 수 있는 아이디어를 사람들이 어떻게 가지고 있는지 알기 위해 직접적인 관심 영역 밖에 대해 알고 싶나요?
- 특히, 관심 현상에 대한 문장을 개발하는데 관심이 있나요?

들어가는 말

위의 세 가지 질문 중 하나라도 "예"에 해당한다면, 문장유도가 적합한 전략일 수 있다. 문장유도는 한 분야에서의 모 문장과 새로운 탐구분야에서의 문장 간의 유추를 기반으로 하는 것이다. 두 가지 문장의 유사한 성질은 방법론적 탐구 과정에서 "아하!"하는 통찰로 파악될 수 있다. 개념유도와 마찬가지로 문장유도는 이론유도라는 더 큰 작업의 기초가 되며, 더 자주 사용되는 전략이다. 문장유도전략을 잘 파악하면 이론을 유도하려고 하거나 문장구성과정을 더 분명하게 이해하고자 할 때 유용할 것이다. 전반적인 유도과정을 파악하기 위해 제 4장, 제 5장, 제 6장을 동시에 계속해서 읽어보기를 권한다. **주의사항:** 이론가는 단순히 문장 개발을 의미할 때 종종 문장유도라는 용어를 사용하기도 한다. 이 책에서는 유추를 사용하여 개발된 문장에 대해 문장유도 용어를 제시한다.

정의
DEFINITION

문장유도는 탐구의 두 가지 분야 간에 기본적인 유추를 이용하여 현상에 대한 일련의 문장을 개발하기 위한 전략이다. 문장유도를 할 수 있는 문장은 둘 이상의 개념 간의 가정된 관계에서 서술문장(declarative sentence)의 형태가 된다. 그 관계는 도식으로도 표현될 수 있다.

문장유도를 이해하려면, Maccia와 Maccia(1963)의 초기 작업인 모델을 통한 교육적 이론화를 참고하면 된다. 하나의 관심 분야(Field 1)에 있는 한 문장(Statement 1)이 제2분야(Field 2)를 위한 제2문장(Statement 2)의 내용이나 구조를 유도하기 위해 사용된다. 따라서 새로운 문장(또는 일련의 새로운 문장들)은 기존의 문장(또는 일련의 문장들)의 구조나 내용적 특징을 부분적으로 가지고 있다. 비슷한 구조나 용어에도 불구하고, 새로운 또는 기존의 두 개의 문장은 각각 개별적인 관심 분야에 적용되므로 서로 구별된다(**그림 5.1**).

서로 다른 두 분야의 현상 간의 유추(또는 유사성)를 확인하는 것이 문장유도의 기본이다. 유추의 형식은 내용 또는 구조 중 하나가 될 수 있다.

- 내용 유추에서, 유추는 두 분야의 내용이나 개념이 유추된 것이다. 예를 들어, 정신건강 문해력(mental health literacy)의 개념은 최근 임신-체중-증가 건강 문해력의 개념을 제안하는 모델로서 제시되었다(Champlin, Walker & Mackert, 2016).
- 형식 유추에서, 유추는 문장 내에서 개념들이 함께 연결된 논리적 구조가 유사한 것이다. 모 문장은 제2분야의 문장에서 관련 개념의 구조를 유추하는 데 사용된다. 다음 가상의 문장을 생각해보자: 중요(결정) 임계치에 도달하면, 학습자에 대한 추가 코칭은 성과 감소로 이어진다. 구조적으로 이 문장은 다음과 같이 이해될 수 있다: __________에 도달하면, 추가 __________은 __________ 감소로 이어진다.

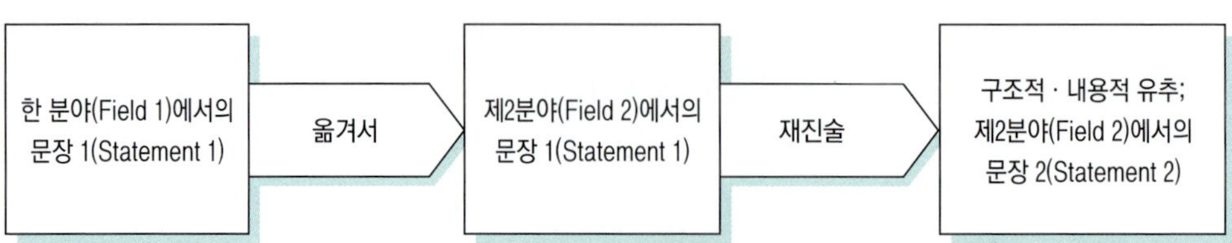

그림 5.1 문장유도과정

표면적으로는 관심 있는 두 분야가 반드시 비슷할 필요는 없으나, 두 분야의 현상 간에는 반드시 유추된 차원이 존재해야 한다. 예를 들어, 다음의 문장이 물리학에서 참(眞)으로 받아들여진다고 가정해보자.

서로 가까이 움직이는 어떤 두 물체는 서로를 끌어당길 뿐만 아니라, 서로를 밀어내는 힘이 있다.

위의 문장에서 유추하여, 우리는 다음과 같이 이론화할 수 있다.

신체적으로 서로 밀접하게 접촉하고 있는 두 사람은 서로를 끌어당길 뿐만 아니라, 서로를 밀어내는 힘이 있다.

두 분야의 현상은 매우 다르지만, 위의 두 문장은 구조나 내용적인 면에서 서로 유사성을 가진다.

문장의 내용과 구조를 유도하는 과정은 문장유도를 이해하는 데 중요하다. 기존의 자료나 모 문장으로부터 새 문장의 내용과 구조를 유도하는 것은 두 개의 논리적으로 분리된 유도를 포함한다. 이론가들이 문장의 내용과 구조 측면을 동시에 유도할 수 있지만, 본 장에서는 각각의 측면을 보다 분명하게 보여주기 위해 구조와 내용을 분리시켜 설명할 것이다.

새로운 문장의 내용에 대한 유도는 개념유도와 비슷한 절차를 거친다(제 4장 참조). 이론가는 새로운 문장에 포함되는 용어 또는 개념을 구체화하고, 그 분야에서 용어나 개념의 정의도 구체화한다. 새로운 문장의 구조에 대한 유도는 새롭게 유도된 개념이나 용어 간의 연결 유형을 구체화하는 것을 의미한다. 그 연결은 일방향적 인과관계나 단순한 정적 관계, 부적 관계 또는 더 복잡한 대수학적 관계일 수도 있다(문장에서 개념 간의 연결 유형에 대해서는 제 11장 참조). 이론가의 문장유도는 이론개발의 큰 계획의 종착점(끝)이거나 일부분인지를 결정하는 구체적 목표가 되거나 의도적인 사용이 된다. 후자의 경우, 문장유도는 문장유도를 포함하는 이론개발 계획을 위한 일련의 단계로 문장유도가 시행될 수 있다.

가족의 상호작용에 대한 문장을 유도하는 데 사용될 수 있는 다음 문장을 살펴보자.

가스의 용량이 일정하게 유지될 때, 온도와 압력은 정적인 관계가 있다.

가족에 대한 용어를 구체적으로 나타내는 내용 유도는 중요한 화학적 개념(가스, 용량, 온도, 압력과 같은)이나 용어와 대비된다. 예를 들어 가족(family), 상호작용의 양(amount of interaction), 표현하는 정도(amount of comments), 반응 정도(amount of response) 같은 용어가 화학적 용어의 유사어로 대비되어 정의될 수 있다.

새로운 문장의 구조 유도를 살펴보면, 현상의 속성과 관련되는 내용적인 용어(예: 압력)를 제거하고 대신 A, B, C와 같은 간단한 기호를 대입하여 대체할 수 있다. 따라서 위의 문장을 다음과 같이 다시 쓸 수 있다.

B의 A가 일정하게 유지될 때, C와 D는 정적인 관계가 있다.

위 문장은 아직 구체화되지 않은 A, B, C, D 개념과 용어 간의 관계에 대한 골자나 구조만을 나타내고 있다. 이 문장은 논리적이기는 하지만, 실제 현상에 대해서는 아무런 의미를 전달하지 못한다. 즉, 실제와 연결되는 용어를 구체화해서 A~D의 실체가 부여될 때까지는 그 문장을 경험적으로 해석할 수 없다. A~D의 의미를 구체화하기 위해, 기존에 가족 상호작용을 위해 개발된 용어로 대치해 보도록 하자.

가족의 상호작용 양이 일정할 때, 표현량과 반응정도는 정적인 관계가 있다.

대부분 문장유도에서 내용과 구조가 유도되기는 하지만 항상 그런 것은 아니다. 이론가가 이미 어떤 현상을 기술하는 관련 개념을 구체화시켜 놓았지만, 그 개념들을 연결시키는 분명한 방식이 없다면 단지 문장유도의 구조적 측면만 필요할 수도 있다.

여러 분야에 걸친 문장의 구조나 내용에 대한 유추는 이론가가 관심을 가지고 있는 두 분야 간의 숨어있는 유사성을 파악함으로써 유도된다. 결과적으로, 문장유도의 성공여부는 이론가의 관심 분야와 많은 유사점이 있는 기존 분야에 대한 이론가의 통찰력 있는 선택에 달려있다. 문장유도를 시작하기 위해서 시기적절하고 유용한 자원이나, 모 분야를 선택하는 데 정해진 규칙은 없다. 관심 분야에서의 현상에 대한 이론가의 인식이나 '느낌'이 아주 중요한 요소가 된다. 따라서 이론가의 관심 있는 분야뿐만 아니라, 관련 없는 분야에 대한 독서는 문장유도를 시작하는 보다 넓은 분야를 만들어갈 수 있게 한다. 모 분야의 발견적 가치는 이론가가 모 분야로부터 실제적으로 문장을 유도해내려고 시도할 때, 비로소 결정될 수 있다.

목적과 활용

PURPOSE AND USES

문장유도의 목적은 현재 잘 이해되지 않는 현상에 대하여 하나 이상의 문장을 구성하는 데 있다. 특히 문장유도는 (1) 근거자료나 문헌이 없을 때, (2) 현재의 사고가 시대에 맞지 않을 때, (3) 기존 문장이 관심 현상을 충분히 나타내지 못할 때와 같은 상황에 적절하다. 따라서 새로운 관점이 필요하다.

유추는 혁신적인 가설을 수립하는 기초 중 하나이다. 문장유도는 일반적으로 유추의 사용, 즉 두 개의 서로 다른 현상에서 관계구조의 근본적인 유사성에 대한 인식에 광범위하게 기초하고 있다. 이러한 인식이나 유추의 사용은 가설로 표현된 새롭고 흥미로운 관계를 발전시키는 기초가 될 수 있다. 예를 들어, William McGuire는 생물학적 개량(biological inoculation)의 개념을 사용하여 심리학 영역에서 "설득에 대한 저항 유도(inducing resistance to persuasion)"에 대한 자신의 가설을 유추하여 공식화한 방법을 보고하였다(1976, p. 41).

문장유도는 특히 이론가가 현상에 대한 둘 이상의 개념이 서로 어떻게 관련되는지를 분명하게 하고 싶을 때, 또는 통합된 이론적 모델을 구성하기 위해 현상에 대한 일련의 문장들을 유도하고자 할 때 적절하다. 예를 들어, 이론가가 임상전문간호사(clinical nurse specialist, CNS)의 전화 지지(telephone support)가 전립선암 수술 후 남성의 대처(coping)에 어떻게 영향을 미치는지를 명확히 하고자 한다고 가정하자. CINAHL에서 초기 문헌 검색을 한 결과 임상전문간호사의 역할과 전립선암 환자의 간호(예: Higgins, 2000; McGlynn et al., 2014; Ream et al., 2009)에 대한 논문들이 확인되었다. 게다가, 추가 문헌 검색에서는 전립선암 환자를 위한 임상전문간호사의 전화 지지에 특히 초점을 둔 몇몇 연구만 있었다(Anderson, 2010; Lynch, 2012). 간호 이론가는 암 치료의 중요한 영역에 더 많은 관심이 필요하다고 결론지었다. 문장유도는 전립선암 환자의 대처와 임상전문간호사의 전화 지지에 관한 하나 이상의 문장을 개발하는 데 가장 합리적이고 빠른 방법으로 생각되었다. 본 장에서는 임상전문간호사의 전화 지지를 사례로 문장유도를 설명할 것이다.

문장유도의 절차

PROCEDURES FOR STATEMENT DERIVATION

문장유도는 몇 단계로 분류될 수 있다. 실제 유도를 할 때, 이론가는 빠르고 좋은 결과를 위해 거의 동시에 몇 단계를 거치거나 때로는 같은 단계를 반복하기도 한다. 따라서 각각의 단계들은 문장구성을 위한 고정된 방법이라기보다는 하나의 길잡이라고 할 수 있다. 문장유도에 대한 단계는 다음과 같다.

1. 기존 문헌에서 관심 주제에 대해 철저히 익숙해진다. 단지 읽는 것뿐만 아니라 관심 주제에 대한 문장의 유용성 수준을 비판적으로 평가도 해야 한다. 물론 문장유도 전략이 꼭 필요한지에 대한 결정도 해야 한다. 만약 새로운 견해에 대한 필요성이 명백하거나 관련된 문헌이 불충분하다면 문장유도가 적절할 것이다.
2. 관심 주제에 관한 새로운 견해를 가지기 위해 다른 분야를 탐색해본다. 관심 주제나 관심 분야와 유사하지 않은 분야부터 유사한 분야까지 여러 분야의 문헌을 읽어본다. 특히 각 분야에서 중요한 관계문장으로 표현된 문헌에 관심을 두어야 한다.
3. 유도과정에서 사용될 수 있는 자료나 모 분야를 선택하고, 유도에서 사용될 수 있는 모 문장의 구조와 내용을 지적한다. 모 분야에서 문장의 내용과 구조의 적합성은 분리해서 생각해야 한다. 유도는 기계적인 절차가 아니기 때문에 이론가는 유도과정에 대한 적합성을 높이기 위해 모 분야의 문장을 자유롭게 수정할 수 있다. 따라서 모 분야의 문장은 개념 간의 관계구조를 명확하게 하고, 이해를 증진시키기 위해 다시 진술될 수도 있다.
4. 모 분야에서 문장의 내용과 구조로부터 관심 있는 주제에 대한 새로운 문장을 개발한다. 즉, 이 단계는 이론가의 관심 주제인 새로운 분야의 내용에 따라 모 문장을 재진술하는 것이다.
5. 관심 주제의 특정 내용에 적합하도록 유도된 문장에서 새로운 개념이나 용어로 재정의한다. 만약 문장유도가 관심 분야에 이미 존재하는 상호 연관된 개념들에 대한 구조를 제공하기 위함이라면, 이 단계에서 해야 할 부분이 이미 많이 진행된 상태일 것이다. 만약 그렇더라도, 용어들이 새로운 문장의 구조로 만들어지게 될 때, 용어의 정의가 적절한지에 대해 다시 한 번 신중히 검토해 보아야 하며, 의미에 대한 각색이 필요할 수도 있다.

간호에서의 문장유도

APPLICATION OF STATEMENT DERIVATION TO NURSING

이상의 단계들이 어떻게 진행되는지 남성의 전립선암 대처와 임상전문간호사 전화 지지와의 관계에 대한 가설 검토를 예로 들어보자. 여기에서는 전문간호사의 전화 지지(CNS telephone support)와 대처(coping)를 관심 개념으로 결정하였다. 따라서 문장유도에서는 두 개념을 연결하는 구조적 연결이 구체적으로 필요하였다. 다른 분야에서도 전문간호사와 환자가 전화로 상호작용하는 것과 유사한 것이 있는지를 찾았을 때, 역 U자 이론(inverted U function)에 대한 문헌을 발견하였다. 심리학 문헌에서는 독립변인인 불안이 종속변인인 수행과 관련되어 곡선이나 역 U자의 형태로 나타났다. 따라서 높거나 낮은 수준의 불안은 비효율적 수행과 관련된 반면, 중간 수준의 불안은 높은 수준의 수행을 보였다. 역 U자 이론은 다른 분야인 산모와 고위험신생아 간의 상호작용에서도 유용한 것으로 입증되었다(Field, 1980). 그러므로 간호이론가는 전문간호사 전화 지지와 전립선암 대처에 관한 문장 구조로 역 U자 이론을 선택하였다. 이러한 선택에서 간호사의 근거는 낮은 지지는 대처를 향상시키는 데 불충분하며, 높은 지지는 대처능력이 생겨나는 것을 억누를 수 있는데 반해 중간 정도의 지지는 대처를 최상으로 증진시킨다는 것이다. 관심 개념에 역 U자 이론을 적용하여 다음과 같은 문장을 유도하였다.

전문간호사의 전화 지지와 전립선암에 대한 환자의 대처는 역 U자 형태로 관계가 있다. 전문간호사의 전화 지지가 많거나 적을 때는 환자의 대처가 적은 반면, 전문간호사의 전화 지지가 중간 정도일 때는 환자의 대처가 많다.

전문간호사의 전화 지지와 환자 대처 간의 역 U자의 기능은 **그림 5.2**와 같이 표현된다.

문장개발 절차를 완벽하게 하기 위해서는 먼저 전문간호사의 전화 지지와 전립선암 환자의 대처에 대해 정의하고 문헌에 기초해서 높은, 중간, 낮은 수준의 전문간호사 전화 지지가 의미하는 것을 알기 위해 조작적으로 정의해야 한다.

위의 전문간호사의 전화 지지에 대한 예에서는 문장유도의 구조적 측면만을 제시하였다. 개념의 내용이 이미 정의되었으므로 개념들 간의 상호관계에 대한 구조가 필요하였다. 이는 역 U자 이론 과정에 의해 제공된다. 새로운 문장에 대한 내용과 구조를 모두 유도한 것은 본장의 초반부에서 제시했던 가족 상호작용 양상의 예와 매우 유사할 것이다.

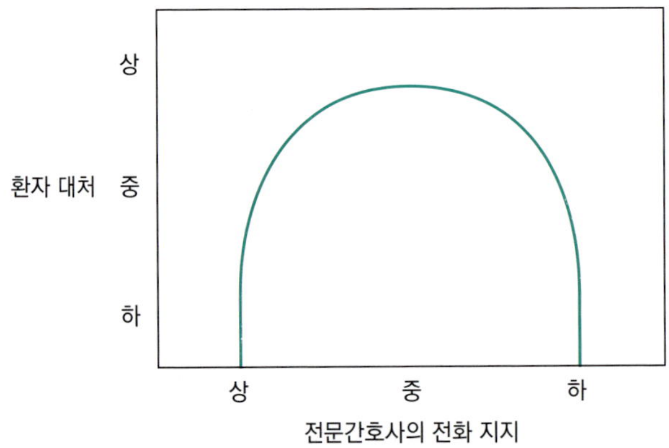

그림 5.2 전문간호사의 전화 지지와 전립선암 환자 대처에 대한 가설적 관계

전문간호사의 전화 지지에 관한 유도문장은 지지가 환자 대처와 얼마나 관련 있는지를 예측한다. 그러나 경험적 타당성이 검증되기 전까지는 진위를 확인할 수는 없다. 유도된 문장은 간호실무에서 정확하게 검증해야 한다. 검증은 상, 중, 하 수준의 전문간호사 전화 지지가 실제로 역 U자 형태로 환자의 대처와 관련 있는지를 확인하는 것이다. 만약 이와 같은 유도문장이 연구에 의해 확인된다면, 이 문장은 실무를 위한 근거기반 접근(evidence-based approaches)으로 가능해진다(여기서 전문간호사의 전화 지지와 전립선암 환자의 수술 후 대처에 대한 예는 설명을 목적으로 제시하였으며, 확정적이거나 통합적 고찰로 해석될 수는 없다).

유도된 문장이 참인지를 평가하기 위해 우선 기존 문헌에서 근거를 찾는다. 전문간호사 전화 지지 효과를 검증하는 연구 목적에 적합한 자료가 문헌에 없을 수도 있으며, 관련 연구가 전립선암이 아닌 다른 암 환자를 대상으로 다루어졌을 수도 있다. 이런 자료들은 전문간호사 전화 지지와 대처 문장에 대한 직접적인 검증은 아니더라도, 그 문장이 참으로 받아들이기에 가능한지, 불가능한지를 알게 해준다. 마지막으로, 전문간호사 전화 지지와 대처 간의 역 U자 기능을 예측하는 데 도움이 되는 이론을 발견하였다면, 한걸음 더 나아가 지지를 측정하는 문장을 만들 수 있다. 위와 같이 간단하게 기술한 설명들은 유도문장을 검증하기 위한 대안이 되지는 않지만, 문장의 진위에 대한 평가에는 도움이 된다.

결국, 유도문장은 신뢰성이 검증되어야 한다. 유도문장이 실무에 적용되기 전에 검증은 필수적이다. 문장검증에 대한 장황한 논의는 이 장에서의 논점이 아니기 때문에 임상문제와 중재를 검증하기 위한 적절한 연구설계에 대하 내용은 연구방법론 책을 참고하기 바란다(Pedhazur & Schmelkin, 2013; Polit & Beck, 2012). 또한 문장검증은 제 13장에서 간략하게 다룰 것이다.

마지막으로 유도과정이 끝나기도 전에 문장에 대한 경험적 지지의 평가를 시작해서는 안 된다. 문장의 진위를 조기에 평가하게 되면, 이론가의 창조적 과정이 방해받을 수 있다. 이론가가 모 문장을 선택하는 유도의 초기 단계에서 문장을 엄격하게 평가해서는 안 되며, 간단하게 검토하고 그 상태에서 작업을 계속해야 한다. 가끔은 초기에 진행되는 것이 적절하지 않은 것처럼 보이지만, 시간이 지나면서 아주 적합한 것으로 판명되는 수도 있다. 학생 교육에 관한 문장을 유도할 때, Maccia와 Maccia(1963)가 눈 깜박거림(eyeblinking)의 생리학을 사용한 것을 기억하기 바란다. 일단 유도과정이 끝난 후에는 며칠동안 한켠으로 젖혀놓고 나서 다시 들여다보는 것이 좋다. 이론가가 만족한다면 작업이 분명하고 명료할 것이다. 그 후에 유도된 문장에 대한 경험적 지지를 평가하는 것이 순서가 될 것이다.

장점과 제한점

ADVANTAGES AND LIMITATIONS

전략으로서 문장유도의 장점은 현상에 대한 문장개발이 경제적이며 신속한 방법이라는 것이다. 문장합성과 다르게 문장유도 방법은 시작할 때 연구 자료수집을 필요로 하지 않는다. 관심 현상에 대한 아이디어와 다른 분야의 참고자료, 창조적 능력만 있다면 문장유도를 시작할 수 있다. 문장유도 방법은 한 분야의 현상에 국한되지 않는다. 이것은 이론가가 선택한 주제가 무엇이든지 간에 이용될 수 있다.

반면, 문장유도의 제한점은 다른 학문분야의 확실한 문장으로부터 새로운 문장을 유도했다고 하더라도 새롭게 유도된 문장이 참인지 아닌지에 대한 직접적인 지지를 제공하지 않는다는 점이다. 유도는 관심 있는 새로운 과학적 문장개발을 도와주기는 하지만, 유도된 문장의 독립적인 경험적 지지는 필수적으로 시행되어야 한다.

문장유도의 활용

UTILIZING THE RESULTS OF STATEMENT DERIVATION

문장유도과정을 통해 구성된 문장은 경험적으로 아직 검증되지 않은 상태이므로, 가장 적절한 적용을 검증하기 위해 직접 연구를 해야 한다. 문장을 검증하기 위해서는 (1) 임상현상에 대한 선행요소와의 관계를 평가하는 상관관계연구, (2) 임상문제를 개선하기 위해 간호중재의 유용성을 검증하기 위한 연구가 가능하다. 또한 유도된 문장은 연구 계획을 위한 혁신적인 틀을 개발하는데 유용할 수도 있다.

문장검증에 도움이 될 수 있는 연구방법 참고도서들은 이미 이 장의 초반에 제시하였다. 유도문장에 대한 경험적 지지를 평가하기 위해서는 현존하는 연구결과들이 좋은 단서를 제공한다. 예를 들어, 다른 연구의 상관관계 자료들은 임상현상의 선행요인이 실제로 발생하는지에 대한 정보를 제공해 준다. 출판된 문헌에서 기존의 자료를 조사하여 잠정적인 근거들을 발견하게 되면, 유도문장을 직접적으로 검증하는 연구가 필요함을 알게 된다.

또한 문장유도는 교육에 활용될 수도 있다. 학생들의 수업 활동으로, 연구과정을 배울 때 연구가설을 만드는 수단으로 이용될 수 있다. 종종 학생들은 구체적인 연구주제에 집착하게 되는데, 이때 문장유도는 학생들의 조별 활동을 통해 간호와 관련된 현상에 대해 보다 넓게 사고하도록 도움을 준다.

요약

SUMMARY

문장유도는 현상에 대한 새로운 문장을 구성하는 방법으로서 유추를 이용한다. 이론가는 문장개발을 위한 기초로 모 분야를 선택하고, 유추 문장을 확인한다. 유도문장은 모 문장에서 내용이나 구조를 유도함으로써 구성된다. 유도에 이용할 수 있는 모 분야를 찾는 데 특별한 규칙은 없다.

문장유도는 관심 주제에 관한 문헌을 비평하고 익숙해지는 것과 모 분야를 찾는 것, 모 문장에서 내용과 구조의 특징을 확인하는 것, 유도된 문장에서 유추된 내용과 구조를 개발하는 것, 새로운 관심 분야에서 새로운 개념을 재정의함으로써 완성된다. 그러나 유도된 문장은 경험적 타당성을 확립하기 위해 특별한 검증이 필요하다. 하나의 전략으로서 문장유도는 경제적이며 신속한 방법이다.

연습문제
PRACTICE EXERCISE

문장유도를 연습하기 위해 다양한 학문분야에서 자료나 모 문장을 선택해야 한다. 다음에 제시된 것은 학습이론과 생물학의 권위 있는 문장들이다. 유도를 시작하기 전에 새로운 문장을 유도하고자 하는 관심 현상을 확인해야 한다. 모 문장으로 다음의 문장 중 하나 이상을 선택해 보고, 모 문장에 대한 내용과 구조를 확인한다. 그리고 유도된 문장의 내용과 구조에 대한 유추를 발견하고, 필요하다면 유도문장에서 새로운 개념을 재정의한다. 연습을 위한 안내가 필요하다면, 이 부분 끝에 제시되어 있는 두 가지 예제를 참조한다.

모 문장으로 사용할 수 있는 타 학문분야의 문장들

1. “만성질환자의 삶에 대한 적응은 인간 상호관계의 관계망에 의해 촉진된다”(Chrisler & O'Hea, 2000, p. 330).
2. “주어진 자극에 따른 반응이 많이 나타날수록 그 자극에 다시 반응할 가능성이 크다”(Hill, 1985, pp. 30–31).
3. “유기체는 적응하기 때문에 생존하고, 생존하기 때문에 적응한다”(Burnett & Eisner, 1964, p. 5).
4. “부정적 강화 이전에 실시되거나 선행되는 중립적 사건은 부정적 강화가 된다”(Skinner, 1953, p. 173).
5. “변화는 물질이 만들어지고 파괴되는 작은 폭발 중에 일어난다”(Wheeler, 2001, p. 41).
6. “온혈동물은 내부 환경의 항상성을 유지함으로써 외부 환경 변화에는 영향을 받지 않는다”(Cannon, 1963, p. 178).
7. “깜박거림은 접촉으로부터 눈을 보호하고 망막과 눈의 근육을 쉽게 하는 역할을 한다”(Maccia & Maccia, 1963, p. 34).
8. “다량의 당과 지방에 의해 췌장이 지속적으로 손상되면 결국 췌장은 랑게르한스섬의 인슐린을 모두 소모한다”(Crister, 2001, p. 146).

다음은 독자들이 연습을 시작하는 데 도움이 되는 두 가지 예제를 작성한 것이다. 아래에서 밑줄이 그어진 부분은 내용이 유도된 것이다. 반면, 밑줄이 없는 단어들은 내용 개념

(content concepts)이 위치한 구조적 형식이 유도된 것을 나타낸다. 첫 번째 예는 문장 7에서 Maccia와 Maccia(1963)가 교육과정에 대해 다음의 문장을 유도한 것으로 시작된다.

기분 전환은 정신적 스트레스로부터 보호하고 정신적 노력을 쉬게 하는 역할을 한다(p. 34).

두 번째 예는 유도 연습을 위해 문장 6으로 시작한다. 사회적 상황에서 개인의 강인함을 설명하고자 한다. 문장 6의 구조를 다음과 같이 정의하였다.

A는 항상성을 유지함으로써 B는 C의 영향을 받지 않는다.

위의 문장에서 A는 자존감, B는 인간, C는 사회적 스트레스원이다. 문장 구조에 이러한 용어를 삽입하면 다음과 같이 새로운 문장이 유도된다.

자존감은 항상성을 유지함으로써, 인간은 사회적 스트레스원의 영향을 받지 않는다.

만약 여러분이 문장 6을 이용하여 또 다른 문장을 유도한다면, 위의 예와는 아주 다를 수 있다. 여전히 유도된 문장은 유도에서 내용과 구조를 확인할 수 있어야 하며, 모 문장과 유사한지를 살펴봐야 한다. 만약 유도문장들이 그럴듯하게 보인다면, 그 문장을 지지하는 문헌들을 찾아야 하고, 그 다음에는 경험적으로 검증하기 위한 계획을 세우는 것도 도움이 될 것이다.

참고문헌

REFERENCES

Anderson B. The benefits to nurse–led telephone follow–up for prostate cancer. *Br J Nurs*. 2010; 19 (17): 1085–1090.

Burnett AL, Eisner T. *Animal Adaptation*. New York, NY: Holt, Rinehart & Winston; 1964.

Cannon WB. *The Wisdom of the Body*. New York, NY: Norton; 1963.

Champlin S, Walker LO, Mackert M. Gestational weight gain through a health literacy lens: A scoping review. *J Perinat Educ*. 2016;25(4):242–256.

Chrisler JC, O'Hea EL. Gender, culture, and autoimmune disorders. In: Eisler RM, Hersen M, eds. *Handbook of Gender, Culture, and Health*. Mahwah, NJ: Erlbaum; 2000, pp. 321–342.

Critser G. Let them eat fat. In: Ferris T, ed. *The Best American Science Writing 2001*. New York, NY: HarperCollins; 2001, pp. 143–153.

Field TM. Interactions of high–risk infants: Quantitative and qualitative differences. In: Sawin DB, Hawkins RC, Walker LO, Penticuff JH, eds. *Exceptional Infant*. Vol. 4. *Psychosocial Risks in Infant–Environment Transactions*. New York, NY: Brunner/Mazel; 1980, pp. 120–143.

Higgins D. The role of the prostate cancer nurse specialist. *Prof Nurse*. 2000;15:539–542.

Hill WF. *Learning: A Survey of Psychological Interpretations*. 4th ed. New York, NY: Harper & Row; 1985.

Lynch T. Telephone helpline supports patients with prostate cancer. *Cancer Nurs Pract*. 2012;11(3):30–34.

Maccia ES, Maccia GS. The way of educational theorizing through models. In: Maccia ES, Maccia GS, Jewett RE, eds. *Construction of Educational Theory Models*. Cooperative Research Project No. 1632. Washington, DC: Office of Education, U.S. Department of Health, Education, and Welfare; 1963, pp. 30–45.

McGlynn B, White L, Smith K, Hollins G, Gurun M, Little B, et al. A service evaluation describing a nurse–led prostate cancer service in NHS, Ayrshire and Arran. *Int J Urol Nurs*. 2014;8(3):166–180.

McGuire WJ. The yin and yang of progress in social psychology: Seven koan. In: Strickland H, Aboud FE, Gergen KJ, eds. *Social Psychology in Transition*. New York: Plenum Press; 1976, pp. 33–50.

Pedhazur EJ, Schmelkin LP. *Measurement, Design, and Analysis: An Integrated Approach*. New York, NY: Psychology Press; 2013.

Polit DF, Beck CT. *Nursing Research: Generating and Assessing Evidence for Nursing Practice*. 9th ed. Philadelphia, PA: Lippincott Williams & Wilkins; 2012.

Ream E, Wilson–Barnett J, Faithfull S, Fincham L, Khoo V, Richardson A. Working patterns and perceived contribution of prostate cancer clinical nurse specialists: A mixed method investigation. *Int J Nurs Stud*. 2009;46:1345–1354.

Skinner BF. *Science and Human Behavior*. New York, NY: Free Press; 1953.

Wheeler JA. How come the quantum? In: Ferris T, ed. *The Best American Science Writing 2001*. New York, NY: HarperCollins; 2001, pp. 41–43.

추가 자료

ADDITIONAL READINGS

Maccia ES, Maccia GS. *Development of Educational Theory Derived from Three Educational Theory Models*. Project No. 5-0638. Washington, DC: Office of Education, U.S. Department of Health, Education, and Welfare; 1966.

Maccia ES, Maccia GS, Jewett RE, eds. *Construction of Educational Theory Models*. Cooperative Research Project No. 1632. Washington, DC: Office of Education, U.S. Department of Health, Education, and Welfare; 1963.

CHAPTER

6

이론유도

Theory Derivation

이 장을 읽기 전에

- 연구문제 또는 임상현상에 대한 새로운 조직 기틀 또는 이론을 생성하는 방법을 찾고 있나요?
- 당신에게 영감을 줄 수 있는 아이디어를 가지고 있을지도 모르는 다른 사람들을 찾기 위해 현재 당신의 관심 영역 밖을 보는 것에 흥미가 있나요?

들어가는 말

위의 두 질문에 "예"라고 대답했다면 이론유도가 당신의 요구에 적합할 수 있다. 이론유도에서 이론가는 기존 이론에 대한 유추를 사용하여 새로운 이론을 창조한다. 이 전략은 환자와 가족을 교육하는데 비유와 은유가 자주 사용되기 때문에 간호사와 다른 보건의료종사자들이 이해하기 쉬울 것이다. 유추를 잘 이해할 수 있다면, 이론유도를 배우는 것은 어려운 일이 아니다. 또한 이론유도는 새로운 이론을 개발하기 위한 창조적인 방법이다. 간호사나 다른 의료인들은 환자와 대상자를 돌보면서 유추와 은유를 자주 사용한다. 유추는 건강 교육의 기초가 된다. 그래서 유도 전략은 직관적이며 쉽게 파악할 수 있으므로 학생들에게 매우 인기가 있다. 개념 및 문장 유도에 대한 명확한 이해는 이론유도를 시도하고자 하는 독자들에게 유용하다. 결과적으로, 전반적인 유도과정을 파악하기 위해 제 4장, 제 5장, 제 6장을 동시에 연계하여 읽어보기를 권한다. **주의사항:** 이론가들은 단순히 이론개발을 의미할 때 종종 이론유도라는 용어를 사용할 수 있다. 이 책에서는 유추를 사용하여 개발된 이론 또는 모델에 대해 이론유도라는 용어를 제시한다.

정의
DEFINITION

유도의 초기 기초연구들은 1960년대 교육학 분야에서 시작되었다(Maccia, Maccia, & Jewett, 1963). 이 책의 내용은 그 연구들에서 많이 인용하였다.

어떤 한 분야의 현상에 대한 설명이나 예측으로 다른 분야의 설명이나 예측을 위해 유추를 사용하는 것이 이론유도의 기초이다(Maccia et al., 1963). 그래서 한 가지 관심 분야(Field 1)의 어떤 이론(Theory 1)은 자신의 관심 분야(Field 2)의 새로운 이론(Theory 2)에 대한 내용이나 구조적 특징에 대한 새로운 통찰력을 제공한다.

이론유도는 (1) 관심 있는 두 분야에서 현상에 대한 유추의 측면을 보는 능력과, (2) 제2분야의 현상에 대한 의미 있는 견해를 줄 수 있도록 제1분야에서 제2분야로 내용이나 구조를 전환시키고 재정의할 수 있는 능력이 요구되므로 새로운 분야에서 이론을 개발하기 위한 창조적이며 중요한 방법이다(그림 6.1). 유추를 이용한 아주 유명한 예 중 하나로, Hempel(1966)은 육각형 벤젠 구조에 대한 Kekulé의 통찰력을 설명한다. Kekulé가 불 앞에서 꿈꾸었을 때, 뱀과 같은 방식으로 회전하는 원자를 상상하였다. Hempel이 서술한 바와 같이, "갑자기 뱀 하나가 자신의 꼬리를 잡아서 둥글게 원으로 되고 그의 앞에서 조롱하며 빙빙 돌았다. Kekulé는 순식간에 섬광처럼 아이디어를 떠올려 현재 유명하고 익숙한 6각형 고리로 벤젠의 분자구조를 나타내는 이론이 만들어졌다"(p. 16). 이 예에서 유추의 자료가 Kekulé 자신의 생각에서 나옴에도 불구하고 유추가 이론적 이해를 발전시키는 역할을 할 수 있다는 전형을 보여준다.

유추를 찾기 위해서는 상상력과 창조력이 요구된다. 이론유도는 기계적인 활동이 아니다. 새로운 이론유도는 개념과 문장의 관계를 재정의할 수 있는 이론가의 능력에 따라 새로운 분야에서 개념과 문장이 의미있게 되지만, 이론유도는 문장유도를 넘어서는 것이다.

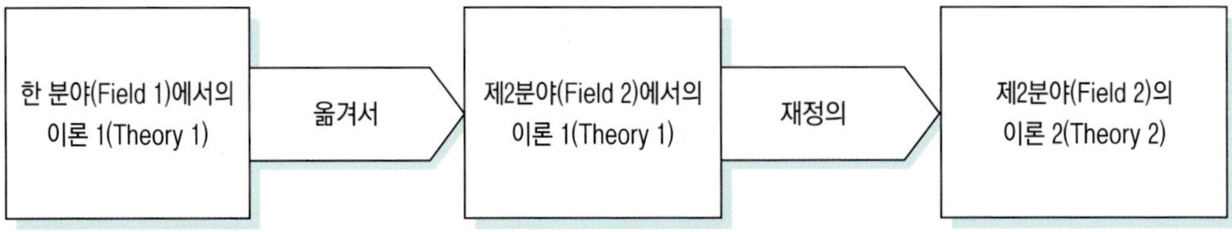

그림 6.1 이론유도과정

첫 번째, 이론유도(theory derivation)는 상호 관련된 개념의 전체 관계(whole network)나 구조 전체가 한 분야에서 다른 분야로 옮겨지고 새로운 분야에 맞도록 수정되는 과정이다. 두 번째, 문장유도는 낱개의 분리된 문장만이 한 분야에서 다른 분야로 옮겨져서 수정되는 것이다. 문장유도는 이론유도보다 작은 규모이다. 그러나 개념과 문장에서 개념들을 연결하는 구조적 형태가 옮겨지는 과정(제 5장 참조)을 이해하는 것은 이론유도에서 필수적이다. 또한 이론유도와 종종 혼동되는 이론수용개작(theory adaptation)과 이론구체화(theory substruction) (Bekhet & Zauszniewski, 2008; McQuiston & Campbell, 1997)를 구별할 필요가 있다(**표 6.1**).

표 6.1 이론유도, 이론수용개작, 이론구체화에 대한 비교

이론유도(theory derivation)	이론수용개작(theory adaptation)	이론구체화(theory substruction)
목적: 다른 분야의 기존 이론에 대해 유추를 사용하여 새로운 이론을 창조하기 위함	목적: 연구 초점에 보다 더 잘 맞도록 하기 위해 기존 이론에서 일부를 변화시키기 위함	목적: 상황에 초점을 맞추어 '경험적 지표'를 위해 이론에서 '구성개념들(constructs)'이나 '개념들(concepts)'의 연결을 구체화시키기 위함
측면으로 이동: 한 분야의 이론적 수준에서 다른 분야의 이론적 수준으로 이동	이론의 '수준'은 변화되지 않음, 예를 들어 용어(개념)를 추가하거나 재정의할 수 있으며, 관계성을 수정할 수 있음	'하부로(downward)'로 이동: 매우 추상적인 이론적 수준에서 궁극적으로 조작적 수준으로 이동
예: 유추를 통해 적응에 대한 생물학적 이론을 사용하여 모성의 심리적응이론(theory of maternal psychological adaptation)을 개발	예: 이론을 업데이트하기 위해 사회지지 및 대처 이론(theory of social support and coping)에서 '인터넷지지(internet support)'의 개념을 추가	예: 아동대상 연구에서 측정을 위한 타당한 척도를 도출하기 위해 일반 이론에서 점진적으로 더 구체적인 개념을 확인함으로써 '지지' 개념을 구체화

목적과 활용

PURPOSE AND USES

이론유도는 이용 가능한 자료가 전혀 없거나 어떤 현상에 대한 새로운 통찰력으로 연구와 검증이 필요한 때 특히 유용하다. 또한 서로 관련된 개념들이 있으나, 개념 간의 관계를 설명해 줄 구조적인 방법이 없을 때에도 이론유도가 도움이 된다(구조적 유도에 대한 더 자세한 설명은 제 5장 참조). 이러한 경우 이론가는 관심 있는 다른 분야에 관련된 구조가 있고 개념들의 관계가 유사한 이론이 있는지 찾아보고, 구조를 자신의 분야로 옮겨서 체계적으로 조직화함으로써 그 이론의 개념들을 관심 현상과 일치되는 구조로 바꾸는 유도전략을 사용한다. 이론가는 유도전략을 이용하여 관심 분야의 중요한 지식체를 빠르게 확장시킬 수 있다. 유도의 전형적인 예는 Nierenberg(1968, 1973)가 Maslow의 욕구단계 이론 구조를 사용하여 만든 협상이론(theory of negotiation)이다.

또한 이론가가 어떤 관심 현상에 있는 기본적인 구조에 대한 아이디어는 있으나 그것을 설명할 수 있는 개념을 분명하게 표현하기가 힘들 때 이론유도가 유용하다. 만약 관심 분야에 맞게 적절하게 재정의된다면, 다른 분야에 있는 이론이 관심 있는 현상을 잘 기술할 수 있을 것이다. 따라서 이론유도의 전략은 이론가의 관심 분야에서 지식체를 창조적으로 발달시킬 수 있다. 제 4장에서 개념유도전략의 예로 Helson의 정신물리학 이론의 개념인 초점(focal), 연관(contextual), 잔여(residual) 자극의 개념을 Roy와 Roberts(1981)가 환자 사정의 개념으로 유도했다.

이론유도의 예로 쉽게 떠올릴 수 있는 것은 체계이론(Miller, 1978)이다. Roy와 Roberts(1981); Neuman(1980); Erickson, Tomlin, Swain(1983)을 비롯한 많은 간호모델의 기본 형태는 체계이론에서 직접 유도된 것이다.

이론유도의 절차

PROCEDURES FOR THEORY DERIVATION

이론개발은 실제로 연속적으로 진행하는 과정이 아니지만, 이론유도는 일련의 연속적인 과정으로 설명될 수 있다. 그러나 실제적으로 이론유도는 연속적보다 반복적인 과정에 가깝다. 이론가는 이론이 상당한 수준으로 정교해질 때까지 반복적으로 일부 또는 전체 과정을 거쳐야 한다.

이론유도에 대한 일련의 단계는 **표 6.2**에 요약되어 있다.

1. 이론가는 관심 분야의 이론개발 상태를 잘 알고 있어야 하며, 이론개발의 과학적 유용성을 평가해야 한다. 이는 관심 주제에 대한 문헌을 철저하게 잘 알고 있어야 함을 의미한다. 기존 이론이 적절하지 않고 유용하지도 않은 것으로 평가된다면, 이론유도를 시도할 수 있다.

표 6.2 이론유도의 단계 또는 과정

단계 또는 과정	단계와 관련된 활동
1	관심 주제에 대해 광범위하게 읽는다.
2	다른 분야에서 유추에 대해 찾아본다.
3	'모 이론(parent theory)'을 선택한다.
4	모 이론의 개념과 구조를 파악한다.
5	새로운 문장을 개발하고 유도된 이론에서 '새로운' 개념을 정의한다.

2. 아이디어를 얻고 상상력과 창의성이 억제되지 않도록 간호학과 기타 학문분야의 문헌을 폭넓게 읽어야 한다. 광범위한 독서는 이론개발의 방법을 이해할 수 있게 하며, 이전에는 생각할 수 없었던 새로운 개념과 구조에 대한 통찰력을 가지게 한다. 상상력과 창의성을 자유롭게 발휘할 수 있도록 이론가는 가능한 유추에 대해 항상 열려 있어야 한다. 유추는 체계적이기보다 우연한 또는 창조적인 직관과 비약을 통해 발견된다.
3. 유도를 하기 위해 모 이론을 선택한다. 모 이론은 이론가의 관심 분야의 현상을 새롭고 통찰력 있는 방법으로 설명하고 예측할 수 있어야만 한다. 모 이론은 종종 다른 학문의 이론이 될 수도 있고, 간호이론이 될 수도 있다. 유용한 유추를 제공하는 이론은 모 이론으로 선택될 수 있으나, 모든 이론이 다 유추에 사용되지는 않는다. 관심 있는 개념이 포함되지 않았거나, 개념에 대한 유용한 구조를 제공하지 못하는 이론은 유도전략에서는 필요가 없다. 즉 새로운 이론을 구성하는 데, 모 이론 전체가 필요하지 않을 수도 있고, 유추를 위해 모 이론의 일부분만 필요할 수도 있다.
4. 모 이론에서 어떤 내용이나 구조가 이용될 것인지를 확인한다. 모 이론의 개념이나 문장만 유추되고 전반적인 구조는 도움이 되지 않을 수도 있다. 혹은 구조는 완벽한데, 모 개념과 문장은 옮겨서 사용할 수 없을 수도 있다. 이론가는 개념과 문장뿐만 아니라 구조도 검토해야 할 필요가 있다. 유도전략에서 상황적 요구에 무엇이 가장 적합한 것인지를 선택하는 것은 이론가의 자유이다.
5. 이론가의 시각에서 관심 현상에 대한 모 이론의 내용이나 구조가 관심 현상을 잘 설명할 수 있도록 새로운 개념이나 문장을 개발하고 재정의한다. 이것이 이론유도의 가장 힘든 부분이지만 재미있는 과정이기도 하다. 이는 이론가의 창의성과 숙고가 요구되는 부분이

다. 기본적으로 모 이론으로부터 빌려온 개념이나 문장은 이론가의 관심 분야에서 의미 있게 수정되어야 한다. 흔히 그러한 수정은 적은 부분이지만 가끔은 새로운 분야에서 이론이 이해되기 위해 많은 수정이 필요할 수도 있다.

표 6.3은 이론유도전략을 사용해서 개발되었거나 수정된 이론들의 예이다. 이들은 모 이론의 넓은 범위에서 추출했으며, 여러 가지 현상에 적용되었다. 이러한 다양성은 이론유도의 잠재적인 적용 범위를 나타낸다.

표 6.3 이론유도의 예

저자	이론유도
Condon (1986)	도덕성 발달의 모 이론에서 간호에서 돌봄 발달 이론 유도
Wewers & Lenz (1987)	알콜중독의 치료 후 기능 이론에서 흡연 유경험자(ex-smokers)들의 재흡연에 대한 이론을 유도
Mishel (1990)	질병에 대한 불확성 이론[혼돈이론(chaos theory)에 기초해서 수정됨]
Jones (2001)	시계나 달력 시간 대안에 기초해서 간호시간에 대한 이론유도
Covell (2008)	지적자본 이론을 이용하여 간호의 지적자본 이론을 유도
Pedro (2010)	농촌의 암생존자들의 건강 관련 삶의 질[Pedro는 이론유도(theory derivation)와 이론수용개작(theory adaptation)을 병합해서 사용함]

이론유도의 예
EXAMPLES OF THEORY DERIVATION

도해는 언어적 설명보다 훨씬 더 분명하게 전달할 수 있으므로 이론유도의 간단한 몇 가지 예를 제시한다. 고전적인 연구로 Maccia 등(1963)은 교육학 이론을 유도하기 위해 눈 깜박임 이론(A theory of eye blinks)의 개념과 구조를 사용했다. Maccia 등이 처음으로 이론유도 방법을 사용했기 때문에 이 연구를 예로 들어서 유도와 몇 가지 원리들을 제시하였다(표 6.4).

이 예에서는 상호 관련된 문장들로 유도과정을 나타낸 반면, 전략은 모 이론이나 도식으로 담아낸 이론적 모델에 적용될 수 있다. 이것을 보여주기 위해 그림 6.2에서 식물의 굴성운

표 6.4 이론유도의 예

모 이론 문장*	Maccia 등의 유도*
1. 눈은 안검에 의해 보호되거나 보호되지 않기도 한다.	1. 학생들은 주의집중을 하기도 하고, 주의가 산만하기도 하다.
2. 깜박거림은 외부로부터 눈을 보호하고 망막과 안구 근육을 쉬게 한다.	2. 주의산만은 학생을 정신적 스트레스로부터 보호하고 정신적 노력을 쉬게 하는 기능을 한다.
3. 깜박거림은 반사적이거나 비반사적일 수도 있다.	3. 주의산만은 자발적이거나 비자발적일 수 있다.
4. 반사적 깜박거림은 고정물체나 약물에 의해 억제될 수 있다.	4. 비자발적 주의산만은 주의집중의 신호나 약물에 의해 억제될 수 있다.
5. 비반사적 깜박거림은 보지 않으려 할 때 발생할 수 있다.	5. 자발적 주의산만은 학습을 원하지 않을 때 발생할 수 있다.

* 위의 문장들은 최소한의 수정을 제외하고 Maccia 등(1963, p. 34)에서 직접 인용한 것이다. 쉽게 이해하기 위해 인용부호는 생략하였지만, 여기에서 이 자료의 원 인용을 밝힌다.

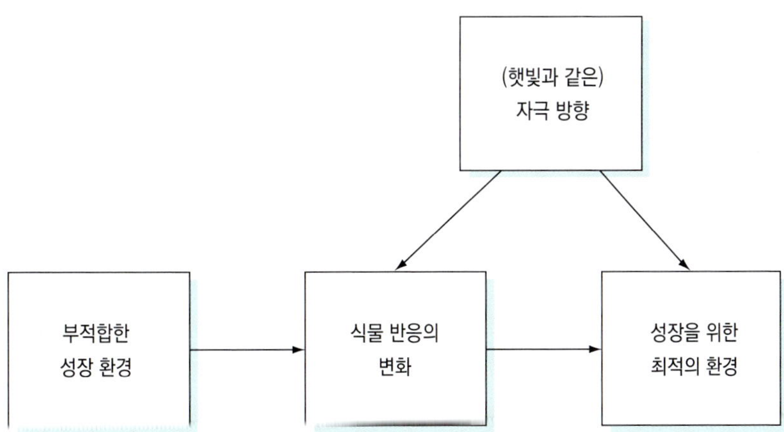

그림 6.2 굴성 식물성장 반응 모델

동에 대한 (허구의) 단순한 이론적 모델 작품을 제시하였다[Indiana University(2009)의 홈페이지 참조]. 우리가 구축한 식물의 굴성운동에 대한 모델은 성장상태가 별로 좋지 않을 때 식물의 반응을 바꾸기 위해 자극 방향을 이용할 수 있으며, 그렇게 함으로써 성장이 잘 될 수 있는 상태에 도달하게 된다. 일반적인 이러한 반응의 도해는 식물이 창가에 있을 때이며, 식물은 빛이 풍부한 창 밖을 향해 성장하게 된다.

이렇게 유도한 이론의 현상은 종종 지역사회 및 공중보건 간호에서 볼 수 있다. 어려운 환경에도 불구하고 어떤 사람들은 좋은 건강상태를 가지고 있다. **그림 6.3**과 같이 유도된 이론은 자원이 별로 없고, 개인의 생활이 부정적인 상태에도 불구하고 여전히 번성하는 현상을 긍정적 일탈(positive deviance)이라고 설명한다(Marsh, Schroeder, Dearden, Sternin & Sternin, 2004). 좀 더 설명하면, 긍정적 일탈현상에 대한 이론적 모델 구축을 하기 위해 식물의 굴성반응(plant tropic response)을 유추로 사용하였다. 이 모델은 주로 이론유도과정을 설명하기 위해 제시하였고, 긍정적 일탈의 복잡함을 나타내고자 한 것은 아니다.

유도된 모델에서 한 가지를 수정하고 모 모델의 동일한 구조적 형태를 사용하여 일반적이지 않은 번성조건의 재획득(uncommon retrieval of thriving requisites)과 번성에 최적의 조건(nontraditional source of requisites) 간에 양방향 화살표를 추가하였다. 자원이 부족한 환경에서 노력하는 긍정적 일탈의 적극적 역할을 보여주기 위해 이를 시행하였다. 결국 모델은 번성에 부적합한 조건을 발견하지만, 긍정적 일탈이 일반적이지 않은 번성조건을 재획득할 수 있으며, 그럼으로써 번성에 더 최적의 조건을 만들 수 있다는 것을 나타낸다. 이것의 대표적인 예는 자원이 부족한 지역사회의 식이(diet)에 일반적으로 포함되지 않는 이용 가능한 식물을 소비하는 것이다.

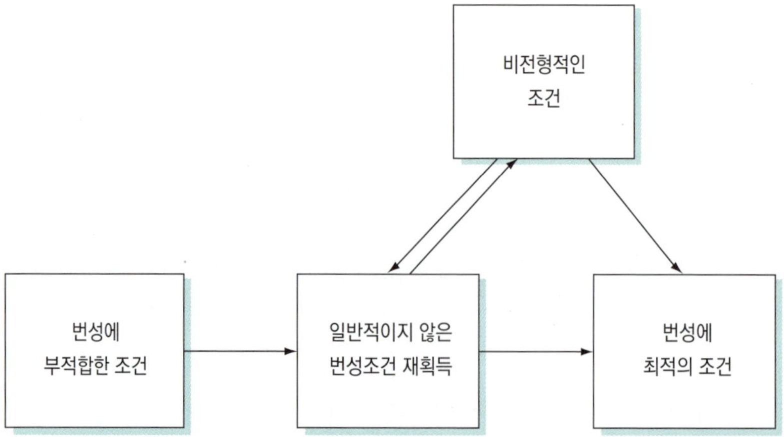

그림 6.3 (가상의) 자원이 부족한 환경에서 긍정적 일탈 반응의 모델 유도

간호에서의 이론유도

APPLICATION OF THEORY DERIVATION TO NURSING

간호에서 실시된 유도의 초기 예는 Wewers와 Lenz(1987)가 Cronkite와 Moos(1980)의 알코올중독 치료 후 기능 이론(Theory of posttreatment functioning of alcoholics)에서 담배를 끊은 사람들의 재흡연에 대한 이론을 유도한 것이다(**표 6.5**). 처음에 Wewers와 Lenz는 내용 유도뿐만 아니라 단순화된 구조도 유도했다. **표 6.5**는 Wewers와 Lenz가 만든 Cronkite와 Moos에서 유도된 세 개의 명제를 제시하였다. 일부 문장에는 유도된 것을 더 분명하게 보여주기 위해 명제의 용어를 그대로 사용하였다. 이미 흡연에 관한 유용한 문헌들이 많기 때문에 Wewers와 Lenz는 흡연에 대한 구체적인 지식에 적합하도록 명제를 사용했다. 이는 이론개발에서 유도전략을 유연하게 사용한 좋은 예이다.

이론유도는 앞선 Wewers와 Lenz(1987)의 유도 예에서처럼 밀접하게 관련된 두 분야에서 할 수도 있고, 본질적으로 아주 다른 분야에서 통찰력을 얻을 수도 있다. 유추에 대한 통찰력은 이론가의 창의성과 직관에 따른다. Mishel(1990)의 질병에 대한 불확실성 이론(The uncertainty of illness theory)의 재 개념화는 아주 다른 분야 간의 이론유도의 예이다. Mishel은 모델의 결과 부분을 더 명확하게 기술하기 위해 혼돈이론(chaos theory)의 내용과 구조를 사용하였다(**표 6.6**). 불확실성 이론이 어떻게 유도하게 되었는지를 설명하기 위해 세 개의 문장을 선택하였는데, 가능한 한 명확하고 간단하게 유추를 더 분명하게 하기 위하여 명제를 다시 진술하였다. 아래에서 제시된 유도는 모 이론의 직접적인 대칭 형태를 따르지 않았지만, 비교적 유추의 전환이 분명하다는 것에 주목하기 바란다.

표 6.5 이론유도의 예

모 이론 문장(Cronkite & Moons, 1980)	Wewers와 Lenz(1987)의 이론유도
1. 알코올 섭취, 중독자의 유형, 우울과 같은 치료 전 증상과 직무능력은 알코올중독 치료의 결과와 관계가 있다(p. 48).	1. 흡연의 치료 전 증상과 흡연자의 유형은 재흡연과 관계가 있다(p. 48).
2. “스트레스 생활 사건은 회복과 부정적인 관계가 있다”(p. 49).	2. “주요 생활 사건으로 인한 사회적 상황의 스트레스원과 갈망하는 내적 스트레스원”은 재흡연과 관계가 있다(p. 49).
3. 가족 환경은 “알코올중독의 회복과 관계가 적다”(p. 49).	3. “장기간의 금연은 가족이 비흡연자이거나 이전에 담배를 끊었던 가족원과 관련이 있다”(p. 49).

표 6.6 이론유도의 예

모 이론 문장(Mishel, 1990)	Mishel(1990)의 이론유도
1. "체계의 균형이 깨지면 초기 상태의 민감성은 작은 변화가 있어도 큰 영향을 주고, 체계는 다양한 방식으로 재구성된다"(paraphrase, p. 259).	1. "지속되는 불확실성은 매일의 사건에 의미를 부여하는 기존의 인지구조를 감소시킬 수 있다. 이러한 의미의 상실은 인간을 혼돈과 혼란의 상태로 몰아넣는다"(p. 260).
2. "체계의 동요는 매우 강력하다. 조직의 동요는 기존의 조직을 파괴한다"(p. 259).	2. "만약 질환이나 질병에 대한 불확실성의 요소가 가중되어 과거의 중요한 가치가 빠르게 무의미해진다면, 개인 체계의 안정성은 더 이상 보장될 수 없다"(paraphrase, p. 259).
3. "그 자체로 더 많은 생산을 일으키는 결과를 만드는 자동 촉매 과정은 혼란을 일으킨다"(p. 259).	3. "어떤 질병에서 불확실성이 생긴다면 대부분이 질병 자체에 회환되고, 다른 질병과 관련된 사건에서 더 많은 불확실성이 생긴다"(p. 260).

이론가는 개념과 구조를 모두 유도하지 않아도 된다. 개념이나 구조를 따로따로 유도할 수도 있다. 개념만을 사용한 것과 구조만을 사용한 예를 살펴보자. Jones(2001)는 개념을 사용하여 Adam(1995)의 시계나 달력의 시간 선택에 기초하여 간호시간에 대한 이론을 유도했다. Adam의 모 이론의 개념 정의와 Jones의 유도에 대해서는 **표 6.7**을 참고한다. 다른 예들은 **표 6.3**에 있는 예들과 본 장의 끝에 제시한 추가 참고문헌을 참고한다.

표 6.7 이론유도의 예

모 이론 문장(Adam, 1995)	Jones(2001)의 간호사 시간에 대한 유도
1. 일시성(Temporality): "삶과 죽음의 주기는 일방향적 시간의 배경에 반하여 발생한다"(p. 155).	1. 일시성(Temporality): "간호사는 동시적으로 존재하는 무한한 양의 평행적이고 순환적인 시간의 틀을 알고, 각 틀 내에서 우리의 삶을 조직하고 계획하고 조절한다"(p. 154).
2. 타이밍(Timing): '때(when)'의 시간이며, 시계와 달력의 시간은 스케줄 만들기, 동시성, 자원의 배분 등을 위한 '때'를 결정하는 유일한 판단기준은 아니다.	2. 타이밍(Timing): "간호에서의 타이밍은 과거, 현재, 미래에 기초하는 다양한 고려사항에 따른다"(p. 156).
3. 속도(Tempo): 시간은 다양한 속도로 지나가는 것같이 보인다. 예를 들어 "우리가 시간이 빠르게 또는 느리게 간다고 말할 때"이다(p. 156).	3. 속도(Tempo): "의료서비스의 과정은 행동의 타이밍이 주어진 시간의 틀을 벗어나지 않는 범위 내에서 얼마나 성취되었는가와 일시성이 상호 관련되어 있다"(p. 156).

장점과 제한점
ADVANTAGES AND LIMITATIONS

이론유도는 새로운 관심 분야의 이론개발에 중심이 되며 창의적인 방법이다. 이 방법은 이론가가 상상력을 동원하여 한 분야에서 유추를 찾고, 이를 새로운 분야에 사용하기 위해 수정하는 흥미로운 작업이다. 게다가 이론유도는 유용한 정보나 공식적으로 인정된 문헌이 거의 없는 경우에 현상에 대한 설명과 예측할 수 있는 방법을 제공한다.

한 가지 단점은 이론가가 자신의 관심 분야보다 다른 분야의 이론에 더 익숙해야 한다는 것이다. 이는 광범위한 독서와 도움이 되는 유추에 계속 민감해야 하며, 자신의 구체적인 관심 분야에 대한 최근의 추세와 문헌을 완벽하게 알고 있어야 한다는 것을 뜻한다. 반면 유추를 도출할 때 새로운 이론에 대한 적절한 경계를 정하는 것도 어렵다.

유도된 이론은 발견에 의해서 구축된다(Rudner, 1966). 따라서 이렇게 개발된 이론은 타당성과 검증을 위해 경험적인 검증을 받지 않으면 타당성이 부족하다. 설령 이론이 실무나 연구와 매우 관련성이 있다고 해도 우선 사용되기 전에 참으로 증명되어야 한다. 이론을 검증하는 방법들은 제 13장에 제시하였다.

초보 이론가들은 새로운 일반화에 너무 흥분하여 종종 모 이론 내에 있는 차이나 유추가 아닌 것을 알아내지 못할 수도 있다. 적어도 유추가 아닌 것이 '새로운' 이론에 가치 있는 정보를 제공하는지 고려해야 한다. 유추가 아닌 것은 현상에 대한 더 깊은 통찰력을 줄 수 있고, 앞으로의 역경에 대한 경고를 해 줄 수도 있다.

마지막으로, 이론유도는 연구의 유일한 첫 단계이다. 실무 적용이 유용하고 믿을만 하기 위해서 유도에 의해 개발된 이론은 연구를 통해서 검증할 필요가 있다.

이론유도의 활용
UTILIZING THE RESULTS OF THEORY DERIVATION

이론유도 방법은 개념만 있을 때 구조를 제공하기도 하고, 구조만 있을 때 개념을 제공하거나 이론개발을 시작하는 효율적인 방법으로 개념과 구조를 모두 제공한다. 이론유도의 결과는 간호 교육, 실무, 연구 및 이론개발에 쉽게 사용된다.

이론유도는 교육에서 교과과정 구성을 위한 이론적 기틀을 형성하는 좋은 방법이 된다. 또한 이론화를 위한 입문으로 대학원생들을 교육하는 데 이용될 수 있다. 이론유도는 비교적 배우기 쉽고 그룹 활동으로 진행하는 것이 재미있다(저학년 학생들에게는 이론개발에 대한 두려운 생각을 가지지 않도록 하기 위해 간호 상황보다는 일상적인 삶에서 새로운 이론을 유도하게 한다. 이 단계에서 성공한다면 간호이론을 유도해 보도록 한다).

이론유도는 임상실무에 대한 의미 있는 새로운 통찰력을 줄 수 있다. 임상간호사는 이론유도의 결과를 사용해서 간호실무를 안내하는 유용한 이론적 기틀을 만들어낼 수 있다.

또한 이론유도는 연구의 개념적 모델을 설계하는 방법이다. 모 분야에서의 개념이나 구조에 적절한 변화를 주어 전환시키는 것은 앞서 기술했던 Wewers와 Lenz(1987)의 연구처럼 많은 잠재적 가설을 만들 수 있다. 이론유도는 현상에 대한 지식체를 얻는 데 효율적인 전략이다.

요약
SUMMARY

이론유도는 한 분야에서 새로운 이론개발을 추가하는 수단이다. 이론가들은 이론유도를 사용하여 어떤 분야에서의 설명이나 예측을 위해 유추를 사용해 새로운 분야의 현상에 대한 설명과 예측을 얻게 된다. 개념이나 구조 모두 유도 방법에 따라 수정을 거쳐 모 분야에서부터 새로운 분야로 옮겨질 수 있다.

이론유도의 다섯 단계는 다음과 같다; (1) 관심 주제에 완전히 익숙해진다. (2) 유용한 유추의 발견을 용이하게 하고 풍부한 상상력을 얻기 위해 다른 분야의 문헌을 폭넓게 읽는다. (3) 유도에 이용할 모 이론을 선택한다. (4) 모 이론에서 이용할 수 있는 내용이나 구조를 이용할 수 있는지 확인한다. (5) 새로운 개념과 문장을 관심 현상의 용어로 수정하거나 재정의한다. 일단 새로운 이론이 만들어지면, 새로운 개념과 구조가 실제로 새로운 분야의 현실을 반영하는지 경험적으로 검증해야 한다.

이론유도는 새로운 이론을 구축하는 창의적인 수단이다. 한 가지 단점은 이론가가 자신의 관심 분야뿐만 아니라 다른 분야에 대해서도 폭넓게 알고 있어야 한다는 것이다. 또한 이론가는 모 분야와 새로운 분야 간의 유사점뿐만 아니라 차이점에 대해서도 고려해야 한다.

이론유도는 간호지식 기반을 개발하는 데 실행가능한 매우 유용한 전략이며, 혁신적인 내용이 포함된 이론을 개발하는 방법을 제공한다. 이러한 이론개발전략이 신중하게 사용되고 조심스럽게 검증된다면 유도된 이론은 과학적 간호지식개발에 빠르게 기여할 수 있다.

연습문제
PRACTICE EXERCISE

연습문제 1

표 6.4의 눈깜박임에 대한 이론적 문장을 사용하여 자신의 관심 있는 구체적 임상현장에서 간호를 위한 환자교육에 대한 문장을 만들어 보자. 표에 있는 유도된 문장을 사용해서 자유롭게 채워보자.

연습문제 2

그림 6.2의 굴성 식물성장 반응의 도해를 사용하여 실무의 응급상황에서의 장비 부족을 다루는 모델을 유도해 보자. 이것은 연습이므로 모 모델에 가장 적합하게 상응하는 개념들에 집중해 보자. 그 후에 더 수정하여 보다 실제적인 모델을 만들게 되는 것이다.

참고문헌
REFERENCES

Adam B. Timewatch: *The Social Analysis of Time*. Cambridge, England: Polity Press; 1995.

Bekhet AK, Zauszniewski JA. Theoretical substruction illustrated by the Theory of Learned Resourcefulness. *Res Theory Nurs Pract*. 2008;22(3):205–214

Condon EH. Theory derivation: Application to nursing... the caring perspective within profes–sional nurse role development. *J Nurs Educ*. 1986; 25(4):156–159.

Covell CL. The middle–range theory of nursing intellectual capital. *J Adv Nurs*. 2008;63:94–103.

Cronkite RC, Moos RH. Determinants of the post–treatment functioning of alcoholic patients: A conceptual framework. *J Consult Clin Psychol*. 1980;48:305–316,

Erickson HC, Tomlin EM, Swain MAP. *Modeling and Role Modeling: A Theory and Paradigm of Nursing*. Englewood Cliffs, NJ: Prentice Hall; 1983.

Hempel CG. *Philosophy of Natural Science*. Englewood Cliffs, NJ: Prentice Hall; 1966.

Indiana University. Plant tropic responses. Accessed online on November 26, 2009, at: http://plantsin–motion.bio.indiana.edu/plantmotion/movements/tropism/tropisms.html.

Jones AR. Time to think: Temporal considerations in nursing practice and research. J Adv Nurs. 2001;33(2):150–158.

Maccia ES, Maccia GS, Jewett RE. *Construction of Educational Theory Models*. Cooperative Research Project #1632. Columbus, OH: Ohio State University Research Foundation; 1963.

Marsh DR, Schroeder DG, Dearden KA, Sternin J, Sternin M. The power of positive deviance. *Br Med J*. 2004;329:1177–1179.

McQuiston CM, Campbell JC. Theoretical substruction: A guide for theory testing research. *Nurs Sci Q*. 1997;10(3):117–123.

Miller JG. *Living Systems*. New York, NY: McGraw–Hill; 1978.

Mishel MH. Reconceptualization of the uncertainty of illness theory. *Image*. 1990;22(4): 256–262.

Neuman B. The Betty Neuman health care systems model: A total person approach to patient problems. In: Riehl JP, Roy C, eds. *Conceptual Models for Nursing Practice*. 2nd ed. New York, NY: Appleton–Century–Crofts; 1980.

Nierenberg GI. *The Art of Negotiating*. New York, NY: Hawthorne; 1968.

Nierenberg GI. *Fundamentals of Negotiating*. New York, NY: Hawthorne; 1973.

Pedro L. Theory derivation: Adaptation of a contextual model of health related quality of life to rural cancer survivors. *Online J Rural Nurs Health Care*. 2010;10(1):80–95.

Roy C, Roberts SL. *Theory Construction in Nursing: An Adaptation Model*. Englewood Cliffs, NJ: Prentice Hall; 1981.

Rudner R. *Philosophy of Social Science*. Englewood Cliffs, NJ: Prentice Hall; 1966.

Wewers ME, Lenz E. Relapse among ex–smokers: An example of theory derivation. *Adv Nurs Sci*. 1987;9(2):44–53.

추가 자료

ADDITIONAL READINGS

Challey PS. Theory derivation in moral development. *Nurs Health Care*. 1990;ll(6):302–306.

Comley AL, Beard MT. Toward a derived theory of patient satisfaction. *J Theory Construct Test*. 1998;2(2):44–50.

Henderson JS, Hamilton P, Vicenza AE. Chaos theory in nursing publications: Retrospective and prospective views. *Complexity Chaos Nurs*. 1995;2(1):36–40.

Olson RW. *The Art of Creative Thinking: A Practical Guide*. New York, NY: Barnes Noble; 1980.

Teel CS, Meek P, McNamara AM, Watson L. Perspectives unifying symptom interpretation. *Image*. 1997;29(2):175–181.

PART

3

합성전략

SYNTHESIS STRATEGIES

제 3부에서는 개념, 문장과 이론을 만들기 위해 합성하는 방법을 다룬다. 총 3개의 장으로 구성되어 있으며, 이론의 다양한 수준들을 체계적으로 개발하는 방법에 초점을 둘 것이다. 본질적으로 합성전략은 관찰이나 개념, 문장, 이론개발을 위한 기초로서, 이미 문헌에 나타난 관찰을 기반으로 한다. 어떤 합성전략이 가장 유용한 것인가의 결정은 이론 발달의 수준에 따라, 주제에 대한 문헌의 종류(유형), 선택된 문헌의 질과 완성도에 따라 달라진다.

새로운 관찰자료들을 모아서 현상을 이해할 필요가 있을 때, 이론구축의 목적에 따라 질적 방법이나 양적 방법 또는 두 가지 모두 사용될 수도 있다. 이러한 관찰자료들의 합성을 통해 새로운 개념(제 7장), 문장(제 8장)이나 이론(제 9장)이 만들어질 수도 있다. 또한 합성전략은 기존 자료들이나 문헌들을 만들 때 적용될 수도 있다. 현상에 대한 지식체의 상태와 이론개발가의 목적에 따라, 합성전략은 개념개발이나 문장개발 또는 이론개발로 직결될 수도 있다(각각 제 7장, 제 8장, 제 9장). 본 책에서는 세 개의 합성전략을 하나씩 제시하지만, 이 주제들은 상호관련성이 있다. 그래서 합성전략을 선택한 독자들은 합성전략을 더 잘 이해하기 위해 제 7장, 제 8장, 제 9장을 같이 읽기를 권한다. 기술하거나 설명하고 싶은 현상이 개념합성, 문장합성이나 이론합성 중 어떤 전략이 가장 적합한지에 대한 확신이 없다면, 제 3장의 '합성 선택' 부분에 나열되어 있거나, 각 장의 시작부분에 제시되어 있는 여러 가지 질문들을 읽어보는 것이 도움이 될 것이다.

질적 방법이나 양적 방법과 관련된 합성전략 방법은 기본적으로 이론개발의 합성 방법에 따른다. 질적 방법이나 양적 방법을 구체적으로 설명하는 것은 이 책의 목표가 아니므로, 자세한 내용은 질적(Corbin & Strauss, 2015; Denzin & Lincoln, 2018)이나 양적(Hebel & McCarter, 2011; Plichta & Kelvin, 2013; Polit, 2010; Polit & Beck, 2017; Tabachnick & Fidell, 2014; Warner, 2013) 방법론 교과서를 참고하기 바란다.

참고문헌
REFERENCES

Corbin J, Strauss AC. *Basics of Qualitative Research: Techniques and Procedures for Developing Grounded Theory*. 4th ed. Thousand Oaks, CA: Sage Publications; 2015.

Denzin NK, Lincoln YS. *The Sage Handbook of Qualitative Research*. 5th ed. Thousand Oaks, CA: Sage Publications; 2018.

Hebel JR, McCarter RJ. *A Study Guide to Epidemiology and Biostatistics*. 7th ed. Gaithersburg, MD: Aspen; 2011.

Plichta SB, Kelvin E. *Munro's Statistical Methods for Health Care Research*. 6th ed. Philadelphia, PA: Lippincott Williams and Wilkins; 2013.

Polit DF. *Data Analysis and Statistics for Nursing Research*. 2nd ed. Boston, MA: Pearson; 2010.

Polit DF, Beck CT. *Nursing Research: Generating and Assessing Evidence for Nursing Practice*. 10th ed. Philadelphia, PA: Lippincott Williams & Wilkins; 2017.

Tabachnick BG, Fidell LS. *Using Multivariate Statistics*. 6th ed. Boston, MA: Pearson, Allen & Bacon; 2014.

Warner RM. *Applied Statistics: From Bivariate to Multivariate Techniques*. 2nd ed. Los Angeles, CA: Sage Publications; 2013.

CHAPTER

7

개념합성
Concept synthesis

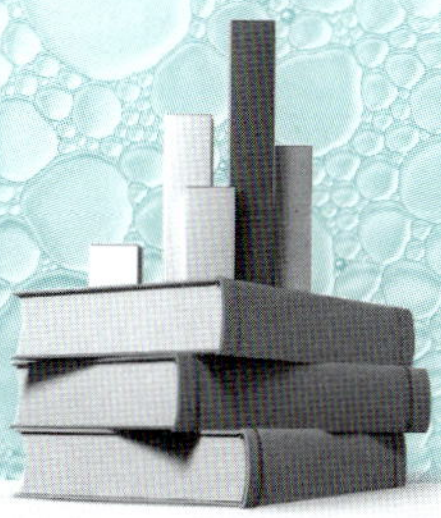

이 장을 읽기 전에

- 관찰한 임상현상을 명명할 방법이 없나요?
- 관련자료들을 모았는데, 요약할 방법이 없나요?
- 현상을 설명하는데, 현재의 설명이 부족하거나 혼란스러운가요?

들어가는 말

간호에서는 실무의 기반이 되는 근거에 대한 요구가 점차 증가되고 있다. 근거는 구체적인 그 어떤 것이어야 한다. 그 어떤 것이란 무엇일까? 간호사가 관심을 가지는 현상은 자신이 업무하는 동안 매일 다루는 것들이다. 그러나 그 현상을 기술하거나 설명 또는 예측하는 개념들을 쉽게 전달하거나 기록하는 방법으로 명명할 수 없기 때문에 현상을 서술하고 설명하고 예측하는 것은 제한적이다. 어떻게 생각하고, 무엇을 하며, 얼마나 효과적으로 수행하는지를 서술할 수 있을 때, 실무의 근거에 대해 방어적이지 않아도 된다. 개념합성은 간호실무에 관한 표준화된 언어를 개발하기 위한 아주 유용한 전략이다.

정의
DEFINITION

모든 합성전략과 마찬가지로, 개념합성은 관찰이나 경험적 근거에 기반을 두고 있다. 근거자료는 직접 관찰, 질적 근거와 양적 근거, 문헌 또는 이러한 방법을 조합해서 수집할 수 있다. 개념합성의 과정은 이론구성을 시작하는 가장 흥미로운 방법 중의 하나이며, 이론가가 임상경험을 출발점으로 하여 진행할 수 있다.

사실 개념합성을 하는 경우는 처음 단계부터 시작해야 한다. 개념은 하나 또는 그 이상의 사물의 속성에 대해 정돈된 정보이며, 속성은 사물들을 다른 개념과 구별할 수 있게 한다(Wilson, 1963). 따라서 관련된 현상의 차원이 불분명하거나 알려지지 않은 경우에 개념합성전략을 사용하는 이론가는 관련 사건이나 현상에 관한 정보를 유목화하거나 정리하는 새로운 방법을 찾아야 한다.

사실 모든 사람들은 개념을 합성하고 있다. 새로운 개념은 흔히 매우 일상적인 활동으로부터 형성된다. 새로운 개념의 개발은 천재성을 요구하지는 않는다. 사실 우리는 일상생활에서 경험의 폭이 넓어지고 증가함에 따라 새로운 개념 또는 분류를 만들어낸다. 어린 아이들은 말을 배울 때 사물들을 범주화하기 시작한다. 처음에는 그 분류가 항상 논리적이지는 않지만, 점차 어떻게 서로 유사한 사물 또는 사건들을 연관시키는 것인지 알아감에 따라 논리적으로 되어간다. 어린 아이들은 경험이 증가함에 따라 이미 알고 있던 물건의 개념이나 유목을 새로운 정보와 비교하기 시작한다. 만약 새로운 정보가 기존의 개념이나 분류에 적합하다면, 정보는 쉽게 이해된다. 그러나 그 정보가 이전의 개념이나 분류에 맞지 않는다면, 아이는 새로운 정보를 처리하기 위해 전략을 개발해야 한다. 이 경우 어린 아이는 다음 세 가지 방법 중 하나를 선택하게 된다. 첫 번째, 새로운 정보를 기존 방법대로 분류해서 잘못 명명하게 되거나, 두 번째, 새로운 정보를 완전히 무시하거나, 세 번째, 새로운 개념을 만들어낸다(Breen, 2002; Hunt, 1962; Spitzer, 1977; Stevenson, 1972).

이런 상황에서 아이의 부모, 교사 혹은 주위의 누군가가 어떻게 이해할 것인지에 대해 어린 아이에게 도움을 줄 수 있을 것이다. 만약 어린 아이가 네 개의 다리와 한 개의 꼬리를 가진 동물을 항상 '강아지'로 분류해 왔는데, 어느 날 똑같이 다리 네 개와 꼬리 한 개가 있는 동물이지만 젖통을 가지고 있고 '음매'하고 울며, 키가 120cm인 동물을 보았다면 이것은 어린 아이에게는 그동안 친근하게 보아온 강아지와는 차이가 있을 것이다. 이때 아이의 부모가 "저것은 '젖소'야."라고 말해주면 어린 아이가 새로운 개념을 가질 수 있도록 도와주는 것이다. 그러나 아이들은 항상 그렇게 운이 좋은 것이 아니다. 우리가 자신의 경험에서 새로운 현상을 직면하는 경우, 항상 주위의 누군가가 새 개념이 무엇이라고 말해 주지 않기 때문이다. 우리는 그 새로운 현상을 설명하기 위해 자신만의 명사를 만들어내야 한다. 이것이 곧 개념 형성이며, 개념합성의 전 단계이다.

다음은 개념을 합성하기 위한 방법들은 다음과 같다. (1) "이미 가지고 있는 구" 개념에서 새로운 차원의 발견, (2) 관련된 개념들의 유사점과 차이점 검토, (3) 이전에 기술된 적이 없는 새로운 현상이나 현상의 집합을 관찰이다. 새로운 개념이 발견되면, 그 개념의 의미를 전달해 주고 적절한 의사소통을 가능하게 해주는 명사를 선택하거나 만들어내야 한다. 새로운 개념은 정의되어야 하고 그 정의적 속성은 정확하게 서술되어야 한다. 이는 새 개념을 읽는 사람이나 사용하는 사람이 개념이 나타내고자 하는 것이 무엇이며 나타내지 않는 것은 무엇인지를 결정할 수 있게 하기 위함이다.

목적과 활용
PURPOSE AND USES

개념합성은 새로운 아이디어를 만들어내기 위해 사용된다. 또한 개념합성은 이론개발에 도움을 줄 수 있는 새로운 통찰력을 위해 자료를 검토하는 방법을 제공한다. 새로운 개념은 우리의 어휘를 풍부하게 하며 연구를 위한 새로운 분야를 제시해 준다.

역사적으로 보면 Dray(1959)의 '설명적 일반화(explanatory generalization)'에 대한 원래의 뜻은 개념합성과 매우 유사하다. 설명적 일반화란 "우리가 x, y, z를 묶어서 '이런 것 또는 저런 것'이라고 말할 수 있게 되는 합성과정"이라고 한다. 사실 설명한다는 것은 관심 있는 어떤 현상에 대해 적절한 분류를 찾아 그것을 명명하는 것이다. Gordon(1982)은 이와 같은 과정을 '양상 인식(pattern recognition)'이라고 하였다. 특히 이는 간호진단 개발에서 유용한 전략이다. 사실 거의 모든 새로운 진단, 새로운 증후군 혹은 새로운 분류는 개념합성에 의한 것이라고 할 수 있다. 새로운 현상이나 현상의 집합이 경험적으로 기술되거나 자료로부터 발생되었다면 개념합성의 과정은 이미 시작된 것이다.

개념합성은 (1) 개념개발이 거의 혹은 전혀 되어있지 않은 분야, (2) 개념개발이 되어 있기는 하지만 이론 또는 실무에 실제적인 영향을 미치지 못하고 있는 분야, (3) 현상에 대한 관찰은 이루어져 있으나, 아직 분류나 명명이 되지 않은 분야와 같은 상황에서 유용하다. 또한 개념합성은 다른 전략과 함께 사용하여 이론개발의 더 큰 프로그램의 한 부분으로 사용되기도 한다. 불유쾌증상과 같은 중범위이론이 이같이 다중전략 접근법을 사용한 것이다(Lenz, Suppe, Gift, Pugh, & Milligan, 1995).

개념합성의 접근법

APPROACHES TO CONCEPT SYNTHESIS

개념합성을 위해서는 질적 · 양적 · 문헌고찰을 따로 따로하거나 같이 병행하여 사용할 수 있다. 따라서 개념합성은 질적 · 양적 · 문헌 자료를 필요로 한다. 다음에서는 각각의 개념합성의 단계를 설명하고 예를 보여줄 것이다. 합성의 단계는 사용하는 자료의 종류에 관계없이 모두 같은 순서로 진행한다.

질적 자료 합성

질적 자료 합성은 정보를 얻기 위한 감각자료, 즉, 듣거나 관찰하여 얻어진 자료를 필요로 한다. 이는 어떤 사물이나 사건의 속성에 대해 양적으로, 수치화 하는 것이 아니라 사물의 특성에 관심을 가지는 것을 의미한다. 자료가 수집되면, 근거이론(grounded theory) 방법과 같이 자료의 유사점과 차이점을 검토한다(Benoliel, 1996; Corbin & Strauss, 2008; Eaves, 2001; Glaser, 1978; Glaser, 1992; Glaser & Strauss, 1967; Kirk & Miller, 1986; Mullen, 1994; Stern, 1994; Strauss & Corbin, 1998). 기본적으로 질적 자료 합성은 많은 관찰을 통해 양상을 인식하는 것이다(질적 방법은 제 8장 참조).

Denham(2002)의 가족 일상에 관한 연구가 질적 자료 합성의 좋은 예이다. 가족 일상과 관습에 대해서는 세 개의 문화기술지 연구가 미국 버지니아 아파라치아 지방에서 이루어졌다. 첫 번째는 학령전기 아동이 있는 가족에 대한 연구로서 건강습관을 다음과 같은 일곱 가지로 분류하였다; 식사습관, 수면과 휴식 양상, 활동 양상, 회피행위, 의존적 돌봄 활동, 의료에 대한 자문, 건강회복 활동. 두 번째 연구는 상실 가족에 대한 연구로서 건강습관을 다음의 다섯 가지로 분류하였다; 자기관리 습관, 가족돌봄, 의료에 대한 자문, 습관적 고위험 행위, 정신건강 행위. 세 번째 연구는 빈곤가정에 관한 연구로서 여섯 가지로 분류하였다; 자기관리 습관, 식이습관, 정신건강, 가족 돌봄, 예방적 관리, 질병 관리. Denham은 위의 세 연구에서 나온 자료를 기반으로 가족의 건강습관을 자기관리 습관, 안전 및 예방, 정신건강

행위, 가족간호, 질병 관리, 가족돌봄의 새로운 여섯 가지의 개념으로 통합하였다.

Kolanowski(1995)의 연구는 오래되었지만 질적합성의 좋은 사례이다. 이 연구에서는 치매 노인에게 나타나는 장애행위의 의미 있는 내용을 끌어내기 위해 질적 자료를 사용하였다. 이 연구에서 다섯 개의 분명한 유목을 발견하여 공격적 정신운동성 행위, 비공격적 정신운동성 행위, 언어적 공격행위, 수동적 행위, 기능적 손상행위로 명명하였다.

마지막으로 Elod와 Caltorp(2002)는 "공중보건 간호실무에 사용되고 있는 의료서비스의 분류"를 개발하기 위해 개념합성을 사용했다(p. 201). 스웨덴 환자기록에서 공중보건간호사가 제공한 보건의료서비스를 개념합성 프로젝트의 자료원으로 활용하였다. 프로젝트의 더 큰 목적은 공공보건간호서비스 모델을 개발하는 것이었다. 다단계 개념합성과정에는 먼저 "명사와 동사어구"를 찾고, 그 다음에는 간호활동을 186개로 명명하고, 추가적인 기록에서 새로운 활동을 찾고, 최종적으로 "임시 분류체계로 범주화"하였다(p. 202). 이 범주들은 다시 위계 단계로 조직하였다고 문헌고찰과 전문가 검토를 통해 범주들을 수정하고 확정하여 건강증진, 건강보호, 진단, 치료, 재활, 말기 간호의 6개 서비스 범주를 도출하였다.

양적 자료 합성

수량 혹은 통계적 자료는 양적 자료 합성을 위한 필수적 자료이다. 관심 현상에 대한 양적 자료를 얻을 수만 있다면 실험 또는 비실험연구, 단일 사례 또는 복수 사례 연구에 상관없이 활용할 수 있다. 새로운 개념을 구성하는 속성의 집합을 끌어내고 그 개념에 속하지 않는 속성들을 확인하기 위해 통계학적 방법이 사용된다. 특히 Q 방법론, 요인분석, 델파이 기법과 같은 방법이 유용하다. 정상 청소년의 심리적 증후에 대한 Oldaker(1986)의 연구는 양적 자료 합성의 좋은 예이다. Oldaker은 심리적 증후와 인격에 대한 몇 가지 지표를 사용하여 정체성 혼란과 관련된 네 개의 개념을 합성하기 위해 주 요인분석방법을 사용하였으며, 그 결과 친밀감, 부정적 정체성, 시간의 혼동, 근면의 혼란으로 개념이 합성되었다.

Kobasa(1979a, 1979b)의 생활 스트레스가 중 · 상위 관리자에게 미치는 영향에 대한 연구는 개념합성의 전형적인 양적연구이다. 이 연구의 놀라운 결과는 스트레스 수준이 높아 질병의 고위험군에 속한 관리자들 중 약 1/3은 질병이 전혀 없거나 거의 없다는 것이다. 이 관리자들이 다른 사람들과 다른 점은 무엇일까? Kobasa가 스트레스에 관해 알고 있었던 지식에 따르면 그 관리자들은 질병이 있어야만 했는데 스트레스 사건이 있음에도 그들을 질병으로부터 보호하는 그 어떤 요인이 있지 않을까 하는 질문을 하였다. 그 결과로서, Kobasa는 변화에 대한 개방성, 참여, 사건에 대한 통제 등에 대한 자료를 수집하기 위해 몇 가지 연구를 시작하였다. 연구자료의 분석을 통해 그 분야는 도전, 헌신, 통제로 다소 축소되었다. 최종적으로 세 개념을 결합시켜 그 뜻을 정확히 반영하는 큰 개념인 '강인성(hardiness)'이 도출되었다. 그 후 추가적인 연구에 의해 몇몇 직업에서는 그 개념을 확인하였으나 다른 직업에서는 지지되지 않았다. 그러나 그 개념은 이미 스트레스 이론과 간호학에 큰 영향을 끼쳤다(Cataldo, 1993; Kobasa, 1979a, 1979b; Kobasa, Hiker & Maddi, 1979; Lambert & Lambert, 1987; Nichols & Webster, 1993; Pines, 1980; Wagnild & Young, 1991).

문헌 합성

문헌 합성으로 개념을 구성하기 위해서는 관심 현상에 대한 신중한 문헌 검토가 필수적이다. 이러한 검토과정에서 이전에 인식되지 않았던 개념들이 대두될 수도 있다. 문헌 합성에서 특징적인 것은 문헌 자체가 곧 데이터베이스가 된다는 것이다. 문헌 합성의 한 예로 알츠하이머 환자의 수동적 행위에 대한 Colling(2000)의 연구를 들 수 있다. 15개의 연구에서 총 82개의 행위가 정리되었고 이는 다시 인지 감소, 정신운동 활동 감소, 정서 감정의 감소, 정서 반응의 감소, 사람들과의 상호작용 감소, 환경과의 상호작용의 감소의 여섯 개의 분야로 나뉘어졌다. 그 후 Colling은 그 여섯 분야와 행위를 정의하여 도구를 개발하였다. 저자는 노인 전문가 패널에게 그 행위를 분류하도록 하였고, 패널들의 분석에 따라 행위는 정련되고 축소되었다. 그 다음에는 같은 패널이 독립적으로 평가하였고 마지막으로 상호독립 분야인 인지 감소, 정신운동 활동 감소, 정서 감소, 사람들과의 상호작용 감소, 환경과의 상호작용 감소의 다섯 가지로 축소되었다. 이와 같은 새로운 개념들은 평가자들에 의해 일관성이 평가되었고 Need-Driven Dementia-Compromised Behavior 도구(Algase et al., 1996)와 일관성을 확인하였다.

두 번째 예는 Smith, Swallow, Coyne(2015)의 아동가족을 위한 두 가지 간호 기틀, 즉 가족 중심 간호와 간호에서의 파트너십의 두 가지 기틀을 통합한 것이다. 1999년과 2014년 사이에 발표된 두 개념과 관련된 30개의 연구를 이용하여, 자녀가 장기적인 만성질환을 가지고 있는 부모들의 근무(일)와 관련된 새로운 틀을 만들었다. 합성의 결과로 "참여를 위한 기틀-부모와 전문가의 협력"이라고 명명한 기틀에서 세 가지 새로운 개념이 나타났다(p. 20). 이 세 가지 개념은 "부모의 지식과 경험의 가치화", "돌봄제공자로서 역할 지지", "부모의 전문성을 임상 및 심리사회치료와 통합"(p. 20)이였다. 연구에는 독자들이 그 과정을 따라갈 수 있도록 표가 제시되어 있다. 또한 각각의 세 가지 새로운 개념을 뒷받침하는 두 가지 협업과정이 기술되어 있고, 이러한 과정들을 수행하는데 필요한 간호행위들도 제안되어 있다. 합성과정이 처음인 사람에게, 이 연구는 검토하기에 좋은 예이다.

문장합성의 마지막 예는 Finfgeld-Connett(2008)의 간호의 미학에 대한 연구이다. 1982~2006년까지의 문헌을 이용하여, 개념의 포괄적인 정의를 구성했다. 미학적 간호의 선행요소는 경험적이고 형이상학적인 지식으로 드러났고, 미학적 간호의 속성은 관계 중심적이고 전문가적인 실천과 창의성인 것으로 밝혀졌다. 결과는 건강 개선과 고통 완화를 목표로 한 도움이 되는 행동이었다. 환자와 간호사 모두 미학적 간호의 결과로서 이익을 얻는다. Finfeld-Connett의 최종 이론적 정의는 다음과 같다. "간호의 미학은 경험적 · 형이상학적 지식과 가치의 전문적인 사용과 적응으로 구성된 것으로 보인다. 그것은 관계 중심적이며 개별 환자의 요구를 충족시키기 위해 세심하게 간호를 제공하는 것과 관련이 있다. 불확실성에 직면했을 때, 창의성은 자율적인 방식으로 이용된다. 미학적 간호는 효율적인 실무를 장려하고 환자들의 정신적 · 육체적 안녕을 증진시키며, 미학적 간호를 통해 간호사의 직업적 만족과 개인적 성장이 나타난다."(p. 383).

혼합 방법

개념합성의 접근법은 한 가지 방법만을 사용할 수도 있고 혼합하여 함께 사용할 수도 있다. 접근법들을 언제 어떻게 사용해야 하는지에 대한 엄격한 규칙은 없다. 따라서 이론가의 필요와 과학의 발전 상태에 따라 합성 방법의 결정과 선택이 좌우된다. 다음은 개념합성의 한 가지 또는 혼합된 방법을 사용한 예이다(Anderson & Oinhausen, 1999; Beitz, 1998; Bunting, Russell, Gregory, 1998; Colling, 2000; Goldberg, 1998; Kolanowski, 1995; Polk, 1997; Wendler, 1999). 이 연구들은 유용한 새로운 개념들을 만들어내기 위해 어떻게 다양한 접근법들을 순차적으로 또는 혼합하여 사용하였는지 보여준다.

Goldberg(1998)는 영성의 의미를 탐구하기 위해 두 가지 방법으로 개념합성을 하였다. 문헌에 있는 영성의 속성들은 의미, 함께 함, 감정이입, 동정, 희망을 주는 것, 사랑, 종교 혹은 초월, 접촉, 치유였다. Goldberg는 먼저 이 속성들을 보다 적은 수로 묶은 다음, 중요한 유사점 즉 신체적 또는 정서적, 혹은 둘 다의 관련성을 검토함으로써 정신-신체의 이분법은 도움이 되지 않는다는 것을 깨닫게 되었고, 이 세 개를 하나의 개념으로 압축하여 '연결(connection)'이라고 명명하였다.

Clunn(1984)은 간호사가 '잠재적 폭력(potential violence)'이라는 간호진단을 내리기 위해 사용하는 단서에 대한 연구와 간호사가 폭력행위의 정도를 식별하는가에 대해 알아보기 위해 설문지를 병행한 근거이론 방법을 사용하였다. 이 연구에서 면담, 문헌, 도구를 사용하여 11개의 개념을 합성하였다. 이 11개 개념은 병력, 언어적 표현 내용, 동료 관계, 사회력, 배경 요인, 의도적인 운동행위, 비의도적 운동행위, 언어의 강도 혹은 정서성, 도착된 감정상태(pervasive affective state), 불안정한 정서반응, 불균형적 인지적 지표였다. Clunn은 이 11개의 개념으로부터 세 가지 주요 요인(상호작용, 행위, 인식)을 폭력의 잠재성 진단을 위해 가장 많이 사용되는 단서로 합성하였다. 이 세 요인은 연구의 질적 자료와 양적 자료에서 나온 것으로, 그 결과는 간호사가 대상자의 폭력에 대한 잠재성을 사정하기 위해 사용하는 실제 단서와 단서 분류의 지표였다. 응급실 간호사의 경우에는 이 개념들이 두드러지는 양상으로 보였으나 주립병원 간호사에서는 같은 양상이 보이지 않았다고 했다.

마지막으로, Burke, Kaufmann, Costello와 Dillon(1991)은 여러 자원으로부터 얻은 자료를 이용하여 만든 개념합성의 좋은 예를 보여주었다. 반복적인 입원을 하는 만성질환아 부모의 스트레스에 관한 연구에서 두 개의 새로운 개념을 합성하였다. 첫 번째 개념은 부모-의료인 간의 상호작용에 대한 부모의 지각을 반영하는 '위험한 비밀(hazardous secrets)'이다. 부모는 이러한 비밀(예: 잘못된 정보, 치료에서의 차이, 의료인의 미숙)이 아이에게 잠재적으로 위험하다고 생각했다. 두 번째 개념은 부모가 스트레스를 관리하기 위한 과정을 반영하여 '주저하며 책임을 지는 것(reluctantly taking charge)'이라 명명하였고, 경계, 타협의 규칙, 중지를 명함, 지속적인 정보 추구를 포함하였다.

개념합성의 절차

PROCEDURES FOR CONCEPT SYNTHESIS

개념합성의 단계를 순차적으로 논의하겠지만, 대부분의 전략에서와 같이 이 단계들은 반복된다. 즉 항상 한 단계씩 차례로 진행하는 것이 아니라 단계들을 몇 번씩 돌아가거나 단계 간에 뒤로 갔다 앞으로 갔다 하기도 한다. Glaser와 Strauss(1967)는 이러한 과정을 이론적 포화에 도달하는 것이라고 하였다. 이를 위해서는 문헌고찰과 사례연구를 포함한 많은 자원을 이용함으로써 관심 분야에 대해 완전히 익숙해져야 한다. 모든 것이 사용 가능한 잠재적 자료원이 될 수 있다.

이론적으로 포화되는 동안 수집된 자료를 분류하기 시작해야 한다. 이때는 분류체계가 엄격할 필요는 없고, 오히려 체계가 다소 느슨한 것이 더 좋다. 자료를 분류하는 동안 서로 밀접하게 관련되거나 자주 중복되는 현상이 보이면 그것들을 한 개씩 묶음으로 만든다. 이렇게 분류된 범주는 다른 범주와 서로 비교해 보아야 한다. 컴퓨터에서 요인분석방법을 사용하여 이 과정을 진행할 수도 있지만, 이론가가 직접 눈으로 확인하면서 검토하는 것도 별로 어려운 것은 아니다.

일단 모든 내용이 묶음으로 만들어진 것에 만족하게 되면, 그 묶음들이 어떤 계층 구조를 가질 수 있는지 검토한다. 만약 매우 유사해 보이는 묶음들이 있지만 그 중 어느 하나가 다른 것보다 더 추상적이거나 광범위한 성질을 가지고 있다면, 두 개 중 하나는 상위 개념으로 만드는 것이 유익할 수 있다. 새로운 개념이 가능한 많이 축소되었을 때 그것을 정확히 기술하고 의사소통이 가능한 이름으로 명명해야 한다.

개념이 명명되면 그 다음에는 새로운 개념을 경험적으로 입증하고 필요 시 수정하는 것이다. 입증에는 그 개념이 경험적으로 지지되는가를 알아보기 위해 문헌, 현지조사, 자료수집, 동료들에게로 다시 되돌아가는 단계가 필요하다. 다시 말해, 어떤 자료원이 그 개념을 확장, 명료화, 취소, 혹은 제한하는 추가적인 정보를 제공할 수 있는가? 이 과정은 이론가가 더 이상의 새로운 정보를 얻을 수 없을 때까지 반복된다. 이 시점에서 모든 과정은 끝나고 새로운 개념은 적절하다고 간주된다. 이때 새로운 개념은 정의적 속성을 포함하는 이론적 정의(theoretical definition)로 기술되어야 한다.

마지막 단계는 가능하다면 합성된 새로운 개념이 기존 이론의 어느 부분에 부합되는지를 결정하는 것이다. 유의해야 할 점은 새로운 개념이 쓰이게 되는 연구나 실무의 잠재적 접근법을 찾는 것이다. 심지어 개념이 현재의 이론적 견해와는 본질적으로 매우 달라 완전히 새로운 연구분야가 필요하게 되는 경우도 있다. 세균학 분야를 만들어낸 미생물의 발견이 좋은 예이다. 때로는 상대성 개념이 물리학 분야의 방향을 완전히 바꿔놓았던 것이거나 인간 게놈 지도(human genome mapping)가 인간의 건강과 질병에 대한 연구에 혁명을 일으켰을 때처럼, 기존의 사고체계가 완전히 바뀌는 경우도 있다.

관심이 있는 현상에 대해 계속해서 기억하고 있던 생각을 현재의 생각으로 계속 바꾸어 보는 것은 개념합성을 촉진하는 중요한 요인이 된다. 자신의 관심 분야에 완전히 친숙해지는 것은 매우 중요하다. 또한 의미있는 많은 지식을 기억할 수 있는 것도 마찬가지로 중요하다. 그리고 본인의 생각을 기록하고 그것에 집중하는 기간을 갖는 것도 생각을 민감하게 하는 데 도움이 된다. 이러한 방법을 통해 기존의 사고방식으로는 생각하지도 못하는 현상이 더 분명해지게 된다.

그러나 기억은 틀리기 쉽기 때문에 이론가가 자신을 위한 메모장이나 컴퓨터 파일을 만들고 이 메모장에 관찰을 꼼꼼히 기록해야 한다. 관찰이란 직접 현상을 관찰한 것, 통계학적 결과 또는 문헌으로부터의 정보요약 등이 포함될 수 있다. 메모할 때와 메모 파일들을 검토할 때 그 자료에 대한 통찰력과 해석을 메모에 추가해야 한다. 이렇게 요긴한 메모는 개념합성을 위한 초기 단계와 그 후 단계에서 상위 개념을 개발하기 위한 분류의 발전을 위한 기반을 마련해 준다(Schatzman & Strauss, 1973).

개념합성을 촉진하는 또 하나의 중요한 요인은 관찰능력이다. 예리한 관찰자는 전혀 보지 못하는 사람보다 새로운 현상을 볼 가능성이 더 높은 것이 사실이다. 이러한 기술은 타고난 것이 아니며, 훈련을 통해 습득되는 것이다. 예를 들어, 임상실무를 관찰하면 새로운 현상을 발견할 수 있고, 실무에 대한 질문을 하면 중재에 대한 새로운 아이디어를 형성할 수 있다(만일 자신이 신중한 관찰자가 아니라고 느낀다면, 본 장의 마지막 부분에 있는 연습문제 1을 해보도록 한다).

근거를 평가하는 기술은 관찰기술에 따른 당연한 결과이다. 자료를 보고, 그 자료의 가치를 결정하여 새로운 생각을 끌어낼 수 있는 능력도 배워서 향상될 수 있다. 근거기반실무에 관한 문헌에는 근거를 평가하는 방법의 예가 많이 있다. 본 장의 마지막에 있는 '추가 자료'나 좋은 연구를 평가해 보면 중요한 자료의 가치를 알아보는 능력을 기르는 데 도움이 될 것이다.

개념합성에 영향을 미치는 마지막 주요 요인은 새로운 생각에 대해 열려있는 태도이다. 이는 최소한 새로운 어떤 것을 발견하는 것에 대한 두려움이 없어야 한다는 뜻이다. 많은 간호사들은 배웠던 대로 정확하게 간호업무를 수행할 뿐, 새로운 방법이나 사물에 대한 새로운 생각을 가지고 질문을 하거나 실험해보려 하지 않는다. 많은 사람들에게 변화란 상당히 위협적이며, 새로운 개념을 합성하는 것은 어떤 변화를 시도하는 것이다. 따라서 개념합성이 일어나기 전에 간호사는 새로운 생각의 가능성을 받아들여야 한다.

새로운 생각은 모든 감각으로부터 온다. 우리는 대부분 언어적 · 수학적으로는 훈련되어 있으나 새로운 생각에 도달하기 위해 미각, 후각, 시각 혹은 촉각에 의지하는 연습은 하지 않았다. 관심 현상에 대한 새로운 생각에 도달하기 위해 의도적으로 언어적 혹은 수학적 기술 이외의 다른 것을 활용하는 것이 다양한 사고에 도움이 되기도 한다.

새로운 개념을 만들어내기 위해 모든 감각을 사용하는 것은 오랜 시간을 필요로 한다. 합성의 과정은 새로운 무언가를 창조하는 것이므로 단시간에 만들어질 수는 없다. 아이디어가 개발되거나 '함양'되는 데는 시간이 필요하므로 느긋하게 생각하도록 한다.

장점과 제한점

ADVANTAGES AND LIMITATIONS

개념합성은 이미 사용되고 있는 자료로부터 새로운 것을 창조하기 위한 방법을 제공한다. 개념합성은 새로운 통찰력을 제공하며, 이론개발과 같은 옷감에 짜임새와 풍부함을 더해 준다. 간호정보학과 전자의무기록의 활용이 증가하고 있는 것을 고려하면, 간호현상과 간호활동의 명명은 특히 개념합성과 관련이 있다. 개념합성의 과정은 잠재적인 간호진단, 중재, 결과를 만들어내고 명명하는 방법으로서 매우 유용하다.

개념합성은 시간을 요하며 위험을 감수해야 한다. 이론가는 원자료로부터 시작하여 새로운 생각을 끌어내기 위해 노력해야 한다. 이는 빨리 진행될 수도 있지만 대부분 상당한 시간과 생각을 거친 후에야 가능하게 된다.

또한 개념을 입증하는 것 역시 시간이 필요하고, 이때가 이론가에게는 가장 힘들게 느껴지는 시기이다. 혹시 새로운 개념이 입증될 수 없으면 어떻게 해야 하는가? 특히 이론가가 새로운 개념을 자신의 창작물로 보고 지나치게 집착해 있을 때 잘못될 것이라는 두려움은 더욱 강하다. 여기서 필수적인 것은 이론가가 객관적이고 과학적이어야 한다는 것이다. 개념이 진정으로 자료에 근거한 것이라면 약간의 수정만으로 입증할 수 있을 것이다.

마지막으로, 개념 자체는 현상을 기술하는 데 유용하다. 개념은 설명, 예측 혹은 처방을 제공하지는 않는다. 이와 같은 기능은 가설이나 이론개발의 가능성을 가지고 개념들이 서로 관계문장으로 연결된 후에만 가능하다.

개념합성의 활용

UTILIZING THE RESULTS OF CONCEPT SYNTHESIS

개념합성은 어떤 것을 분류하여 설명하고자 할 때 혹은 전적으로 새로운 개념이 필요하거나 옛 개념에 대한 새로운 사용이 필요할 때 유용하다. 그러나 일단 개념을 합성하고 나면 새로운 개념을 어디에 사용할 수 있을까?

이때 다음의 몇 가지 작업을 할 수 있으며, 또 해야 한다. 첫 번째는 새로운 개념을 입증, 지지 혹은 타당화하는 것이다(제 13장 참조). 이는 연구에서 내용타당도를 수립하는 것과 유사하며 같은 방법을 사용할 수 있다. 일단 개념이 충분한 지지를 얻으면 정의적 속성을 포함하는 좋은 이론적 정의로 기록되어야 한다. 이론적 정의가 완성되면 새로운 개념을 발표하여 많은 학자들, 임상간호사와 공유해야 한다.

간호학문에서 지식의 발전은 타당한 새로운 개념을 필요로 한다. 새로운 개념은 과학과 실무를 위해 유용하다. 개념합성에 의한 새로운 개념은 간호교육에 활용되어 학생들이 의미 있는 방법으로 간호현상을 기술하기도 하고, 환자의 요구나 간호행위를 분류하는 데 도움이 될 수도 있다. 실무에서 새로운 개념은 의료인들에게 환자의 문제, 새로운 간호진단, 새로운 간호중재에 대한 참신한 견해를 제공할 수 있다. 연구와 이론구성에서 새로운 개념은 새로운 가설을 제공하거나 관심 현상에 대한 사고의 변화를 유도하여 더 많은 연구를 생성하게 할 것이다.

요약
SUMMARY

개념합성은 다양한 자료의 요소들을 합하여 이전에는 분명하지 않았던 어떤 양상이나 관계를 밝혀 새로운 개념을 만들기 위해 사용되는 방법이다. 개념합성의 단계에는 관심 분야와 완전히 친숙해지는 단계, 관심 분야에 대해 수집한 자료를 대충 분류하는 단계, 비슷하거나 중복되는 것으로 보이는 현상을 묶고 결합하는 단계, 그 묶음의 성격을 정확히 나타내고 그것에 대한 의사소통을 증진시킬 수 있는 이름을 선택하는 단계, 새로운 개념을 경험적으로 입증하는 단계, 새로운 개념이 현재 이론과 실무에 적합한지 혹은 어디에 적합한지를 결정하는 단계가 포함된다.

개념합성은 매우 창조적인 활동이며, 주어진 관심 분야에 중요하고 새로운 정보를 추가하기도 한다. 이 전략은 완성하는 데 많은 시간이 필요하며, 합성된 개념 자체만으로는 예측 가능성을 제공하지 못한다는 제한점이 있다.

연습문제

PRACTICE EXERCISE

1. 관찰하기

주변에서 한 가지 물건, 예를 들어 자주 사용하는 장비 혹은 매일 다루는 물건을 선택하고 그 물건을 10분 동안 관찰한다. 관찰한 것을 목록으로 만들어 보자. 목록에 몇 개가 쓰여졌는가? 만약 목록이 몇 개 안 된다면 다시 돌아가 그 물건들을 따로 떼어서 10분간 더 관찰한다. 이제 목록이 더 길어졌는가? 그 물건의 각 조각을 따로 기술하였는가? 그러지 않았다면 왜 그렇게 관찰하였는가?

이제 다시 돌아가서 그 물건의 모든 가능한 용도를 10분 동안 나열한다. 목록이 얼마나 길어졌는가? 그 목록은 물건의 부분과 전체에 대한 용도를 다 기술하였는가? 그러지 않았다면 왜 그렇게 기술하였는가? 예리한 관찰자가 되기 위해 고정관념을 버리고 친숙한 어떤 것을 볼 때 창의적이고 열린 마음을 유지하는 것이 필요하다.

2. 기억하기

전화기의 번호판을 보지 않고 글자와 번호를 알맞게 써 넣는다(Adams, 1979).

처음부터 한 번에 완전하게 그릴 수 있는 사람은 거의 없다. 이 연습은 전화번호판을 매일 사용하기 때문에 필요한 모든 자료를 가지고 있다고 생각하지만, 실제로는 너무 친숙하여 더 이상 전화를 자세히 보지 않는다는 것을 알게 해 준다. 이러한 연습을 직장에서 매일 사용하는 물건을 가지고 다시 해 본다. 먼저 보지 않고 그린 다음 다시 돌아가서 그 물건을 보며 다시 그려보면 처음과 나중이 얼마나 다른지 알게 된다.

3. 개념묶기

다음에는 28개의 개념이 있다. 이 목록에서 두 개의 개념묶음을 만든다.

비누	자동차	화산	오리
테니스채	책상	모자	탈취제
개	투표	물고기	버스
칫솔	음반	풀	대걸레
정책	코끼리	지침	오렌지
개구리	아보카도	선율	피리
우산	바구니	물통	회중시계

4. 개념합성하기

개념합성의 단계를 경험하기 위해 실제 있을 법한 사례로 연습문제를 만들어 보았다. 여러분의 시작을 돕기 위해 형태분석에 사용하는 매트릭스(matrix)가 여기에 있다(Adams, 1979).

여러분과 동료 간호사가 병원에서 환자를 다른 곳으로 옮기는 방법이 비효율적이어서 힘들어한다고 가정해보자. 이에 환자 이송에 대한 새로운 개념을 찾기로 한다. 매트릭스를 만들기 위해 세 가지의 요소가 필요하며, 이는 (1) 쓸 수 있는 전원, (2) 환자를 옮길 수 있는 장치, (3) 옮길 수 있는 수단이다. **그림 7.1**은 우리가 만든 매트릭스인데, 여러분이 생각나는 대로 더 추가해 보자.

이제 세 축에서 항목 하나씩을 무작위로 선택하여 결합시켜 본다. 그 결과 사람의 힘으로 작동되는 바퀴가 있는 침대라면 그것은 바퀴 달린 환자 수송용 들것이다. 이것은 별로 도움이 안 된다. 그러나 컴퓨터로 작동되는 선로 위의 침대가 선택되었다면 어떠한가? 그것은 새로운 생각이다. 이제 이런 연습을 몇 번 해보고, 그 조합을 나열한 다음 그 조합 중 두 가지의 가장 새로운 생각을 선택한 후, 새로운 현상을 나타내는 이름을 명명한다. 상상력을 발휘해 보자. 예를 들어 선택한 조합이 어깨에 걸메는 붕대(sling), 공기 에너지(pneumatic power), 관(tube)이라면, 이를 뭐라고 칭할 것인가? 공기-수송? 또는 공기-슬링? 여러 가지 가능성이 있을 것이다.

다음의 두 단계는 개념을 경험적으로 검증하는 것이다. 입증을 위해서는 예비 실험을 해

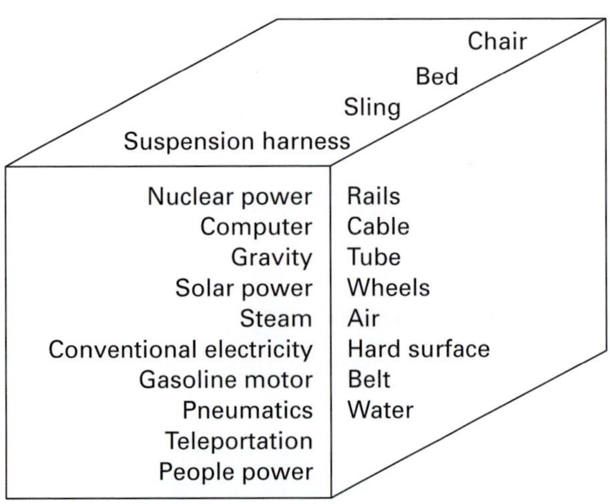

그림 7.1 3차원 매트릭스

서 시제품 모델을 만들기 위한 기술 및 행정적 · 재정적 지원이 가능한지의 여부를 조사하는 것이 필요하다. 예비시험을 통해 그 모델의 실행가능성, 효율성, 효과성을 파악한다. 마지막 단계는 그 시제품이 병원의 사용자에게 적합한지 또는 완전히 새로운 체계가 필요한지를 결정한다.

앞선 간단한 연습은 매우 인위적이긴 하지만 개념합성의 한 예이며, 합성하는 기본적인 단계를 보여주는 것이다. 연습이 완벽함을 만든다는 것을 기억하자.

참고문헌

REFERENCES

Adams JL. *Conceptual Blockbusting: A Guide to Better Ideas*. 2nd ed. New York, NY: W.W. Norton; 1979.

Algase DL, Beck C, Kolanowski A, Berent SK, Richards K, Beattie E. Need-driven dementiacompromised behavior: An alternative view of disruptive behavior. *Am J Alzheimer's Dis*. 1996;11(6):10–19.

Anderson JA, Oinhausen KS. Adolescent self-esteem: A foundational disposition. *Nurs Sci Q*. 1999;12(1): 62–67.

Beitz JM. Concept mapping: Navigating the learning process. *Nurse Educ*. 1998;23(5):35–41.

Benoliel JQ. Grounded theory and nursing knowledge. *Qual Health Res*. 1996;6:406–428.

Breen J. Transitions in the concept of chronic pain. *Adv Nurs Sci*. 2002;24(4):48–59.

Bunting SM, Russell CK, Gregory DM. Computer monitor. Use of electronic mail (email) for concept synthesis: An international collaborative project. *Qual Health Res*. 1998;8(1):128–135.

Burke SO, Kaufmann, E, Costello EA, Dillon MC. Hazardous secrets and reluctantly taking charge: Parenting a child with repeated hospitalizations. *Image*. 1991;23(1):39–45.

Cataldo JK. Hardiness and depression in the institutionalized elderly. *Appl Nurs Res*. 1993;6(2):89–91.

Clunn P. Nurses' assessment of a person's potential for violence: Use of grounded theory in developing a nursing diagnosis. In: Kim MJ, McFarland GR, McLane AM, eds. *Classification of Nursing Diagnoses: Proceedings of the Fifth National Conference*. St. Louis, MO: Mosby; 1984, pp. 376–393.

Colling KB. A taxonomy of passive behaviors in people with Alzheimer's disease. *J Nurs Scholarsh*. 2000;32(3):239–244.

Corbin J, Strauss AC. Basics of Qualitative Research: *Techniques and Procedures for Developing Grounded Theory*. 4th ed. Thousand Oaks, CA: Sage Publications; 2015.

Denham SA. Family routines: A structural perspective for viewing family health. *Adv Nurs Sci*. 2002;24(4):60–74.

Dray W. "Explaining what" in history. In: Gardiner P, ed. *Theories of History*. New York, NY: Free Press; 1959.

Eaves YD. A synthesis technique for grounded theory data analysis. *J Adv Nurs*. 2001;35(5):644–653.

Elo SL, Calltorp JB. Health promotive action and preventive action model (HPA model) for the classification of health care services in public health nursing. *Scand J Public Health*. 2002;30:200–208.

Finfgeld-Connett D. Concept synthesis of the art of nursing. *J Adv Nurs*. 2008;62(3):381–388.

Glaser BG. *Theoretical Sensitivity*. Mill Valley, CA: Sociology Press; 1978.

Glaser BG. *Basics of Grounded Theory Analysis*. Mill Valley, CA: Sociology Press; 1992.

Glaser BG, Strauss AL. *The Discovery of Grounded Theory: Strategies for Qualitative Research*. Chicago, IL: Aldine; 1967.

Goldberg B. Connection: An exploration of spirituality in nursing care. *J Adv Nurs*. 1998;27(4):836–842.

Gordon M. *Nursing Diagnosis: Process and Application*. New York, NY: McGraw-Hill; 1982.

Hunt EB. *Concept Learning*. New York, NY: Wiley; 1962.

Kirk J, Miller ML. *Reliability and Validity in Qualitative Research*. Beverly Hills, CA: Sage Publications; 1986.

Kobasa SC. Personality and resistance to illness. *Am J Commun Psychol*. 1979a;7:413–423.

Kobasa SC. Stressful life events, personality, and health: An inquiry into hardiness. *J Pers Soc Psychol*. 1979b;37:1–11.

Kobasa SC, Hiker RRJ, Maddi SR. Who stays healthy under stress? *J Occup Med*. 1979;21:595–598.

Kolanowski AM. Disturbing behaviors in demented elders: A concept synthesis. *Arch Psychiatr Nurs*. 1995;9(4):188–194.

Lambert CE, Lambert VA. Hardiness: Its development and relevance to nursing. *Image*. 1987;19(2):92–95.

Lenz ER, Suppe F, Gift AG, Pugh LC, Milligan RA. Collaborative development of middlerange nursing theories: Toward a theory of unpleasant symptoms. *Adv Nurs Sci*. 1995;17(3):1–13.

Mullen PD. The potential for grounded theory for health education. In: Glaser BG, ed. *More Grounded Theory Methodology: A Reader*. Mill Valley, CA: Sociology Press; 1994, pp. 127–145.

Nichols PK, Webster A. Hardiness and social support in human immunodeficiency virus. *Appl Nurs Res*. 1993;6(3):132–136.

Oldaker S. Nursing diagnoses among adolescents. In: Hurley ME, ed. *Classification of Nursing Diagnoses: Proceedings of the Sixth National Conference*. St. Louis, MO: Mosby; 1986, pp. 311–318.

Pietrzak RH, Johnson DC, Goldstein MB, Malley JC, Rivers AJ, Morgan CA, et al. Psychosocial buffers of traumatic stress, depressive symptoms, and psychosocial difficulties in veterans of Operation Enduring Freedom and Iraqi Freedom: The role of resilience, unit support, and postdeployment social support. *J Affect Disord*. 2010;120(1–3):188–192.

Pines M. Psychological hardiness: The role of challenge in health. *Psychol Today*. 1980;14(7): 34–42, 98.

Polk LV. Toward a middle-range theory of resilience. *Adv Nurs Sci*. 1997;19(3):1–13.

Schatzman L, Strauss AL. *Field Research: Strategies for a Natural Sociology*. New York, NY: Prentice Hall; 1973.

Smith J, Swallow V, Coyne I. Involving parents in managing their child's long-term condition: A concept synthesis of family-centered care and partnership-in-care. *J Pediatr Nurs*. 2015;30(1):143–159.

Spitzer DR. *Concept Formation and Learning in Early Childhood*. Columbus, OH: Merrill; 1977.

Stern PN. The grounded theory method: Its uses and processes. In: Glaser BG, ed. *More Grounded Theory Methodology: A Reader*. Mill Valley, CA: Sociology Press; 1994, pp. 116–126.

Stevenson HW. Concept learning. In: Stevenson HW, ed. *Children's Learning*. New York, NY: Appleton-Century-Crofts; 1972, pp. 308–322.

Wagnild G, Young M. Another look at hardiness. *Image*. 1991;23(4):257–259.

Wendler MC. Using metaphor to explore concept synthesis. *Int J Hum Caring*. 1999;3(1):31–36.

Wilson J. *Thinking with Concepts*. New York, NY: Cambridge University Press; 1963.

추가 자료
ADDITIONAL READINGS

Eakes GC, Burke ML, Hainsworth MA. Middle-range theory of chronic sorrow. *Image*. 1998;30(2):179–184.

Harris CC. Cultural values and the decision to circumcise. *Image*. 1986;18(3):98–104.

Hurley ME, ed. *Classification of Nursing Diagnoses: Proceedings of the Sixth National Conference*. St. Louis, MO: Mosby; 1986.

Klausmeier H. The nature of uses of concepts. In: *Learning and Human Abilities: Educational Psychology*. 4th ed. New York, NY: Harper & Row; 1975, pp. 268–298.

Kleinmuntz B, ed. *Concepts and the Structure of Memory*. New York, NY: Wiley; 1967.

Long KA, Weinert C. Rural nursing: Developing the theory base. *Sch Inq Nurs Pract*. 1989;3(2):113–127.

Moch SD. Health-within-illness: Concept development through research and practice. *J Adv Nurs*. 1998;28(2):305–310.

Rogge MM. *Development of a Taxonomy of Nursing Interventions: An Analysis of Nursing Care in the American Civil War*. Unpublished doctoral dissertation. Austin, TX: University of Texas; April 1985.

Rosenbaum JN. Self-caring: Concept development in nursing. *Recent Adv Nurs*. 1989;24:18–31.

Ryan-Wenger NM. A taxonomy of children's coping strategies: A step toward theory development. *Am J Orthopsychiatry*. 1992;62(2):256–263.

Sandelowski M, Docherty S, Emden C. Qualitative metasynthesis: Issues and techniques. *Res Nurs Health*. 1997;20:365–371.

Whittemore R, Roy C. Adapting to diabetes mellitus: A theory synthesis. *Nurs Sci Q*. 2002;15:311–317.

Williams A. A literature review on the concept of intimacy in nursing. *J Adv Nurs*. 2001;33:660–667.

CHAPTER

8

문장합성

Statement Synthesis

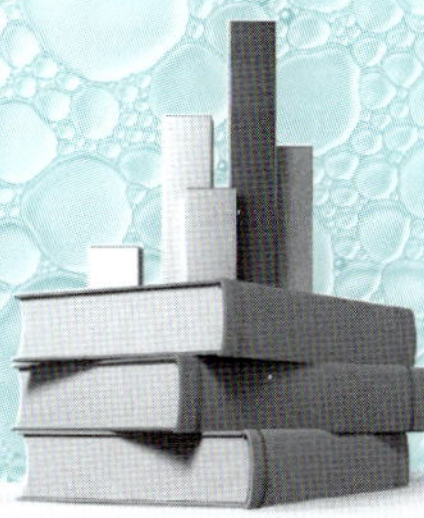

이 장을 읽기 전에

- 기존 자료들에서 연구문제 또는 임상실무 영역에 대해 하나 이상의 관계 문장을 통합하기 위한 방법을 찾고 있나요?
- 구성하려는 문장에 대한 기존 연구들을 식별하고 검색하는 데 도움이 되는 데이터베이스에 대한 접근 권한이 있나요?

들어가는 말

위의 두 가지 질문에 '예'라고 대답했다면, 문장합성은 목표를 달성하기 위한 전략이 될 수 있다. 다른 문장개발전략과 달리, 문장합성은 시작점으로서의 어떤 형태로든 근거를 요구한다. 근거를 이용하여 개념들 간의 관계에 대한 문장을 개발하는 것은 이론가의 관심 현상에 대한 이해를 증가시킨다. 문장합성은 단순한 두 요인 또는 세 요인 간의 관계에 대한 지식에 기여할 수 있다. 위험관련요인과 중재, 성과에 대해 합성된 문장은 위험요인 사정과 중재를 위한 근거기반실무지침의 근간이 된다. 또한 문장합성은 이론합성이라는 더 큰 목표를 위한 필수적인 사전단계가 될 수도 있다. 그래서 문장합성은 이론개발의 사전과정이며, 특히 관찰이나 자료에서부터 일반적 문장을 만들 때 이 방법이 사용된다. 비록 단순하고 낮은 단계같이 보이지만, 실무나 연구를 위해서는 매우 중요한 도구이다(쉽게 이해하기 위해 제 3장의 문장에 관한 내용을 다시 읽기 바란다).

정의

DEFINITION

문장합성은 근거에 기반을 둔 두 개 이상의 개념 간의 관계를 구체화하는 전략이다. 근거는 (1) 개인이나 집단을 관찰하거나 인터뷰해서 질적 또는 양적 방법으로 얻은 자료, (2) 문헌고찰, 관련된 연구들로부터 도출된 결론, 실무의 기준이나 실무지침서와 같은 다양한 자원들로부터 찾을 수 있다.

논리적으로 문장합성에는 두 가지 방법인 근거로부터 추론하는 방법과 구체적인 추론으로부터 더 추상적인 것으로 일반화하는 방법이 있다(**그림 8.1**).

근거로부터 추론하는 과정은 일련의 심사숙고한 관찰로부터 만들어지는데, 이는 상호 관련된 개념의 기초가 된다. 예를 들어, 간호사가 노인요양시설에 있는 치매환자들의 돌봄 경험을 알아보기 위해 돌보미를 대상으로 면담할 수 있다. 면담 내용을 필사하여 분석한 내용에서 치매환자들을 돌보는 경험과 관련된 생각들을 묶게 되고, 간호사는 다음과 같은 관계문장을 만들 수 있다.

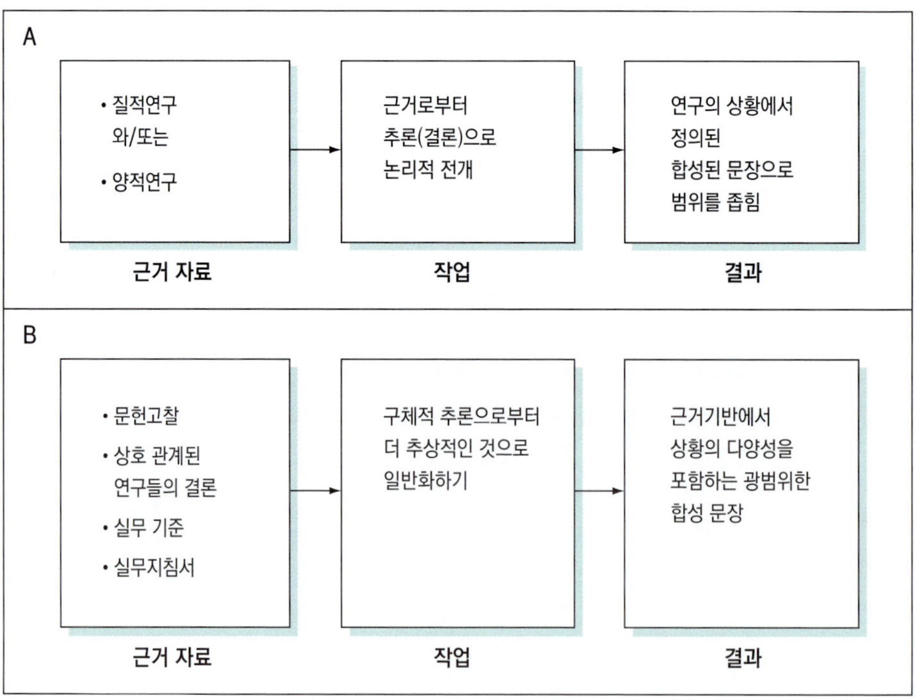

그림 8.1 근거에 기반한 문장합성

노인 돌보미들이 양로원에 오기 전에 노인들의 생활에 대한 감각이 있다면 노인들과 훨씬 더 친하게 잘 지낸다(그림 8.1a).

두 번째, 근거로부터 문장을 합성하기 위한 자료는 많은 개별 관찰이나 측정된 것을 요약하기 위해 통계적 기법을 사용한다. 상관계수와 같은 통계방법들은 두 변인 간의 관계여부와 강도를 설명할 수 있다. 이 문장합성은 통계숫자로 표시되는 관계들을 말이나 언어형식으로 전환해 준다. 예를 들어, 간호사가 사회화와 폭식 두 변인에 관한 자료를 수집하는데 두 변인 간의 상관계수가 $r=0.35$, $p<0.05$라고 가정해보자. 이 통계적 정보는 다음과 같이 표현될 수 있다.

사회화가 증가될수록 폭식이 증가한다.

통계적 자료에 근거한 문장합성은 서술적(비실험적) 연구와 실험적 연구를 적용할 수 있다.

세 번째, 근거의 세 번째 자료는 이론가가 이미 발표된 많은 연구로부터 주제를 선택하여 문장합성을 시작한다(그림 8.1b). 예를 들어, 병원간호사에 대한 폭력을 증가시키거나 감소시키는 기관과 의사소통 요인을 찾기 위해 연구문헌을 전자 검색할 수 있다. 합성과정은 검색된 문헌에 보고된 변인들 간의 관계를 나열하면서 시작한다. 관계들은 간호사에 대한 폭력을 증가시키거나 감소시키는 다양한 기관적 요인들과 의사소통 요인들의 명확하고 일반적인 문장을 위하여 조직화되고 합쳐진다. 많은 연구에서 어떤 개념 또는 변인의 관계들이 계속해서 반복적으로 발견되는가 하면 어떤 관계 문장은 한두 개의 문헌에서만 나타나기 때문에 각 문장에 얼마나 많은 근거들이 있는가에 따라 문장들이 묶여질 수도 있다. 이러한 분류작업과 문헌에 나타난 근거에 대한 지지의 경중은 체계적 고찰과 건강관리의 근거기반이 된다.

이상의 서론적 설명은 다양한 방법으로 문장합성전략에 접근할 수 있음을 보여준다. 방법이 다양하지만, 중요한 것은 두 개 이상의 개념들 간의 관계에 대한 명확한 문장을 만드는 것이다. 더 나아가 문장합성을 이용하는 이론가는 현실세계로부터 얻은 정보를 통합하거나 정리하며 그 정보로부터 관계양상을 찾아낸다. 그래서 관찰이나 다른 과학적 측정방법, 예를 들어 면담과 기계판독 등은 문장합성과정에서 필수적이다.

본 장의 끝에는 관심 있는 독자를 위해 통계학 입문 자가평가 문제를 첨부하였고, 여러 가지 도움이 되는 통계학 관련 참고문헌도 제시하였다. 이 통계학 입문은 양적 자료를 이용하는 문장합성에 많은 도움을 줄 것이다. 독자는 이러한 자가평가를 통해 스스로의 통계지식을 평가하거나 기억을 새롭게 할 수 있을 것이다.

모든 문장합성 방법을 위해 통계학을 잘 알아야 되는 것은 아니지만 많은 양의 정보를 수집할 때는 통계방법을 잘 알고 있는 것이 도움이 된다. 통계방법들은 수집된 많은 양의 양적 자료를 좀 더 해석 가능한 형태로 압축시킬 때 유용하다. 그러나 통계학과 문장합성을 혼돈해서는 안 되며, 통계기법은 다만 관심 분야의 개념들 간의 관계를 구체화하는 과정에서 하나의 보조 수단일 뿐이다.

목적과 활용

PURPOSE AND USES

문장합성의 목적은 현상을 관찰하여 그 현상 속에 존재하는 관계들에 대해 한 개 이상의 문장을 개발하는 것이다. 앞에서도 언급했지만 관찰은 이론가가 직접 하거나, 문헌으로부터 도출될 수 있다. 더 나아가 양적 관찰이나 측정이 많으면 이를 해석하기 쉬운 형태의 정보로 압축하기 위해 통계적으로 처리될 수 있다. 문장합성을 전략으로 할 때, 이론가들은 **박스 8.1**에 있는 세 가지 조건들 중에서 한 가지 또는 그 이상의 조건에 해당하는지 확인해야 한다.

박스 8.1 문장합성전략의 판단 조건

조건 1: 관심 주제를 설명하기 위해 실시된 개념적 또는 경험적 연구는 없으나, 일련의 관찰들은 현상의 일부 준거(경험적 본질)들을 만들 정도가 된다.

조건 2: 관심 영역에서 사용 중인 여러 가지 개념들이 있고, 개념들이 어떻게 상호관련이 있는지 증명할 근거가 가용하거나 쉽게 모을 수 있어야 한다.

조건 3: 관심 현상에 대한 여러 연구들이 발표되었으나, 아직 그 연구들에 포함된 자료들이 연구들을 포괄하는 의미있는 결론으로 함께 체계화되지 않았다.

연구자와 통계학자는 연구의 가설을 연결지어 관계문장을 만들기도 하지만, 반대로 우연히 발견하기도 하기 때문에 근거기반을 위해 몇 가지 제언을 한다. 가설을 세우거나 가설을 검증할 때 자료나 관찰을 이용할 수 있지만 이 두 방법은 논리적으로 다르다(Rudner, 1966). 그러나 유사한 기법이 이 두 목적을 위해 각각 사용되므로, 혼돈을 초래한다. 이론가들은 가설 검증 방법을 불필요하게 문장개발/합성에 적용하기도 한다. 예를 들어, 확률수준 0.05보다 약간 큰 통계 결과는 가능성 있는 결과들이 무시되지 않도록 일부 탐색적 분석에 적합하다고 한다. 반대로, 융통성 있는 탐색적 연구설계에서 현상 간의 어떤 관계를 발견할 수도 있으나 그 발견을 마치 잘 증명된 사실처럼 생각할 수도 있다. 일반적으로는 발견과 정당화(검증)는 다르게 이해하는 것이 좋다. 즉, 관계문장을 만들기 위해 사용된 자료가 있다면(발견), 이 동일한 자료들이 검증된 문장들을 구성하는 데(정당화), 다시 사용되어서는 안 된다는 것이다. 일반적인 원칙으로 또 다른 자료들이 원자료를 확인 또는 교차검증하기 위해 사용되어야 한다. 이와 유사하게 엄격한 가설의 검증(정당화)은 이론적 근거가 없는 분석이나 자료를 원하는 결과를 위해 적당히 조작하는 과정(발견) 이후에 만들어지게 된다. 발견이 중요하기는 하지만 정당화와 같은 정도의 근거를 가지고 있지는 않다.

문장합성을 위해 사용된 근거(발견)는 쉽게 발견할 수 있는 방법으로 분석되어야 한다. 분석을 위해서는 자료나 관찰에 내재된 관계들을 의미있게 반영하는 문장을 구성하기 위해 전통적 유의수준 분석이나 이변량 통계분석방법을 사용할 수 있다(Polit, 2010). 이와 같은 여러 가지 통계방법의 활용은 발견에서 현상에 대해 수집한 정보를 최대한으로 이용하기에 적합하다. 정당화를 위해서는 더 엄격한 접근이 필요하다. 예를 들어, 측정과 개념화가 향상되면 예비 발견 자료들이 차후에 과학적 정련단계에서 더 적합하고 엄격하게 검증될 것이다.

문장합성의 절차

PROCEDURES FOR STATEMENT SYNTHESIS

문장합성은 두 개의 기본적인 논리적 작업으로 이루어진다. 관찰에서 추론해 나아가는 방법과 구체적인 것에서 더 추상적인 것으로 일반화하는 방법이 있다(**그림 8.1**). 관찰에서 추론해 나아가는 방법은 크게 질적 방법과 양적 방법으로 분류한다. 구체적인 것에서 일반적인 것으로 추론해 나아가는 일반화는 문헌고찰 방법 과정에 의해 가능하다. 실제로 문장을 개발하는 이론가는 이 두 개의 논리적 작업과정을 반복하기도 한다.

양적 방법과 질적 방법에 대한 복잡하고 많은 내용을 이 장에서 상세히 다룰 수 없기 때문에 전략적인 측면에 초점을 두고 선별하여 제시한다. 질적 방법에 대해 더 심도깊은 자료가 필요한 독자는 다음의 방법론 책을 참고하기 바란다(Strauss & Corbin, 2008; Denzin & Lincoln, 2011; Schreiber & Stern, 2001). 마찬가지로, 양적 방법에 대해서 좀 더 알고 싶을 때는 Pedhazur와 Schmelkin(2013)의 책과 Polit과 Beck(2012)의 책을 참고할 수도 있다. 이러한 제한점을 전제로 하고 관심 현상에 대한 문장을 개발하는 전략으로 질적 방법, 양적 방법, 문헌고찰 방법을 제시한다.

전체적으로 볼 때, 질적 방법은 그 목적과 세부적인 방법이 다양하지만 일반적으로 융통성 있고 수정 가능한 접근이 자료수집에 유용하다. 질적 방법은 이론가에게 관심 있는 현상의 윤곽이 드러날 수 있게 해 준다. 전형적인 질적 방법의 자료원은 면담(듣고 질문하는)과 관찰(바라보기)이다. 일반적으로 부호화 범주들은 관찰 노트로 보완된 면담 내용을 옮겨 적은 것을 읽고 임시 부호화한다. 문장합성에 도움이 되는 질적연구 방법인 근거이론에 대해서는 나중에 설명할 것이다.

반대로 양적 방법은 변인측정을 숫자로 나타내는 척도나 다른 수량화할 수 있는 방법들이 사용한다. 양적 방법은 실험연구설계와 비실험연구(서술연구나 상관연구)설계를 사용할 수 있다. 양적 방법은 두 개 또는 그 이상 요인들의 관계나 일반적인 사건에 대한 반응 양상의 차이점을 검토한다. 통계적 정보를 언어적 형태로 결론내리는 것이 문장합성의 방법이다.

끝으로 문헌고찰 방법은 관심 주제와 관련된 기존 연구정보들을 체계화하는 것이 목적이다. 문헌고찰 방법에서 근거의 자원은 주로 출간된 연구에 의존한다. 문헌고찰 방법은 유용한 자료들을 가려내어 더 간결하고 일반적인 형식으로 자료들을 전환시키는 것이다. 포괄적인 문헌고찰을 할 수도 있지만, 실무를 잘 설명하는 표준이나 관심 주제에 대한 임상실무지침서가 있다면 문장합성 작업이 훨씬 빨라질 수 있다. 예를 들어, Hess와 Insel(2007)은 항암화학요법으로 인한 인지변화에 대해 광범위하고 체계적인 문헌고찰을 하여 다음 문장으로 합성했다.

> 암이 진단된 사람들의 인지기능은 (a) 암진단과 (b) 암 치료에 따른 생리적인 변화하는 두 가지 현상이 독립적으로 나타나고, 두 가지가 상호작용하여 새로운 인지기능으로 바뀔 수도 있다(p. 990).

질적 방법

초기에 실시된 근거이론은 문장개발을 도와주는 방법들 중 하나이다(Glaser, 1978, Glaser & Strauss, 1967). 예를 들면, 간호사가 유방절제술을 경험한 환자(Quint, 1967a, 1967b), 계부모 가족(Stern, 1980), 가족의 생활주기를 연구하기 위해 근거이론 방법을 사용하였다(Knafl & Grace, 1978). 근거이론은 연구자가 열린 마음으로 시작하여, 자료들을 연결시키고, 분류하는 방법에 대한 선입견을 버리고, 자연스러운 현장에서 사회현상을 바라봄으로써 이해를 높이게 되는 방법이다. 연구자가 관심 영역에 대해 많은 일반적인 생각으로 시작하더라도, 현상과 관련된 많은 범주들이 나타남에 따라 처음의 생각을 바꾸게 된다. 이론가는 떠오른 생각들을 증명하고 개념과 개념 간의 관계를 정련하기 위하여 새로운 자료를 수집하고 분석하는 과정을 반복한다.

근거이론 방법의 강점은 이론가가 개념을 가지고 출발하여 직접 현상을 관찰하며 이를 토대로 하여 문장을 구성한다는 것이다(Corbin & Strauss, 2008; Glaser, 1978; Glaser & Strauss, 1967; Quint, 1967a; Schatzman & Strauss, 1973). 자료는 범주로 부호화되고, 자료 분석이 진행되면서 범주끼리 서로 연결한다. 이론가는 관찰하고, 관찰내용을 부호화하며, 부호화된 관찰에 대해 해석, 기록이나 메모를 하고, 떠오르는 자료를 재정의하거나 명확하게 하기 위해 더 관찰한다. 의미있는 일반적인 개념들과 관계문장들을 구성할 수 있는 이론가의 창의력은 질적연구의 중요한 부분이다. 근거이론 방법을 좀 더 이해하기 위해서는 Benoliel(1996)이나 Eaves(2001)를 참고할 수 있다.

근거이론으로 잘 알려진 예는 Stern(1980)의 의붓아버지 가족의 연구이다. Stern은 의붓아버지가 새 가족에 통합되어가는 과정에 착안하여 연구를 시작했다.

> 내가 검증할 수 있는 어떠한 기존 이론도 없고, 확인된 기존의 변인들도 없었다. 그래서 먼저 이런 가족에서 무엇이 일어나고 있는지 찾을 필요가 있었다(p. 20).

첫 단계에서는 경험적 자료를 수집하였다. Stern은 다양한 사회 계층과 민족으로부터 추출된 30개 사례의 의붓아버지 가족들과 심층면담을 하였다. 관찰과 면담을 통해 수집된 자료는 주요 내용에 따라 부호화하고, 부호화된 자료는 범주로 함께 묶었다. Stern은 가족의 규칙과 강화기술에 초점을 둔 두 개의 범주를 개발하였다.

두 번째는 개념형성의 단계로서 대상자의 관점으로부터 그 현상을 바라보는 방법으로 개념적 기틀이 개발되었다. 가족들이 이전의 어머니와 아이들의 체계에 의붓아버지를 어떻게 통합시키는가를 이해하기 위해 어린 아이들의 훈육을 기틀로 선택하였다. 이러한 기틀을 선택한 이유는 가족들과 논의했을 때 훈육에 대한 주제가 정서적 반응으로 나타났기 때문이다.

세 번째 단계인 개념개발에서는 몇 가지 단계를 더 거쳤다. 주요 변인들을 정의하기 위해 범주들을 연결시켰다. 그래서 의붓아버지를 '가족으로 인정하는 행동'이라는 큰 영역 밑으로 교육, 수용, 모방의 범주들을 분리하였다. 의붓아버지를 가족으로 인정하는 행동을 통해 의붓아버지와 아이들은 좀 더 가까워졌다. 이와 같이 나타나는 아이디어들은 더 많은 문헌고찰을 필요로 하며, 범주들 간의 관계에 대해서도 더 생각해야 한다. Stern(1980)은 "어떤 조건하에서 훈육과 통합이 공존하는가?"에 대해 질문했다(p. 22). 이 두 변인 간의 관계를 더 명확하게 하기 위해 선택적으로 자료를 수집하여, 가족으로 인정하는 행동이 있을 때에 훈육과 통합이 함께 일어나는 것을 알았다. 이러한 과정을 거쳐 문장합성이 가능해진다. 생각을 더 구체화시키기 위하여 중심 변인을 제시하였다. 중심 변인은 현상에 대한 주요 생각들을 함께 모아준다. 의붓아버지 가족이 가족의 결속강화를 위해 훈육의 문제를 어떻게 이용하는지 설명하는 중심 변인으로서 '통합적인 훈육'을 제시했다.

네 번째 단계에서는 개념을 수정하고 통합한다. 지금까지의 생각들을 더 구체적으로 정리하고 그 한계를 결정한다. 자료들은 이론적 아이디어에 따라 부호화되었다. 자료를 코드화할 때 기록된 메모나 해석노트는 연구의 결과를 체계적으로 정리하는 데 도움이 된다. 메모들은 다섯 번째 단계인 연구보고서 작성을 위해 다시 정리한다. 이 마지막 단계에서는 위의 절차에 따른 구체적 자료에서 추출되어 만들어진 연구의 이론적 결과가 제시된다.

Stern의 근거이론을 이용한 고전적 해설은 사회현상에 대한 문장을 구성하는 융통성 있고 조금 더 민감한 방법을 보여주고 있다. 이 방법은 이론가와 연구 중인 사회현상과 직접적이고 신중한 상호작용을 통해 관계에 내포되어 있는 범주와 관계를 구성할 수 있게 한다.

양적 방법

개요. 본 장에서는 실험연구와 비실험연구를 기본으로 하는 양적연구를 고찰한다. 비실험연구설계에서 변인은 자연 그대로 일어나는 것을 관찰하는 반면, 실험연구에서는 결과에 영향을 미칠 수 있도록 변인을 조작한다. 양적연구의 설계는 양적 자료를 수집하고 분석한다. 자료의 분석은 평균, 표준편차, 백분률, 상관계수, t-test, F-ratio 등과 같은 통계방법을 사용한다. 양적연구를 이용하여 현상에 대한 문장을 구성할 때에는 몇 가지 장점과 제한점이 있다. 먼저 양적연구설계에 대하여 간단히 소개하고, 그 다음에 통계에 근거한 문장합성을 설명하기 위해 비실험연구설계를 설명하고자 한다.

양적연구의 통계자료 해석은 측정도구가 신뢰할만하다는 것을 전제로 한다(Nunnally & Bernstein, 1994; Urbina, 2004; Waltz, Strickland & Lenz, 2010). 이론개발과 구성타당도는 비슷한 기능을 하지만, 구성타당도에 의해 타당도를 측정하는 것은 덜 정확하다(Smith, 2005). 통계자료 해석에 영향을 미치는 심리측정 개념(psychometric concept)의 신뢰도와 타당도를 다루는 것은 이 책에서 다룰 내용이 아니지만, 양적 방법이 완전하고 정확하기 위해서는 앞에서 제시한 문제들을 고려해야 한다.

실험연구설계. 실험연구설계는 다양한 상황에서 간호중재의 효과를 증명하기 위해 사용된다. 표 8.1과 그림 8.2는 개복수술을 받은 네 명의 환자에 대한 가상의 자료들이다. 이 연구는 간호중재로서 제공되는 수술 전 교육이 환자의 불안을 감소시키는 효과가 있는지 검증하기 위한 것이다. 평균값은 각 시기별 집단의 불안 수준이며, 중재효과로 불안 감소의 정도를 측정한다. 입원 전, 입원 후, 수술 전 교육 후의 불안 평균수준을 검토해 보면, 입원 전보다 입원 후에는 불안이 증가되었고, 수술 전 교육을 받은 후에는 감소되었음을 알 수 있다. 그러나 환자 개별적으로 보면 불안이 모두 다 감소된 것이 아니므로 중재효과의 결론이 잘못 추정되었다고 볼 수도 있다.

환자의 개별적인 양상을 보면, A환자는 입원 전보다 입원 후에 불안이 낮아졌다고 볼 수 있다. B환자는 입원 후에 오히려 불안수준이 조금 높아졌고, 수술 전 교육이 역효과를 초래하여 불안수준이 오히려 높아졌다고 해석할 수 있다. 단지 C환자와 D환자만이 집단의 평균

표 8.1 개복수술 전 환자들의 개별적인 불안 평균수준(가상의 자료)

환자 ID	입원 전	입원 후	수술 전 교육 후
환자 A	50	20	20
환자 B	30	40	60
환자 C	30	50	30
환자 D	30	50	30
집단 평균	35	40	35

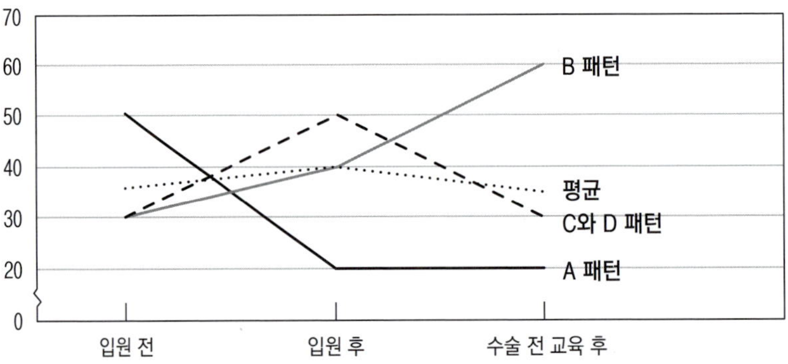

그림 8.2 개복수술 전 환자들의 개별적인 불안 평균수준(가상의 자료)

양상과 같은 양상을 나타냈다. 그러므로 문장합성을 위한 자료분석의 중요한 목적은 중재가 누구에게는 도움이 되고, 누구에게는 도움이 되지 않는지를 판단하는 것이다[독자는 조절 효과와의 유사점을 인식할 수도 있다(Bennett, 2000)]. 이제 가상의 환자 자료들을 보고 연습하기 위해 다음과 같이 가정해보자. A환자는 병원에 막 입원할 때 걱정했던 가족 간의 충돌이 해결되었으며, 어려운 가족문제에 비하면 예정된 수술은 '식은 죽 먹기'로 보인 것이다. 그러나 B환자는 병원에 입원했을 때 지지를 잘 해주던 중요한 사람이 떠났고, 혼자서 수술을 견뎌야 한다는 사실에 매우 두려워져서 중재 이후에 불안이 더 높아진 것이다.

위의 사례에서, 동일한 대상자들의 불안수준을 시간에 따라 비교하기 위해 중재 전 · 후에 검사하였다. 실험설계를 바꾸어서 실험군의 효과를 대조군과 비교하기 위해 중재를 받지 않은 집단을 대조군으로 설정할 수 있다. 대조군에게 어떠한 중재도 제공하지 않게 되면 윤리적인 문제가 있으므로, 제공되는 간호에 문제가 없도록 하기 위해서 '일상적인 간호'를 받는 집단을 대조군으로 대체하기도 한다. 두 집단 간의 차이를 비교하기 위해 대조군을 판단기준으로 하여 '실험'군의 중재효과를 검증한다.

실험연구를 기반으로 문장합성을 할 때는 연구자가 숫자나 통계적인 방법을 언어 형태로 바꾸어야 한다. 가상의 환자자료에서 다음과 같은 문장을 개발할 수 있다.

수술 전 교육을 받은 환자의 50%에서 불안이 감소된다. 일부 환자에서는 대인관계의 변화가 중재 효과를 매개한다.

대부분의 독자들은 이미 실험연구와 그 연구의 '주 효과'로 도출된 결론에 익숙해져 있다. 예를 들어 새로 이민 온 사람들을 일차의료시설로 보내는 것보다 이들에게 지지중재를 제공해 주는 것이 우울감소에 더 효과적이었다. 그래서 실험 중재의 다른 이점을 찾으려고 하였다. 실제로 다른 이점을 검증한 예로 Kiernan, King, Kraemer, Stefanik과 Killen(1998)은 체중을 감소시킬 수 있는 중재의 자료들을 검토했다. 성공적인 체중감소(최소한 BMI 2 이상 감소로 정의)에 영향을 미친 대상자들의 특성이 무엇인지 확인하기 위하여 요인진단(chi-square)보다 상위 분석방법을 사용했다. 요인진단 방법은 큰 집단을 체중감소 성공비율에 의한 다양한 하부집단으로 구분하게 해준다. 먼저, 체중감소 프로그램에 따라 체중감소의 성공률이 달라지는 것을 발견하였다. 다시 말하자면 식이-운동-강의를 같이하는 집단보다 식이만 하는 집단이 성공률이 낮았다. 그 밖에도 Kiernan 등은 식이-운동-강의 집단 안에도 매우 성공적으로 체중을 감소시킨 사람들과 체중감소가 덜 된 사람들이 하위집단으로 있음을 알게 되었다. 예를 들어 신체상에 불만족하는 사람은 성공하기 어려웠다. 신체상에 만족한 사람들 중에서 여러 번 체중감소를 시도한 경력 여부에 따라 다시 하위집단을 나눴다. Kiernan 등의 연구에 근거하여 또 다른 영향요인을 하나의 문장으로 만들면 다음과 같이 표현할 수 있다.

신체상에 불만족하는 사람들은 체중감소 운동 중재의 효과가 낮을 것이다.

이렇게 합성된 문장은 신체상에 높은 관심을 가진 사람들에게 개별적으로 집에서 하는 운동프로그램을 증가시키는 방법이 필요하다고 지적하였다(Kiernan 등의 연구에 대한 내용은 본문의 내용을 설명하기 위한 목적으로 한 연구의 결과만을 보여주었으므로 이 결과를 절대적인 것으로 보면 안 된다).

비실험연구설계. 이 설계는 흔히 변인들을 상관관계나 회귀분석방법에 따라 분석한다. 자료는 한 시점에서 수집된 횡단적 자료이거나 여러 시점에서 수집된 종단적 자료가 될 수도 있다. 때로는 이런 자료들이 '데이터 마이닝'을 위한 가능성으로 고려되기도 한다. 여기서는 비실험연구설계(또는 상관이나 사후검정이라고 불리는)에 사용되는 고급 통계방법에 대해서는 논하지 않고 일반적 통계방법에 대해서만 논하겠다. 관련 통계와 연구설계에 대해서는 Pedhazur와 Schmelkin(1991), Polit과 Beck(2003)과 같은 연구교과서를 참고하기 바란다.

비실험연구설계를 했을 때 야기될 수 있는 가장 큰 문제점은 연구자가 방대한 통계 정보 속에 묻혀버릴 위험이 있다는 것이다. 비실험설계에서 가끔씩 사용되는 '무턱대고 하는' 연구는 각 변인이 다른 모든 변인과 관련성이 검증되는 것으로 나타나게 할 수 있다. 사회계급, 나이, 성별, 사용약물의 수, 입원횟수 등과 같은 10개의 변인을 사용하는 연구에서, 만약 각각의 변인이 다른 모든 변인들과 관련이 있다면 총 45개의 상관계수가 나오고, 100개의 변인을 다루는 연구에서는 4,950개의 상관관계가 가능하다. 따라서 이러한 방법을 사용할 때는 불필요한 통계분석을 제외하고, 의미 있는 정보로 정리하는 요령이 필요하다. 이것이 이론가가 문장합성을 위하여 비실험적 근거를 사용할 때 직면하게 되는 가장 어려운 문제 중의 하나이다.

박스 8.2는 자료분석과정과 해석을 정리하기 위해서 몇 가지 지침이다. 이 지침들을 자료분석의 원칙으로 해석해서는 안된다. 자료를 분석하는 동안 무엇을, 왜 했는지에 대한 일지

박스 8.2 비실험연구자료를 문장합성에서 사용할 때 고려할 점

1. 가장 관심 있는 중심 변인을 결정한다. 예를 들어, 어떤 변인들은 발병 전 · 후의 적응수준이나 안녕감 같은 단독 변인으로만 관심이 있고, 다른 변인은 관심 있는 중심 변인에 영향을 미치는 영향 변인으로서만 관심이 있다.
2. 중심 변인의 중심 경향과 변이에 대한 통계적 지표를 검토한다. 만약 이 변인들을 여러 차례 측정했을 때는 그 자체 내에서 측정으로 인해 생길 수 있는 변이에 익숙해져야 한다.
3. 이러한 중심 변인과 같은 변인에 대한 관련 문헌을 검토한다.
4. 중심 변인이 문헌에서 알려진 바와 같이 다른 변인과 관계가 있다면 확인한다.
5. 가능하다면 요인분석과 같은 방법으로 유사한 특성을 가진 변인들을 묶어서 줄인다(Tabachnick & Fidell, 2013). 사회적 배경 변인은 종종 이러한 방법으로 더 간결해질 수 있다.
6. 자료에서 중심 변인과 관련이 있다고 생각되는 새로운 변인이 있다면 예상대로 진행한다.
7. 자료분석에서 뜻밖의 놀라운 결과를 찾게된다. 예기치 않았던 관계가 나타날 수도 있고, 반면 예상했던 것보다 관계가 약할 수도 있다. 이 놀라운 결과가 어떻게 발생했는가에 대한 가설을 세우고 그 가설을 확인하기 위해 가지고 있는 자료를 다시 검토해 본다. 이와 같은 가설들은 비록 문장합성과 관계없어 보이지만, 나중에 이론합성에서 도움이 될 수도 있다.
8. 문장합성을 시작할 때에는 검증된 마음에 드는 이론이 없었어도 자료를 분석하고 해석하는 과정에서 도출된 결론이 다른 이론과 일치한다는 것을 알 수도 있다. 이 이론들은 추후 분석이 필요한 새로운 영역이나 아직 개발이 안된 영역을 제시해 줄 수도 있다.
9. 그 분야에 지식이 많은 동료들 뿐만 아니라 개별적인 연구로 그 분야를 잘 아는 임상실무자들과도 도출된 결과에 대해 의논해야 한다.

를 작성하면 자료를 새롭고 조직적인 방향으로 분석하는 데 도움이 될 것이다. 일지를 자주 검토하고 완성된 자료분석의 결과에 대한 요약을 기록해 두면 이 또한 유용한 참고가 된다. 요약된 내용을 검토하고 동료들과 의논하고 출판된 연구의 결과와도 비교한다. 가끔은 직접 관련은 없는 연구지만 연구설계가 유사한 보고서를 읽는 것이 새롭고 의미있는 방향으로 자료를 분석하고 정리하는 데 도움이 될 수도 있다.

다음은 양적 자료를 사용한 문장합성의 예이다. 저자 중 한 명이 완성한 비실험연구자료의 일부분이다(미국 보건국 간호부의 지원을 받아 수집된 자료이며 연구승인 번호는 NU 00677이다). 연구의 한 부분으로 산모의 태도와 신념을 조사하였다. 문헌고찰에 의하면 산모의 출산력과 영아의 성별이 산모의 태도와 신념에 영향을 주는 것으로 나타나서 자료를 출산력(초산모와 경산모)과 영아의 성별(여자, 남자)에 따라 분리하여 분석하였다. 이렇게 구분하여 분석하게 되면 집단별 대상자의 수는 적어지지만, 산모의 태도나 신념양상을 자세히 알 수 있다. **표 8.2**는 신생아 초기와 말기에 측정된 네 개의 하위집단과 세 개의 신념이나 태도 간의 상관관계가 제시되어 있다. 어머니로서 자신에 대한 태도는 네 개 하위집단에서 모두 높게 나타났으므로($r = 0.62 \sim 0.77$), 어머니로서 자신에 대한 태도는 자녀의 신생아기에 큰 변화가 없다고 결론 내릴 수 있으며, 다음과 같이 주장할 수 있다.

어머니로서 자신에 대한 전반적인 태도는 출산력이나 아기의 성별에 관계없이, 시간이 지나더라도 비교적 안정된 현상이다.

표 8.2 초산모의 신생아 초기와 말기의 태도나 신념 간의 상관관계

	태도/신념 상관관계		
출산력/신생아 성별	아기에 대한 신념	아기에 대한 태도	어머니로서 자신에 대한 태도
초산모/여아	.35[a] (28)	.44[b] (31)	.62[c] (31)
초산모/남아	.41[b] (42)	.44[b] (43)	.66[c] (43)
경산모/여아	−.06 (51)	.69[c] (51)	.67[c] (51)
경산모/남아	−.12 (35)	.23 (38)	.77[c] (38)

Note: ( )는 대상자의 수. 일부 무응답으로 인해 대상자 수가 다양함
[a] $p < .05$.
[b] $p < .01$.
[c] $p < .001$.

그러나 아기에 대한 어머니의 신념은 다른 것으로 나타났다. 초산모의 경우 아기에 대한 신념이 유의한 관계가 있었으나($r = 0.35 \sim 0.41$), 경산모에서는 유의하지 않았다($r = -0.06 \sim -0.12$). 따라서 다음과 같이 결론 내릴 수 있다.

아기에 대한 어머니의 신념은 초산모의 경우에는 어느 정도 안정성이 있었지만, 경산모에서는 신생아 초기와 말기의 신념이 관련이 없었다.

최종 결과는 정말로 놀라웠다. 경험이 없는 어머니들은 아기에 대한 비현실적인 신념을 가지고 있어서 신생아기에 그들의 신념이 쉽게 변화될 것이라고 예상하였으나 결과는 다르게 나왔다. 예를 들어, 한 가지 가설로 초산모들은 영아에 대한 경험이 없기 때문에, 아기들에 대해 고정관념을 가진다. 그리하여 영아의 초기 행위가 기대와 다를 때 이러한 행위들은 무시되고 고정관념으로 유지된다. 적어도 이미 아이를 길러본 어머니들은 첫째 아이와 둘째 아이들의 성장과 행동을 비교했을 때 아기들이 개인차가 있음을 시간이 지나면서 배웠다. 그래서 경산모들은 아기들에 대한 고정관념을 따를 것이라고 예상하지 않았다. 그 결과, 경산모들은 아기들의 개별적인 행동을 알기 때문에 초산모들보다 더 쉽게 태어난 아기들에 대한 신념을 바꾼다. 이와 같이, 예측되지 않은 결과는 새로운 가설을 검증하여야 한다.

표 8.2의 '아기에 대한 태도'를 보고 네 집단에서 아기에 대한 어머니의 태도가 시간이 지나면서 어떻게 일치하는지를 문장으로 만들어 보자. 이때 만든 문장을 설명할 수 있는 근거를 제시해야 한다. 문장에는 남자 아기의 경산모 집단($r = 0.23$)을 제외한 모든 어머니들의 아기에 대한 태도가 신생아기가 지나면서 유의하게 관련이 있음($r = 0.44 \sim 0.69$)으로 표현해야 한다. 이 결과로 여러 가설들이 제시될 수 있다. 예를 들어, 그 자료들은 결정하기 위해 검증되어야 한다. 정말로 신생아기 남아가 여아보다 변화가 더 많고, 경산모가 이를 더 많이 인지하는지를 판단하기 위해 자료가 검토되어야 한다.

지금까지 양적 비실험자료들의 분석과 해석을 위해 많은 지침을 제시하였지만, 이 방법을 적용하기 위한 정확한 절차는 언급되지 않았다는 점을 기억하는 것이 중요하다. 문장합성이 자료들을 조사하고 자료들로부터 단순히 문장을 합성하는 기계적인 과정으로 잘못 이해될 수도 있으므로 그 절차에 대해 언급하지 않았다. 통계에 기반을 둔 문장합성의 주요 전략은 자료를 어떻게 조직하는가에 달려 있다. 연구방법 교과서에는 이 절차를 강조해왔고 잘 설명하고 있다고 믿는다(Pedhazur & Schmelkin, 2013; Polit & Beck, 2012). 여기에 제시된 발견 상황에서 양적 방법의 전략적 측면에 대한 방법들은 일반적 연구 교과서에는 언급되어 있지 않았다.

양적 방법에는 세 단계의 절차가 있다.

- 창의적이면서 조직적인 방법으로 자료분석에 접근하기
- 체계적인 문장을 구성하여 신중하게 결과 기술하기
- 가능하면 자료로부터 도출된 문장을 기존 이론이나 가설적 설명과 연결하기

이 단계는 문장합성 자체에서 꼭 필요한 절차는 아니지만, 이론합성과 이론검증과 같은 이론적 활동을 할 때에는 의미 있는 단계이다.

양적 방법은 자료의 분석과 해석과정에서 자료를 잃어버리지 않도록 이론가의 지속적이고 사려깊은 주의가 요구된다. 그래도 일반적으로 양적 방법은 현상에 대한 수적(數的) 자료들을 명백하게 해주는 장점이 있다. 숫자가 현실감이 부족하지만, 육안으로 확인할 수 없는 관계를 확인하는 데 도움이 된다. 관계 문장은 현실에 대한 추상이지, 현실 그 자체가 아니다. 양적 방법을 현실에 적용함으로써 이론가가 개념적이고 양적인 차원의 실재에 대한 추상화 과정을 촉진시킬 수 있다

문헌 방법

문장합성을 위한 문헌고찰 방법의 개요. 문장합성을 위한 문헌고찰 방법은 기존 문헌에서부터 도출된 문장으로 시작된다. 문장분석과 달리 문장합성을 위한 문헌고찰 방법은 학술지에서 유도되거나 근거로 지지된 문장만을 사용한다. 이론가가 추측한 관계들이나 연구에서 발견되지 않은 관계문장들은 사용하지 않는다. 이와 같은 문장을 포함시키지 않는다고 해서 추측이나 지지되지 않은 문장들이 이론구성에 유용하지 않다는 것을 의미하는 것은 아니다. 오히려 이 기준은 경험적 근거로부터 이론적 작업을 시작한다는 문장합성전략의 지침을 반영한다. 추측이나 지지되지 않은 문장들은 경험 자료가 없기 때문에 이 기준에 부합되지 않는다. 그러나 문장유도와 같은 다른 전략에서는 유용할 수도 있다.

문헌고찰 방법으로 하게되는 문장합성은 많은 시간이 소모되지만, 다른 문장합성 방법에 비해서 적은 비용과 자원으로 만들 수 있다. 이 방법을 위한 결정적 요소는 적절한 도서관의 활용 가능성이다. 특히, 문장합성의 문헌적 접근은 어떤 한 연구의 결과에 제한되지 않는 일

반화된 문장에 유용하다. 관심 주제에 대한 많은 연구결과들이 있다면 소수의 연구로 접근하는 것보다 더 풍부한 자료의 기반을 제공할 수 있다. 그러나 한 주제에 대해 발표된 연구의 수나 질이 제한된다면, 문헌 접근은 부분적으로만 만족할 것이다.

문장합성을 위한 문헌고찰 방법. 문장합성의 과정을 설명하기 위해 Henthorn(1979)의 연구를 검토해 보겠다. 다음의 문장은 65세 이상인 노인들의 소외(disengagement)와 사회적 강화(reinforcement)에 관한 Henthorn의 연구에서 경험적으로 지지된 문장이다.

[노인들의 보고에 의하면] 소외의 정도가 클수록, [타인에 의한 역할행동]의 강화수준과 [타인에 대한 역할행동의] 기대되는 강화정도가 낮다(p. 5).

이 문장은 의미를 명확하게 하기 위해 다시 정리할 필요가 있다. 사실 위의 문장은 두 가지 관계들을 서술하고 있으므로, 다음과 같이 다시 쓸 수도 있다.

첫 번째는,

노인들이 보고한 소외의 정도가 클수록, 타인에 의한 역할행동의 강화수준이 낮다.

두 번째는,

노인들이 보고한 소외의 정도가 클수록, 타인에 대해 기대되는 역할행동의 강화가 낮다.

위의 문장들과 같이 관계문장은 다음과 같은 공식으로 다시 표현될 수 있다:

X가 크면, Y도 크다.
X가 증가함에 따라(또는 감소함에 따라), Y가 증가한다(또는 감소한다).
X와 Y는 같이 변화한다.
X는 Y와 정적(또는 부적)인 관계가 있다.

이렇게 기록된 문장들의 형태는 애매모호해서 다음과 같은 몇 가지 질문이 생긴다:

- X와 Y의 관계는 양방향적인가? 즉 X의 증가와 Y의 증가가 관련 있다면 Y의 증가도 X의 증가와 관련 있는가?
- X와 Y 두 변인의 관계는 인과관계인가, 비인과관계인가(단순히 연관된)?

이러한 문장이 도출된 연구의 목적이 이 문제에 대한 답을 얻기 위한 것이라면, 이 질문에 대한 해답을 얻을 수 있다. 만약 그렇지 않으면, 이론가는 모호함을 인정해야 하고 양방향성인지, 인과관계인지에 대한 질문에 명확한 해답을 줄 수 있는 추후연구가 있어야 된다.

실험연구와 일부 종단적 자료의 사례에서 상관관계나 비실험연구설계의 모호한 질문들을 명확히 해줄 수 있다. 인과관계와 양방향성에 대한 질문에 답이 될 수 있는 구체적 문장의 형태는 다음과 같다.

X가 증가할 때는 Y의 증가가 있으나, 그 반대는 성립되지 않는다(비가역적이거나 일방향성 인과관계).

또는

X가 증가하면 Y의 증가도 있다. 또한 반대로 Y가 증가되면 X도 증가한다(가역적이거나 양방향성 인과관계).

문헌 문장합성에는 두 가지 방법이 있다.

- 문장 속에 포함된 개념들의 의미를 좀 더 일반화한다.
- 문장이 좀 더 다양한 상황을 포함할 수 있도록 경계(다루어진 현상의 범위)를 확장시킨다.

첫 번째는 덜 일반적인 개념, 즉 구체적 개념을 좀 더 추상적이고 일반적인 개념으로 통합시킴으로써 이루어질 수 있다. 두 번째는 적용되는 상황이나 대상 집단을 증가시키기 위하여 문장의 적용 범위를 넓힘으로써 경계가 확장된다. 예를 들어, 소집단의 상호작용 양상을 집단의 크기에 상관없이 모든 집단으로 확장시키는 경우 문헌 합성의 두 가지 기술이 다 적용될 수 있다. 앞서 기술한 Henthorn 문장을 다음과 같이 다시 서술할 수 있다.

노인들이 보고한 소외의 정도가 클수록, 타인에 대한 역할행동의 강화수준이 낮다.

이제, Osofsky와 Danzger(1974)의 초기 모아 상호작용에 대한 연구에서의 문장을 기술하면,

세심한 어머니는 반응을 잘 하는 아기를 낳는 경향이 있으며, 반대로 반응을 잘하는 아기의 어머니는 세심한 경향이 있다는 반대 문장도 가능하다(p. 124).

이 초기 연구결과는 영아와 언어적 교류가 적은 우울한 엄마가 결과적으로, 영아의 미숙한 언어발달을 초래한다고 제시한 후속연구에 의해 뒷받침된다(Field, 2010). Henthorn(1979)과 Osofsky와 Danzger(1974) 연구의 문장들을 합성하기 위해서는 먼저 '소외의 정도'와 '세심한 어머니' 개념보다 더 넓은 개념을 개발할 필요가 있다. 이 두 개념의 공통점은 "다른 사람과 함께하는 사회적 상호작용의 양"이라고 본다. "타인에 대한 역할행동의 강화수준"과 "반응 잘 하는 아기"는 모두 "사회적 상호작용 행위가 동반되는 사회적 강화"라는 보다 넓은 개념을 공통적으로 가지고 있다.

문장의 상황 범위를 노인이나 어머니, 타인과 사회적 상호작용 중인 개별 아기로 더 확장해서 Henthorn과 Osofsky와 Danzger 연구에서 도출된 합성문장이 만들어질 수 있다.

개인의 사회적 상호작용의 양은 타인으로부터 받은 사회적 강화의 양과 직접적으로 관련이 있다.

최종적으로, Henthorn 문장의 가역성이 명확하지 않고 조심스러운 해석을 할 수 밖에 없기 때문에 비가역적인 합성문장을 작성했다.

사회적 상호작용과 강화의 예에서, 초점이 더 좁은 두 개의 문장으로부터 어떻게 일반적인 문장으로 합성될 수 있는지 보여주었다. 이는 연구결과를 종합된 문장으로 만들 수 있는 기본적인 방법이며, 때로는 예상 못한 새로운 문장으로 합성할 수도 있다는 것을 알게 해주는 방법이다. 보편적으로, 새롭고 더 광범위한 영역으로 일반화된 문장을 만들기 위해서는 그 새로운 일반화를 입증할 수 있는 추가자료가 필요하다. 그럼에도 불구하고 추가 근거가 드러남에 따라 이론구성이 의미있는 일보를 내딛게 되었다.

간호에서 문헌 합성의 적용. 이제, 간호에서의 문장합성 실제 사례를 알아보자. 이 전략은 간호에서 중범위 처방이론들을 구축하는 과정에 유용한 것으로 보여진다. 예를 들어, 문장합성은 다음과 같이 임상과 관련된 처방이론을 구축하는 구성요소로 언급되어 왔다; 성인의 급성통증 관리(Good & Moore, 1996); 평화로운 생애말기(Ruland & Moore, 1998); 영아와 아동의 급성통증 관리(Huth & Moore, 1998). 이 3개의 이론들을 구축하기 위해 기존의 임상 지식들을 임상지침서나 실무기준의 형태로 다 모아서 문장합성과 이론합성전략을 사용하여 중범위이론들로 변형시킨 것이다. 이론을 위한 관계 문장개발에 문장합성을 사용한 예는 생애말기 간호에서 환자의 안위와 관련된 문장을 개발한 Ruland와 Moore(1998)의 연구에 잘 설명되어 있다.

처음에 Ruland와 Moore(1998)는 노르웨이에서 전문간호사가 개발한 평화로운 생애말기 간호에 대한 실무표준에서 16개의 성과기준을 검토했다. 이 16개의 성과기준들을 다섯 개의 더 높은 추상적 차원의 개념 '성과지표'로 묶었으며, 이들 중 하나가 '편안함 경험'이었다(p. 172). 편안함 경험과 관련된 표준안에서는 안위경험과 관련된 13개의 구체화된 과정기준이 만들어졌고, 세 개의 고차원적 간호중재인 '처방어(prescriptors)'로 다시 서술했다. 세 개의 처방어는 "신체적 불편감 예방하기, 감시하기, 경감하기"였다(p. 173). 세 개의 처방어 모두를 포함하여 합성된 문장은 다음과 같다.

> 신체적 불편감 예방하기, 감시하기, 경감하기, 휴식, 이완, 만족을 도모하기, 합병증 예방하기는 환자의 편안한 경험에 기여한다(p. 174).

Ruland와 Moore는 총 6개의 관계문장을 합성했고, 이 여섯 개의 문장들은 이후 이론합성의 구성요소가 되었다.

한편, Mareno와 Annesi(2016)에 의해 문장합성의 또 다른 예가 제시되었다. 체중감량 중재에 영향을 미칠 수 있는 심리적 요인을 더 잘 이해할 필요가 있다는 점에 주목하면서, 인간의 "감정 상태 및 신체에 대한 느낌(emotional state and feelings about one's body)"과 관련된 개념과 관련된 문장합성을 실시했다(p. 1024). 이런 개념들을 포함하고 있는 연구들을 파악하고 검색하기 위해 체계적인 방법을 사용하였으며, 문장합성의 문헌고찰 방법을 적용하여 다음과 같은 문장을 만들었다. "자가보고한 폭식의 양은 성인 개개인이 인지한 신체사이즈와 직접적인 관련이 있다"(p. 1026). 연구자들이 제안한 다음 단계는 이 문장을 가설개발과 검증에 사용하는 것이다.

최종적으로, 문장합성을 위한 문헌고찰 방법은 보다 더 정확한 근거의 수준을 필요로 한다. 어떤 현상에 관한 연구문헌에서 일련의 문장이 합성될 때, 그 문장의 경험적 근거 수준에 따라 일관성 있게 강력한 지지가 있거나, 중간 정도의 지지 또는 일관성이 없고 덜 지지된 문장들로 분류되거나 등급이 매겨지게 된다. 다양한 인구집단을 대상으로 한 많은 연구에서 지지된 근거를 기반으로 한 문장들은 소수의 근거가 있는 연구를 기반으로 문장들보다 더 높게 등급이 매겨진다. 특히, 연구결과가 공공정책 수립이나 실무적용을 위한 기반으로 사용될 때에는 합성된 문장의 지지 정도를 명확하게 결정하는 것이 중요하다. 제 13장 문장검증에서 이 부분에 대한 예시가 제시되어 있다.

장점과 제한점

ADVANTAGES AND LIMITATIONS

문장합성 방법이 다양하기 때문에, 여기에서는 가장 일반적인 장점과 제한점을 제시한다. 문장합성 방법의 장점과 제한점에 대한 평기는 철학적 가정에 따라 논하게 된다.

문장합성의 방법은 이론구성을 위한 유용하고 생산적인 수단이다. 그러나 명확하게 알려주는 이론 없이, 과학적으로 유용한 현상의 차원을 발견할 수 있다고 가정하는 것이 문장합성 방법이다. Reynolds(1971)는 본질에 존재하는 실제적 양상이 있음을 전제하고 있기 때문에, 이론없이 이론을 구성하는 '연구-이론(research-then-theory)' 방법은 가능하다. 이 같은 접근이 본질에 존재하는 실제적 양상이 있음을 전제하고 있다고 지적하였다. 이러한 양상들은 경험적 방법을 사용하는 연구자에 의해 발견된다. 이런 의미에서 '연구(research)'는 '탐색(search)'과 거의 유사하다. 더 나아가 Reynolds는 과학적 지식이 실제세계와 어떻게 연결되느냐에 대한 가정은 철학적인 것이며, 과학적 방법에 의해 해결되는 것이 아니라고 했다. 독자들이 합성방법의 가정이 지지할 만한지 아닌지 스스로 결정하도록 맡겨야 한다. 독자가 이러한 철학적 사안들도 이 책에서 다루어진 절차적인 사안들만큼이나 흥미롭다는 것을 알게 되기를 바란다.

문장합성의 활용
UTILIZING THE RESULTS OF STATEMENT SYNTHESIS

문장합성의 목적은 질적 · 양적으로 기록된 관찰과 발표된 연구를 근거로 간호현상에 대한 문장을 형성하는 것이다. 문장합성전략의 결과를 이용하면 더 넓은 지식 생성과정으로 이끌 수 있다. 따라서 이 전략은 근거기반실무의 내용을 구성하게 된다. 또한 이 전략은 한 연구의 예비단계로 연구문헌을 재검토할 때 연구결론에 도달할 때 또는 그 결론을 교육적 과정을 통해 전달할 때 사용된다. 만약 실무 간호사, 연구자, 교수가 주의 깊게 자신의 일을 과학적 관찰에 근거를 둔다면, 문장합성은 하는 일의 결과가 아니라 하고 있는 일의 핵심적인 과정이라고 할 수 있다. 또한 문장합성은 이론합성으로 가는 다리가 되기도 한다(제 9장 참조). 예를 들어, Murrock와 Higgins(2009)는 문장합성을 음악이 활동과 건강에 미치는 효과에 대한 이론개발을 이끄는 단계로서 활용했다.

문장합성전략은 대학생이나 대학원생이 근거기반실무에서 문장을 쓰는 기술을 개발하기 위한 교육에 도움이 될 수도 있다. 종종 관련 자료원들은 근거를 표현하는 데 사용된 언어에 따라 달라진다. 결과적으로 간호활동이나 실무와 간호성과 간의 연결을 찾아내고 요약하여 합성된 문장을 만드는 것은 기존 언어를 조금 '부분조정'하는 것이다. 예를 들면, 결과들이 조작적 정의라는 용어로 표현되기도 하고(예: "XXX 도구의 점수들은 YYY 도구의 평가와 관련성이 있다"), 보다 더 일반적인 개념적 언어로 바뀔 필요가 있다.

요약
SUMMARY

문장합성은 문장구성을 위해 경험을 기반으로 하는 전략이다. 이는 두 개 이상의 개념을 연결하여 상호관계가 있는 문장으로 구성한 것이다. 이 전략은 다양한 접근방법을 사용하여 문장을 개발한다. 구체적 방법은 질적 또는 양적 자료, 직접 관찰과 분석에서부터 연구기반 문헌에 축적된 차원 높은 일반화를 구성하는 것까지 다양하다.

질적 방법은 이론가들이 자료수집과 분석과정에서 봉착하는 사건과 같이 경험하는 과정의 인식에 의존한다. 양적 방법은 관찰하는 실재를 수량적 방법으로 규명하기 시작하여 자료 속에 내재된 양상을 확인하기 위해 통계방법의 도움을 받아 분석한다. 문헌고찰 방법은 문헌에 나타난 연구에서 개념 간의 관계가 있는 일반적인 문장을 뽑아서 함께 묶는 것이 목적이다. 이렇게 문장합성 방법들이 다양하지만, 모든 방법들은 공통적으로 과학적 문장형성을 위한 근거에 의존하며 과학적 지식이 실재를 반영하는 방법에 대한 일반적인 철학적 가정을 가진다.

연습문제

PRACTICE EXERCISE

표 8.3은 이미 앞에서 제시했던 초산모의 신념과 태도에 대한 연구로서 아기에 대한 태도와 아기에 대한 신념의 관계, 어머니로서 자신에 대한 태도와 아기에 대한 신념과의 관계를 설명한다. 이 변인들의 상관관계는 신생아 말기에 수집된 자료들이다. 앞에서와 같이, 출산력과 성별 집단으로 구분하여 제시하였다.

표 8.3을 잘 읽어보고, 제시된 관계들이 성별과 초산모와 경산모 집단이 어떻게 유사하거나 다른지에 대하여 한 개 이상의 문장을 만들어 보자. 문장을 기술할 때 결과를 위한 설명도 한다.

위 문제에 대한 설명

자료를 보면, 남아를 가진 경산모를 제외한 모든 엄마들에서 아기에 대한 신념과 태도가 유

표 8.3 신생아 초기와 말기 초산모의 태도와 신념 간의 상관관계

	태도와 신념 간의 상관관계[a]	
출산력/신생아 성별	아기에 대한 신념과 아기에 대한 태도	어머니로서 자신에 대한 태도와 아기에 대한 신념
초산모/여아	−.59[b] (28)	−.67[b] (28)
초산모/남아	−.50[b] (43)	−.26 (43)
경산모/여아	−.39[c] (49)	.14 (49)
경산모/남아	−.28 (34)	−.13 (34)

Note: ( )는 대상자의 수

[a] 상관관계의 (−)의 표시(−.00)는 태도와 신념의 척도의 점수가 반대방향인 것을 나타낸다. 이 연습에서 상관관계의 (−)의 표시는 무시하고, 변인 간의 정적 상관관계를 다룬다.

[b] $p < .001$.

[c] $p < .01$.

의한 상관관계가 있다. 그러나 아기에 대한 신념과 어머니 자신에 대한 태도는 여아를 가진 초산모를 제외한 모든 집단에서 상관관계가 없다.

경산모와 남아의 관계에서의 독특한 특징에 대해서는 앞에서 설명했으므로 다시 반복하지 않겠다. 이러한 논리는 아기에 대한 신념과 태도 간의 상관관계 양상을 설명해 준다. 어머니로서 자신에 대한 태도와 아기에 대한 신념에 대한 출산력과 성별집단의 상관관계 양상으로부터, 어머니는 자신과 영아들이 어떠한 관련이 있는지에 관한 관점을 형성한다는 가설을 만들 수 있다. 어머니가 자기에 대한 자신이 있을 때, 자신에 대한 관점을 아기에 대한 신념과 분리시킬 것이다. 경산모들은 과거에 성공한 어머니로서의 자신감 때문에 자신과 아기를 분리해서 보려고 한다. 또한 예측할 수 없는 남아의 행동과 같은 다른 이유로 인해 남아를 가진 경산모들은 자신에 대한 태도와 아기에 대한 신념을 분리한다. 반면 여아를 가진 초산모들만이 아기에 대한 신념과 자신에 대한 태도를 구별하지 않았다. 여러분의 설명은 이 책에서 제시한 것과 같을 수도 다를 수도 있다. 그러나 가장 중요한 것은 자료를 검토하고, 문장으로 결과를 요약하여, 문장에 대한 배경을 설명할 수 있어야 한다.

통계학 입문 자가학습

SELF-ASSESSMENT TEST OF INTRODUCTORY STATISTICS

자신의 통계학 입문에 대한 지식을 평가하거나 기억을 새롭게 하고자 하는 독자들을 위해, 다음의 자가학습문제를 제시하였다. 정답은 이 장의 마지막에 있다.

1. 전반적으로, 조사에서 개별 점수의 가장 좋은 예측요인은?
   A. 변량
   B. 표준편차
   C. 상관계수
   D. 평균치

2. 여러 가지 검사에서 개별적인 실제 점수들을 %로 바꾸는 것은 무엇 때문인가?
   A. 개별적인 점수를 4분위로 분리한다.
   B. 개별적인 점수를 일반적인 단위로 맞춘다.
   C. 집단평균을 알 수 있다.
   D. 집단변이를 계산하게 된다.

3. x^2는 어떤 자료들을 분석하기 위해 사용되는가?
   A. 명목변인(비연속성)
   B. 서열변인(계급–순서인)
   C. 등간변인(동일한 간격)
   D. 비율변인[실제 0(zero)값이 있음]

4. 상관계수가 의미하는 것은?
   A. 평균으로부터의 평균편차
   B. 두 평균의 차이
   C. 두 변인 간의 관계
   D. 점수분포에서 가장 빈도가 많은 값

5. *t*–test와 변량분석(ANOVA)의 공통점은?
   A. 범주형 자료에 적용한다.
   B. 평균의 차이를 검증한다.
   C. 변인 간의 관계를 검증한다.
   D. 변량 계산에 사용될 수 있다.

6. A 간호사가 한 달 동안 외래 약속을 지킨 환자와 지키지 않은 환자에 대한 자료를 수집했다. 또한 십대 환자가 약속을 지키는 데 특별한 문제가 있는지 알아보기 위해 모든 환자들을 '십대 환자'와 '십대가 아닌 환자'로 구분하였다. 다음 중 A 간호사가 이 자료를 분석하기 위해 선택하는 가장 적절한 통계는?
   A. 중심경향 측정
   B. x^2
   C. 상관 *t*-test
   D. 변량분석

7. 외래 환자에 대한 다른 자료들을 분석하는 데 A 간호사는 +2.19 상관계수를 산출했다. 이 상관의 크기가 의미하는 것은?
   A. 강한 관련성
   B. 큰 차이

C. 유의한 결과

D. 계산상의 오류

8. 외래부서장이 A 간호사에게 외래에서 실시된 환자교육의 효과를 보여줄 근거가 필요하다고 하였다. A 간호사는 1년 전 환자 교육프로그램 실시 전 · 후 고혈압 환자의 수축기 혈압을 비교하기로 하였다. A 간호사가 사용해야 하는 검정 통계는?

A. 평균으로부터의 편차의 측정

B. x^2

C. 상관관계

D. *t*-test

통계학 입문 답

1. D　2. B　3. A　4. C　5. B　6. B　7. D　8. D

참고문헌
REFERENCES

Bennett JA. Mediator and moderator variables in nursing research: Conceptual and statistical differences. *Res Nurs Health*. 2000;23(5):415–420.

Benoliel JQ. Grounded theory and nursing knowledge. *Qual Health Res*. 1996;6:406–428.

Corbin J, Strauss AC. *Basics of Qualitative Research: Techniques and Procedures for Developing Grounded Theory*. 3rd ed. Thousand Oaks, CA: Sage Publications; 2008.

Denzin NK, Lincoln YS. *The Sage Handbook of Qualitative Research*. 4th ed. Thousand Oaks, CA: Sage Publications; 2011.

Eaves YD. A synthesis technique for grounded theory data analysis. *J Adv Nurs*. 2001;35:654–663.

Field T. Postpartum depression effects on early interactions, parenting, and safety practices: A review. *Infant Behav Dev*. 2010;33(1):1–6.

Glaser BG. *Theoretical Sensitivity*. Mill Valley, CA: Sociology Press; 1978.

Glaser BG, Strauss AL. *The Discovery of Grounded Theory: Strategies for Qualitative Research*. Chicago, IL: Aldine; 1967.

Good M, Moore SM. Clinical practice guidelines as a new source of middle-range theory: Focus on acute pain. *Nurs Outlook*. 1996;44:74–79.

Henthorn BS. Disengagement and reinforcement in the elderly. *Res Nurs Health*. 1979;2:1–8.

Hess LM, Insel KC. Chemotherapy-related change in cognitive function: A conceptual model. *Oncol Nurs Forum*. 2007;34:981–994.

Huth MM, Moore SM. Prescriptive theory of acute pain management in infants and children. *J Soc Pediatr Nurses*. 1998;3:23–32.

Kiernan M, King AC, Kraemer HC, Stefanick ML, Killen JD. Characteristics of successful and unsuccessful dieters: An application of signal detection methodology. *Ann Behav Med*. 1998;20:1–6.

Knafl KA, Grace HK, eds. *Families Across the Life Cycle*. Boston, MA: Little, Brown; 1978.

Mareno N, Annesi JJ. A statement synthesis of emotional eating and body size recognition: Advancing nursing science related to obesity research. *J Adv Nurs*. 2016;75(5):1023–1029.

Murrock CJ, Higgins PA. The theory of music, mood, and movement to improve health outcomes. J Adv Nurs. 2009;65:2249–2257.

Nunnally JC, Bernstein IH. *Psychometric Theory*. 3rd ed. Burr Ridge, IL: McGraw-Hill; 1994.

Osofsky JD, Danzger B. Relationships between neonatal characteristics and mother–infant interaction. *Dev Psychol*. 1974;10:124–130.

Pedhazur EJ, Schmelkin LP. *Measurement, Design, and Analysis: An Integrated Approach*. New York, NY: Psychology Press; 2013.

Polit DF. *Data Analysis and Statistics for Nursing Research*. 2nd ed. Boston, MA: Pearson; 2010.

Polit DF, Beck CT. *Nursing Research: Generating and Assessing Evidence for Nursing Practice*. 9th ed. Philadelphia, PA: Lippincott Williams & Wilkins; 2012.

Quint JC. The case for theories generated from empirical data. *Nurs Res*. 1967a;16:109–114.

Quint JC. The Nurse and the Dying Patient. New York, NY: Macmillan; 1967b.

Reynolds PD. *A Primer in Theory Construction*. Indianapolis, IN: Bobbs-Merrill; 1971.

Rudner R. *Philosophy of Social Science*. Englewood Cliffs, NJ: Prentice Hall; 1966.

Ruland CM, Moore SM. Theory construction based on standards of care: A proposed theory of the peaceful end of life. *Nurs Outlook*. 1998;46:169–175.

Schatzman L, Strauss AL. *Field Research: Strategies for a Natural Sociology*. Englewood Cliffs, NJ: Prentice Hall; 1973.

Schreiber RS, Stern PN. *Using Grounded Theory in Nursing*. New York, NY: Springer; 2001.

Smith GT. On construct validity: Issues of method and measurement. *Psychol Assess*. 2005;17:396–408.

Stern PN. Grounded theory methodology: Its uses and processes. *Image*. 1980;12:20–23.

Tabachnick BG, Fidell LS. *Using Multivariate Statistics*. 6th ed. Boston, MA: Pearson; 2013.

Urbina S. *Essentials of Psychological Testing*. Hoboken, NJ: Wiley; 2004.

Waltz CF, Strickland OL, Lenz ER. *Measurement in Nursing and Health Research*. 4th ed. New York, NY: Springer; 2010.

추가 자료

ADDITIONAL READINGS

READINGS IN STATISTICS

Readers who want more information on statistics may find some of the texts below of interest.

Hebel JR, McCarter RJ. *A Study Guide to Epidemiology and Biostatistics*. 7th ed. Gaithersburg, MD: Aspen; 2012.

Meyers LS, Gamst G, Guarino AJ. *Applied Multivariate Research: Design and Interpretation*. 2nd ed. Thousand Oaks, CA: Sage Publications; 2013.

Munro BH. *Statistical Methods for Health Care Research*. 5th ed. Philadelphia, PA: Lippincott; 2005.

Polit DF. *Data Analysis and Statistics for Nursing Research*. 2nd ed. Boston, MA: Pearson; 2010.

Tabachnick BG, Fidell LS. *Using Multivariate Statistics*. 6th ed. Boston, MA: Pearson; 2013.

Warner RM. *Applied Statistics: From Bivariate to Multivariate Techniques*. 2nd ed. Los Angeles, CA: Sage Publications; 2013.

READINGS IN STATEMENT CONSTRUCTION

Readers who want more information on statement construction may find some of the classic texts below of interest.

Dubin R. *Theory Building*. New York, NY: Free Press; 1978.

Hage J. *Techniques and Problems of Theory Construction in Sociology*. New York, NY: Wiley; 1972.

Mullins NC. *The Art of Theory: Construction and Use*. New York, NY: Harper & Row; 1971.

Olson S. *Ideas and Data: The Process and Practice of Social Research*. Homewood, IL: Dorsey; 1976.

Pillemer DB, Light RJ. Synthesizing outcomes: How to use research evidence from many studies. *Harvard Educ Rev*. 1980;50:176–195.

Reynolds PD. *A Primer in Theory Construction*. Indianapolis, IN: Bobbs-Merrill; 1971.

Zetterberg HL. *On Theory and Verification in Sociology*. Totowa, NJ: Bedminster Press; 1965.

CHAPTER

9

이론합성

Theory Synthesis

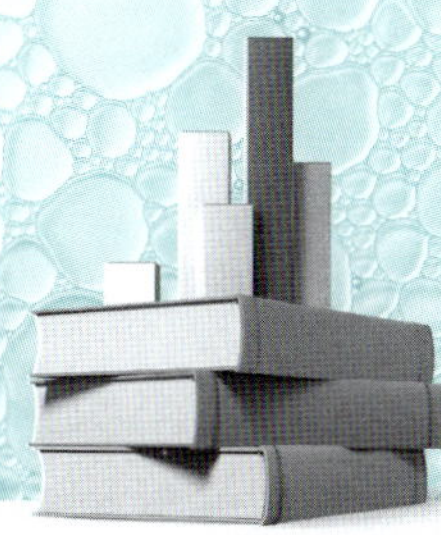

이 장을 읽기 전에

- 기존 지식으로 연구문제나 임상실무영역에 대한 기틀을 구성할 방법을 찾고 있나요?
- 이론이나 기틀을 구성하기 위해 기존 연구를 검색하고 확인하는 데 도움이 되는 데이터베이스 접근권한이 있나요?

들어가는 말

위의 두 가지 질문에 "예"라고 대답했다면, 이론합성은 목표를 달성하기 위한 전략이 될 수 있다. 이론합성전략은 관심 현상에 관계된 실무관련 연구를 통합하여 하나로 변형시키는 과정을 보여준다. 이 과정을 통해 만들어진 통합된 전체는 단편적인 지식을 더 유용하고 일관된 형태로 만들어준다. 이 전략은 복잡한 사실을 이해하거나 구체적인 간호중재 과정을 정리하기 위한 수단이다. 이론합성은 개념과 문장의 구조와 복잡하게 연관되어 있으므로 이론합성전략을 공부하는 독자는 제 7장과 제 8장의 개념합성과 문장합성을 먼저 읽기를 바란다. 또한 제 11장 문장분석은 이론합성과정에서 문장을 만드는데 도움이 될 것이다.

정의

DEFINITION

이론합성의 목적은 근거들의 사용으로 개발된 아이디어들을 서로 연결하여 하나의 체계, 즉 이론을 구성하는 것이다. 이 전략에서 이론가는 현상을 기술하는 유용한 정보를 수집하며, 개념과 문장들을 연계하여 합성된 이론을 구성한다. 이론합성은 다음과 같은 세 단계로 실시된다.

1. 이론합성을 위한 중심개념 구체화하기
2. 중심개념과 관련 개념의 관계를 구체화하기 위해 문헌고찰하기
3. 관심 현상을 효과적이고 통합적으로 기술하기 위하여 개념과 문장을 조직하기

이론합성은 개념이나 문장합성보다 현상에 대해 좀 더 복잡하고 통합적인 구조로 만들어진다. 즉 개념은 관심 현상을 나타내는 하나의 단어에 주목하게 되지만, 이론은 개념들 간의 연결로 구성한다. 더구나 이론은 현상에 대해 더 많은 측면을 동시에 표현하며, 문장보다 훨씬 더 완전하게 개념을 통합한다. 문장은 두세 개의 개념만을 서로 연결하지만(**그림 9.1a**, 이론 문장을 합성하는 예는 제 8장 참고) 이론은 많은 개념을 연결하여, 개념 간의 복잡한 직·간접적 관계를 구체화한다(**그림 9.1b**). 이론은 단순히 몇 개의 개념을 함께 연결짓는 것 이상의 장점이 있으며, 잘 구성된 이론은 새롭고 놀랄만한 발견을 통해 기존 지식을 확대하는 역할을 한다(Causey, 1969; Hempel, 1966, pp. 70-84).

합성된 이론은 한 가지 이상의 방법으로 표현된다. 문장 간, 문장 내의 관계를 도해로 표현하여 현상에 대한 모델을 만든 것이다(개념, 문장, 이론, 모델의 더 자세한 논의를 위해 제 3장 참조). 합성된 이론은 도해(모델)와 언어적 형태로 시작하는 것이 매우 유용하기 때문에

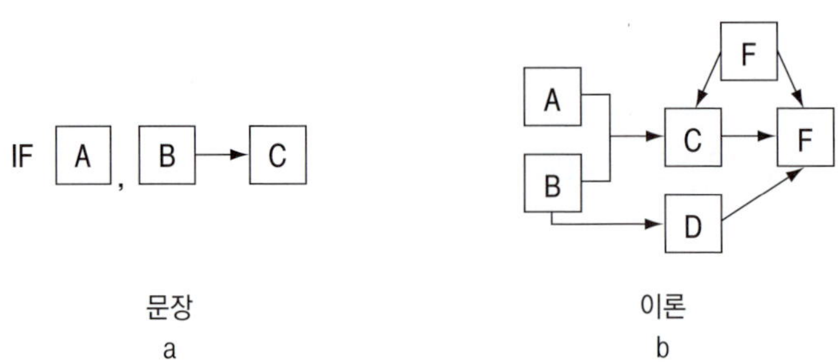

그림 9.1 문장(a)과 이론(b) 연결의 복잡성

본 장에서는 이론과 이론적 모델을 상호 교환적으로 같은 뜻으로 사용하였다. 이론가들은 이론을 구성하는 동안 쓰인 문장으로 이론을 표현하기도 하고 시각적인 모델을 만들어 다양한 표현을 시도해 본다. 또한 이론구성과 정련의 마지막 단계에서 이론은 수학적 형태로 표현될 수도 있다(Blalock, 1969). 이 책은 이론구성에 대한 입문서이므로 이론의 언어적 또는 도해적 표현에 대한 구체적 설명은 생략하였다.

다른 합성전략들처럼, 이론합성은 경험적 근거에 기초해서 구성한다. 이론가는 이론구성을 위해 양적 · 질적인 관찰, 유용한 자료은행, 출간된 연구결과 등 다양한 자료에서 정보를 종합할 수 있다. 이론합성에서 질적 자료나 통계적 정보들을 활용할 때는 먼저 관계문장으로 변형하는 것이 도움이 될 수 있다(제 8장 참조).

이론가가 이론합성을 할 때는 다양한 자료를 이용하므로 어떤 자료를 수집해야 하는지에 대해서는 일일이 열거하지 않지만 각 자료 자체의 출처에는 관심을 가진다. 이론가는 구체적인 모델을 구성하는 데 이러한 각각의 자료로부터 근거를 활용할 수 있다. 이론합성에서 자료의 출처는 모델에서 제시되는 현상에 대한 근거보다는 덜 중요하다. 그럼에도 몇 개의 주제를 위해 이론가들은 이론개발 계획의 본질과 초점이 같다는 이유로 한 가지 출처에서 자료를 사용한다. 예를 들어, Halldorsdottir(2008)는 간호사-환자 관계에 대한 이론합성을 개발하기 위해 질적 현상학적 연구를 주로 사용하였다. 반면, Hill(2002)은 미숙아들의 효율적 영양공급에 관한 이론합성을 위해 50개 이상의 양적연구들에 주로 초점을 두었다. 두 연구 모두 각각의 목적에 적절한 자료를 사용하였다.

또한 독자들은 합성된 이론은 근거한 자료의 폭이나 질에 따라 일반화나 외적인 타당성에 한계가 있다는 것을 명심해야 한다. 한정된 자료를 근거로 만들어진 이론적 모델은 다양한 자료에 근거하여 만들어진 이론보다 쟁점과 일반화가 제한될 수밖에 없다. 그러나 합성전략은 근거를 기반으로 하기 때문에 유도와 같은 다른 전략에 비해 근거가 더 확실하다. 합성된 문장과 마찬가지로 합성된 이론은 이론의 경험적 타당성을 재확인하기 위해 검증이나 교차 타당화(cross-validating)가 필요하다.

이론가가 양적 자료에서 직접 이론합성을 할 수 있으므로, 이론합성에서 통계 개념은 매우 중요한 도구이다. 통계에 대한 지식이 있는 이론가는 통계정보에서 직접 이론구성을 할 수 있다. 뿐만 아니라 통계에 정통한 이론가들은 통계를 해석하고, 문장을 비판적으로 평가하며 다른 연구의 통계 결과에 대해서도 결론을 내릴 수 있다. 그러나 여기서는 이론합성의 과정이 주제이므로 통계지식에 대한 설명은 최소한으로 하였다.

이론합성과정을 사용한 예

EXAMPLE OF THE USE OF THEORY SYNTHESIS PROCESS

이론합성과정을 쉽게 이해하기 위해 그림 9.2를 제시하였다. 이 도해는 Ward(2002)의 변혁적 리더십에 대한 양적연구를 바탕으로 그려진 것이다. 변혁적 리더십은 조직 개발을 위한 권력 공유의 특징을 가진 미래지향적인 리더십 스타일이다. 여기서는 주제에 대한 전반적인 내용을 기술하기 위한 것이 아니므로 이 연구에 대해 관심이 있는 독자는 자세한 Ward의 논문을 참조하기 바란다[우리는 변혁적 리더십과 관련되는 요소들을 알파벳(A, B, 기타)으로 대입하여 확인하였다. 이러한 A, B 등의 기호는 Ward의 문헌고찰(그림 9.2)을 통해 구성한 모델에도 사용되고 있다. 따라서 독자들은 어떻게 언어로 쓰여졌는지 또한 어떻게 그림으로 표현되었는지를 확인할 수 있다].

Ward의 논문에서 변혁적 리더십의 선행요소로는 개인적 지지체계(A), 자기 확신과 같은 개인적 특성(B), 경력관리(C)를 도출하였다. 또한 연구에서 증가된 근로자의 직업유지(D), 결근 감소(E), 직무만족도 증가(F)가 변혁적 리더십에 의한 조직의 성과(G)로 나타난다. Ward는 변혁적 리더십에 의해 오차(H)가 감소되는지를 언급하지 않았기 때문에 중요한 조직의 성과와의 관계에 대해 결론지을 수 없다. 변혁적 리더십과 관계 있는 요소들의 관계를 확인하여 개념들의 상호 관계성을 나타내기 위해 그림 9.2를 만들었다. (+)는 변혁적 리더십과 정적 관계가 있는 것이며, (−)의 기호들은 부적 관계, ?(물음표)는 확실하지 않은 관계일 때 사용하였다. 보다 단순하게 하기 위해 도해에서 관계들을 일방향과 인과적으로 처리하였다(방향성과 인과성에 대한 더 자세한 개념은 제 11장 참조).

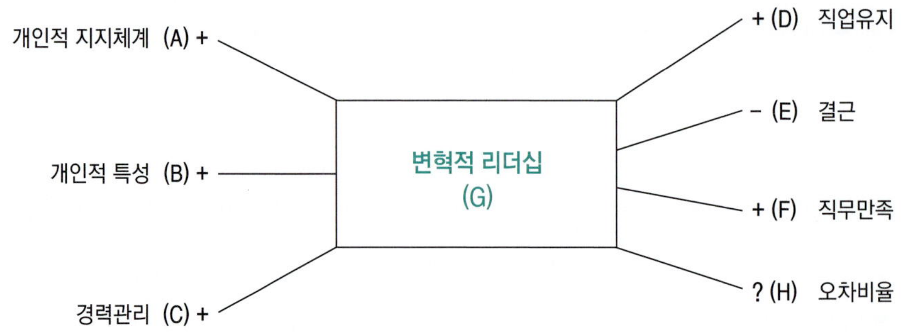

그림 9.2 변혁적 리더십 모델[더 자세한 정보는 Ward(2002) 참조]

변혁적 리더십 모델은 많은 연구결과를 기초로 하여 만들었다. 변혁적 리더십에 대한 데이터를 이용하여 모델과 관련된 더 많은 정보를 얻을 수 있었을 것이다. 통계분석 결과, '변혁적 리더십이 흡연 감소와 같은 근로자들의 생활방식의 변화와 정적인 상관관계가 있었다 ($r = 0.50$)'고 가정해 보자. 그러면 이 모델에서 변혁적 리더십에 대한 결과로 생활방식의 변화를 모델에 추가하게 될 것이다. 관계문장으로 전환된 통계정보는 관계들을 문헌에서 찾아낸 것과 같은 방식으로 이론적 모델에 들어갈 수 있다. 마찬가지로 질적연구들의 결과도 모델에 첨가될 수 있다.

목적과 활용

PURPOSE AND USES

앞에 제시된 그림을 근거로, 이론합성의 목적이 상호 연결된 일련의 개념과 문장들로 현상을 나타내는 것이라는 것이 명확해졌다. 이론합성의 구체적인 세 가지 목적은 **표 9.1**에 열거하였다. 이러한 목적들 중 첫 번째는 간호의 관심 현상에 선행하는 사건들을 표적으로 하며, 현상을 예측하거나 이해하는 요인들과 관계된다. 두 번째 목적은 특별한 진단이나 간호중재를 받는 것과 같은 건강관련 사건의 결과와 관계가 있다. 또한 이는 산후우울과 같은 바람직하지 않은 임상적 현상에 대한 인식을 돕는다. 세 번째 목적은 관계문장을 이론의 체계 내로 조직화하는 것이다. 이는 관련요인이나 변인들을 더 큰 함축적 개념으로 요약하는 것이다. 이러한 세 번째 목적을 위하여 이론합성을 하는 것은 현상에 대한 관계를 서술하는 것과 이론

표 9.1 이론합성의 구체적 목적과 예

이론합성의 목적	예
특정 건강에 대한 관심의 선행요인이나 영향요인을 나타내기 위함	여성이 골다공증 검사를 받거나 학대 관계를 남기도록 이끄는 요인들
어떤 건강관련 사건이나 중재 후에 발생하는 성과나 효과를 나타내기 위함	농촌 노인이 간호중재로 호전되고 나아지는 기능적 성과
서로 이질적이지만 관련 있는 과학적 정보를 연결지어 이론적으로 조직화된 형태로 관련짓기 위함	이민자들이 새로운 문화의 식이습관에 적응할 수 있도록 하는 요인들을 모델링하는 것

을 표현하는 전반적인 형식과 질을 향상시키는 것이다. 이론합성의 다양한 목적은 모두 중요하다. 이론가가 이론합성을 하려는 구체적인 목적은 이론가의 관심과 합성된 이론의 활용에 따라 달라질 것이다.

이론합성의 구체적인 목적 중에서 어느 것이 주어진 상황에 가장 적합한지에 대한 결정은 활용가능한 근거의 유형과 양에 따라 달라진다. 예를 들어, 선행요소나 결정요인에 대해서는 많은 것이 알려져 있지만, 어떤 현상의 효과에 대해서는 한정된 정보뿐이라면 이론가는 선행요인을 위한 이론을 합성하려고 노력하는 것이 좋을 것이다. 일반적으로 이론합성이 가능하기 위해서는 최소한 세 가지 요소들 간의 관련성에 대한 연구의 근거가 있어야 한다. 근거가 없다면 문장합성이나 이론유도와 같은 다른 전략으로 바꾸는 것을 생각해 보아야 한다. 이론가에게 이용 가능한 연구정보들이 많으면 많을수록 합성된 이론의 복잡성과 정확성은 더 커진다.

이론합성은 매우 다양한 과학적이고 실무적인 상황에 적용할 수 있다. 또한 관심 주제의 연구결과를 도해로 나타내는 데 이용할 수도 있다. 다수의 복합적인 상관관계에 대한 문헌고찰은 이론합성을 통해 덜 지루해지고 더 많은 정보를 제공해 준다. 특히 합성된 이론을 도해로 표현하는 경우에는 복잡한 관계들이 글로 쓰여진 것보다 의사소통이 더 잘 될 수 있다. 이론합성은 임상 주제에 대한 복잡한 내용을 가르치고, 임상 중재에 대한 계획을 연구에 적용하고, 연구 프로젝트를 위한 이론적 기틀을 개발하는데 활용될 수 있다.

이론합성에서는 이론가가 관심 주제와 관련된 요소들 간의 관계들을 체계적으로 평가해야 한다. 이 과정은 방법론적으로 변인들 간의 관계를 확인함으로써 추후 연구가 필요한 분야에 관심을 가지도록 돕는다. 개념의 관계에 대한 방향성을 나타내고 관계가 정적인지, 부적인지, 중립인지, 확실하지 않은지를 구체적으로 기술하며, 관계를 지지하는 근거의 질과 양을 나타낸다. 이러한 정보는 추후 조사를 위한 구체적 질문을 찾는 데도 도움이 될 수 있다.

이론합성의 절차

PROCEDURES FOR THEORY SYNTHESIS

이론합성의 절차는 이론합성의 목적과 상관없이 같은 방법으로 진행한다. 비록 본 책에서 절차를 일련의 단계나 과정으로 제시하기는 했지만, 이 순서는 꼭 그대로 따라야 하는 것은 아니며 각 단계에 할애하는 시간을 반드시 동일하게 투자하지 않아도 될 것이다.

중심개념의 구체화

이론가는 관심 주제를 명확히 한 후에 이론합성을 시작한다. 예를 들면 (a) 변혁적 리더십과 같은 하나의 중심개념이나 변인을 구체화하거나, (b) 몇 개의 중심개념들로 구성된 기틀을 구체적으로 결정하고 이론합성을 시작한다. 전자의 경우, 예를 들어 변혁적 리더십이라는 중심개념에서 그것과 관련된 다른 개념이나 변인을 찾는다. 후자의 경우에는 중심개념들로 구성된 기틀과 개념들이 어떻게 상호 관련되어 있는지를 고려한다. 예를 들어 다양한 교사의 태도와 행동, 다양한 간호 학생의 태도와 행동의 관계를 이론합성을 시작하기 위한 중심개념으로 선정한다. 마지막으로 만약 중심개념(들)이 추상적 수준이 다른 여러 용어로 표현되면, 그 여러 개념들을 묶는 상위의 개념(들)을 선택하여야 한다(제 8장 참조).

관련 요소와의 관계 확인

중심개념이 하나 또는 몇 개로 구체화되면 다음에는 문헌을 주의 깊게 검색하고 고찰한다. 고찰하는 동안 중심개념이나 개념들의 기틀과 관련된 변인들에 대해 기록한다. 확인된 개념 간의 관계들이 양방향 또는 일방향인지, 정적, 중립, 부적, 알 수 없음인지, 근거의 지지가 약한지, 모호한지, 강한지에 대해 문헌에 어떻게 나타나는지에 대해 체계적으로 기록한다. 예를 들면, 이중 또는 단일 화살표; 플러스(+)나 마이너스(−) 기호; 각기 관계문장의 특성을 나타내기 위해 사용될 수 있는 각양각색의 별표들로 조사한다.

연구에서 문장의 관계를 찾아내는 것은 이전에 이미 쓰여진 문헌고찰들을 포괄적으로 철저히 찾아봄으로써 도움을 받을 수 있다. 중심개념에 대한 최근의 고찰이 많지 않다면, 문헌 검색을 철저하고 체계적으로 해야 한다. 관계문장이 연구 논문이나 보고서에 일정한 형태로 알기 쉽게 기술되어 있지는 않다. 요약부분이나 문헌고찰, 가설, 연구설과 또는 연구의 논의 부분 어디에나 진술되어 있을 수 있다. 또한 구조화된 요약문에 핵심 관계가 결론적으로 진술되어 있을 수 있다. 만약 연구결과가 문장형태로 요약되어 있지 않다면, 연구결과에 의해 지지되고 있는지를 확인하기 위해서 가설부터 결과까지를 잘 검토해야 한다.

관계 확인을 위해서는 문장과 개념이 있는 문헌에서만 찾아보다는 다른 자료로 넓혀갈 수 있다. 예를 들어 질적 또는 양적인 관찰에서 관계문장으로 변형시키고, 그 다음에 이론합성의 문장으로 바꾸어도 된다. 제 8장 문장합성에서 문장을 명료화하고 합성하는 방법에서 도움을 받을 수 있다[이론합성을 쉽게 하기 위해 소프트웨어를 탐구하는 독자는 관심 분야의 Kim, Pressler, Jones과 Graves(2008)의 논문에 기술되어 있는 arcs© program을 참고하기 바란다].

통합된 문장 구성

하나 이상의 중심개념과 관련된 관계문장을 나타내는 문장의 목록을 수집하였다면, 마지막으로 변인 간의 관계에 대한 전반적인 패턴으로 조직한다. 이론개발가들은 설명적 형태로 합성을 표현하고자 하면 도해를 사용해 개념 간의 상호관계를 전체적으로 그릴 수 있다. **그림 9.2**를 보면 변인들이 변혁적 리더십의 선행요인들과 결과가 되는 것으로 구성되었다는 것을 알 수 있다. 각각의 관심 주제에 대한 문장을 만들기 위해 타당한 근거를 결정해야 한다.

개념들을 적절히 연결시키면서 생각을 정리하는데 도움이 되는 몇 가지 방법이 있다. 첫 번째 방법은 이론에서 사용될 수 있도록 유사한 몇몇 변인들을 더 포괄적이고 간결한 개념으로 축약하는 것이다. 예를 들어 웃기, 뽀뽀하기, 아기 껴안기, 아기에게 웃어주기는 모두 부모 애착행위 개념으로 통합될 수 있다. 같은 방법으로 직장으로의 복귀, 정상 혈당수치, 처방된 식이의 이행은 만성질환에 대한 적응의 개념으로 묶여질 수 있다. 구체적인 낱낱의 변인들을 요약된 추상적인 변인으로 축약시키는 것은 불필요한 복잡성을 줄임으로써 이론을 더 쉽게 이해할 수 있게 한다. 더 간략한 이론도 이러한 방법으로 만들어지게 된다. 제 7장의 개념합성을 다시 읽어보면 간결한 개념으로 구성하는 방법에 대해 도움을 받을 수 있다.

두 번째 방법은 Zetterberg(1965)가 '결정요소 목록(inventory of determinants)' 또는 '결과 목록(inventory of results)'을 문장으로 조직하는 방법이다. 이 방법은 선행요인과 중심개념 또는 변인의 영향을 목록으로 만드는 것이다. 이러한 두 가지 형태의 목록 표들은 구

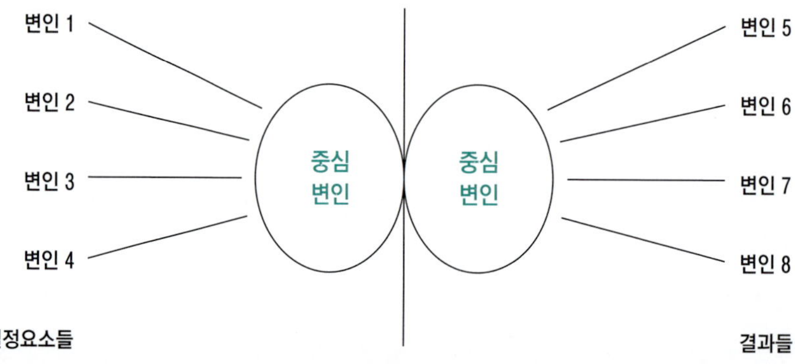

그림 9.3 결정요소 및 결과 목록들

조가 매우 유사하다. 다시 말해 중심개념이 어떤 변인들의 결과인가 아니면 결정요소인가에 차이가 있을 뿐이다(**그림 9.3**). 결정요소들이나 결과의 목록들로 문장을 조직하는 것은 단지 하나의 중심개념이나 변인을 다룰 때 도움이 된다. 우리가 변혁적 리더십을 합성할 때 이 방법을 사용하였다.

세 번째는 Blalock(1969)의 이론적 '묶음(blocks)'을 만드는 방법이다. 이러한 방법은 가깝게 관련되는 개념들을 '한 묶음'으로 하여 그들의 상호관련성을 구체화한다. 그 다음 각 묶음을 좀 더 확장시켜 관련된 다른 묶음들과 연결짓는다(**그림 9.4**). 특히 이론적 묶음을 만들

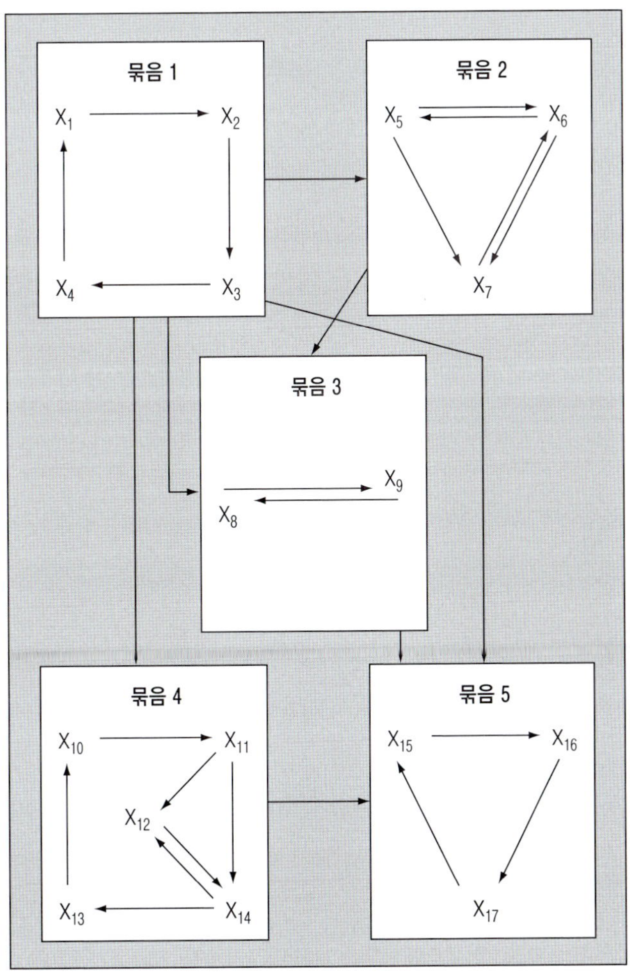

그림 9.4 이론적 묶음들로 묶여진 변인들과 문장들

출처: From Theory Construction: From Verbal to Mathematical Formulations by H.M. Blalock, 1969, Englewood Cliffs, NJ: Prentice Hall. © 1969. Reprinted by permission of Pearson Education, Inc., Upper Saddle River, NJ.

어 변인들의 관련성을 검토하는 것은 이론가가 몇 개의 작은 모델(mini model)로 구성된 거대모델(mega model)을 개발할 때 적절하다. Schwirian(1981)의 실무에서 간호사의 수행에 영향을 미치는 요인들의 고전적 합성은 현상에 대한 다양한 관계들을 이론적 묶음들로 조직화한 좋은 예이다.

앞에서 보여준 예들은 단지 제안으로서 이론개발을 어떻게 할 수 있는지에 대한 생각을 자극하기 위한 것이다. 간호사에게 관심 현상을 몇 가지 가능성으로 함축하기에는 너무나 다양하고 복잡하다. 이론가는 기존의 근거를 신중하게 고찰하기도 하고, 동시에 자신의 창의적 과정이 관심 현상을 얼마나 잘 설명하는지도 살려야 한다. 예를 들어 이론개발가들이 관계에 대한 묘사를 어떻게 했는지 알고 싶다면, 음악이론과 음악이 신체활동과 건강에 미치는 효과에 대한 Murrock과 Higgins(2009)의 그림을 참고하기 바란다.

앞에서 언급한 내용을 반복하면 이론합성의 세 가지 단계나 과정은 필요에 따라 다르게 사용할 수도 있고 확대해서 사용할 수도 있다. 예를 들어 문헌고찰을 먼저 하게 되면, 이론가의 관심 현상에서 중심개념을 명확하게 파악하는 데 필수적인 도움을 줄 수 있다. 다시 말해 통합된 연결망으로 개념을 조직하는 것은 개념과 관계문장을 도표로 만들 수 있고, 추후에 그 개념들을 연구의 지지 정도에 따라 부호화하게 된다. 예를 들면 '***'로 표시하는 것은 많은 지지, '*'는 적은 지지, '?'는 갈등되는 지지로 표시할 수 있다.

이론합성의 도해

ILLUSTRATIONS OF THEORY SYNTHESIS

이론합성의 과정에 대한 고전적이고 전형적인 도해는 Caplan과 Robinson, French, Caldwell, Shinn(1976)의 고혈압 환자의 이행 모델(model of adherence)이다. Caplan 등은 중심 변인을 관심 있는 종속변인인 이행과 혈압 낮추기로 구체화시킴으로써 모델구성을 시작하여 중심 변인들의 예측인자와 결정요소를 확인하였다. 모델을 구성하기 위해, 그들은 이러한 과정이 "이행의 결정요소에 대한 생각에 발견적인 도움(p. 22)"이 되었다고 표현하였다. **그림 9.5**와 같이 주된 문장들을 간결하게 하기 위하여 쉽게 바꾸어 Caplan 등의 모델로 정리하였다.

혈압을 정상범위로 유지하는 것과 만족스럽게 장수하는 것의 관계는 근거가 지지되고 있다(관계 a). 처방약을 잘 먹는 것과 같은 의학적 치료에 대한 이행은 고혈압을 조절하는 효과적인 수단이다(관계 b). 이행을 하는 경우 구체적인 하부 목표를 설정하는 것이 목표 성취에 중요하며, 바람직한 이행수준을 성취하기 위하여 "보상을 예상하게 해야 할 필요가 있으며 개인이 목표를 실현하기 위해 노력하기 전에 미리 명백하게 보상에 대해 알게 해야 할 필요가 있다"(Caplan et al., 1976, p. 26)(관계 d). 게다가 환자의 실제 이행은 되먹이기전으로서 "과거의 성취 정도에 따라서 새로운 목표를 설정하도록 한다."(관계 d; p. 30) 성취는 환자의 이행에 대한 인식 능력을 향상시킨다(관계 e). 인지된 이행에 대한 능력은 더 나은 이행 행위를 유도한다(관계 c).

Caplan 등(1976)은 **그림 9.5**로 이러한 관계문장을 표현하였다. 이 그림에서 a, b, c와 같은 문자는 언어 표현을 도해로 변형한 관계문장을 서로 연결시키고 있다. 이 모델에서 이행 행위와 목표 설정 및 목표 달성과는 양방향적 관계이다(d). 이 모델에는 더 확대된 두 개의 관계문장이 있지만 여기에서는 생략한다.

많은 간호 이론가들이 이론합성의 결과를 발표했으며, 이 중 몇 개를 **표 9.2**로 정리하였다. Good과 Moore(1996)의 예를 보면 이론합성의 근거를 통증관리에 대한 실무 가이드라인에서 도출하였다. Good과 Moore(1996)는 실무 가이드라인을 이론합성에 적당한 문장으로 바꾸기 위해 문장합성전략을 이용하였으며, 세 개의 문장을 합성하여 진통제와 부작용에 대한 중범위이론을 구성하였다. 그 후 이론의 가정과 한계점도 진술하였다. 이론의 장점은 통증 관리 현상과 관련된 다양한 정보를 간결하게 나타내는 것이었다. Hill(2002)의 연구는 미숙아의 수유에 관한 것으로, 이론합성과정에 관한 자세한 도해를 제시하였다. Hill의 연구

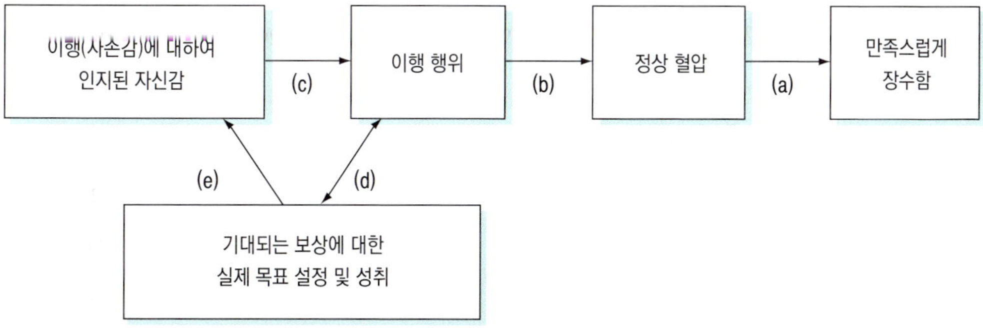

그림 9.5 이행의 예측요인과 혈압의 영향에 대한 가설적 모형

각 상자들 간의 화살표들은 인과관계를 나타낸다. 각 화살표에 있는 문자는 본문에서 언급한 대로 사용했다.

출처: Permission granted by the Institute for Social Research of the University of Michigan to reproduce Figure 2.1 from Caplan, RD et al.(1976). Copyright 1976 by the University of Michigan.

표 9.2 이론합성의 예

저자	이론합성의 주제
Good & Moore (1996)	성인의 진통제와 부작용 간의 균형
Ruland & Moore (1998)	평화로운 임종
Huth & Moore (1998)	신생아와 아동에서의 급성통증 관리
Easton (1999)	뇌졸중 후 회복
DeMarco (2002)	직장에서 간호사의 의사소통과 관계된 두 가지 이론의 합성
Hill (2002)	미숙아의 영양공급 효율
Whittemore & Roy (2002)	당뇨병 환자의 만성질환에 대한 적응
Milberg & Strang (2007)	가족의 관점에서 본 완화 가정간호 직원
Halldorsdottir (2008)	간호사-대상자 관계
Yao & Algase (2008)	치매환자의 배회행위
Murrock & Higgins (2009)	신체활동과 건강에 대한 음악과 그 효과에 관한 이론
Siaki, Loescher & Trego (2013)	문화 민감 위험인식 이론
Zeng, Sun, Gary, Li & Liu (2014)	미국 중국이민자들의 당뇨병 자가관리 모델
Zandi, Vanaki, Shiva, Mohamma & Bacheri-Lankarani (2016)	대리모로 엄마가 된 여성들을 위한 돌봄 모델

는 미숙아의 영양공급 행위에 관한 많은 연구를 통합하게 하였다.

또 다른 예를 보면, 대리모로 엄마가 된 여성을 돌보는 이론적 근거개발에 대한 관심으로 Zandi 등(2016)은 대리모로 엄마가 된 여성의 심리적 안정감(security giving surrogacy motherhood) 모델을 구축하기 위해 이론합성을 이용했다. 모델의 중심 개념인 "대리모로 엄마가 된 여성의 심리적 안정감"은 초기의 질적연구를 근거로 했다. 이러한 중심 개념을 바탕으로, 문헌을 검색하고 대리모로 엄마가 된 여성들에게 "간호사의 돌봄 역할과 심리적 안정감을 제공하기 위해 어떤 돌봄 행위가 필요한지"와 관련된 문장을 확인했다(p. 333). 개념과 문장은 풍부한 설명과 도식 형식으로 표현된 이론적 모델로 합성되었다. 이 모델은 간호사의 역할을 이해하고 대리모로 엄마가 된 여성들은 더 잘 돌보는 수단을 제공했다.

장점과 제한점

ADVANTAGES AND LIMITATIONS

이론합성전략은 주제에 대한 많은, 대단위의 정보들이 통합된다는 강점이 있다. 언어와 도해의 방식들을 사용하여 이론을 통합할 수 있고, 다양하고 복잡한 관계들을 효과적으로 나타낼 수 있다. 이론합성은 교육, 연구, 실무와 관련된 연구결과들을 요약하는 데 유용한 전략이다.

이론가는 근거기반에서 개념과 개념의 구조적 관계들에 대해 정확하게 판별하기 위해 통계적 개념들에 대하여 잘 알아야 할 필요가 있다. 이러한 판별은 일련의 변인들 간의 인과 경로를 명확하게 해 준다.

이론합성은 이론발달이 증대와 누적의 과정이라는 전제에서 시작된다. 비록 과학적인 발달 수준에서 보면 향상이라고 말할 수 있지만, 급진적으로 재조직하거나 축적된 지식에서 출발하여 생기는 과학적인 사고의 진보라고는 할 수 없다(Kuhn, 1962).

이론합성의 활용

UTILIZING THE RESULTS OF THEORY SYNTHESIS

연구의 측면에서 보면 이론합성의 결과는 현상에 대한 개념적 구조와 기존 지식과의 연결을 보여준다. 이러한 구조적 지식은 지표의 조작적 적합성을 확인하는데 활용될 수 있고, 합성된 이론을 경험적으로 검증하는 연구과정에 사용될 수도 있다(Fawcett, 1999). 결과적으로, 잘 만들어진 이론적 모델이라고 하더라도 경험적 타당성은 필요하다. 과학적 학문분야와 전문직에 바람직한 이론으로 되기 위해서는 모델이나 이론의 검증을 통해 견고한 경험적 기초가 마련되어야 한다. 검증을 하게 되면 모델이 수정될 필요가 있는지를 알게 해 준다. 만약 모델의 일부분이 반복적으로 엄격하게 검증되지 않았다면, 즉 기대되는 관계가 나타나지 않았다면 관계가 성립되지 않은 변인들을 빼버리거나 새로운 변인을 추가할 수도 있고, 모델 전체를 다시 검토해 볼 수도 있다. 예를 들어 변혁적 리더십에 대한 모델을 검증할 때, 다시 작업을 해야 할 필요가 있을 수도 있다. 성에 따라 달라지는 개념들은 남성과 여성을 나누어 별개의 모델로 만들어내야 할 수도 있다(Eisler & Hersen, 2000). 검증은 여전히 모델을 수정할 수 있게 하는 결정적인 과정이다.

합성된 이론을 개발하는 것은 다양한 개념들과 그들 상호 간의 관련성을 포함하고 있으므로 복잡한 내용을 가르치는 데 유용할 것이다. 그러한 자료가 문자로 쓰여졌거나 도표로 제시될 때 더 쉽게 가르치거나 배우게 된다. 또한 학생들은 교과서에 글로 쓰여진 관계문장을 그림으로 그리게 되면 복잡한 개념의 관계를 쉽게 이해할 수 있다.

합성된 이론들은 임상실무 현장에서 간호사가 선행요인과 결과들을 검토하도록 도와주고, 이행 프로그램 이론에 기초해서 환자에게 제공할 간호를 계획하도록 도울 수 있다. 예방적인 중재를 계획하는 것은 임상문제에서 선행요인들을 잘 살펴봄으로써 용이해진다. 여러 가지 잠재적 선행요인들을 추적해 보면, 수술 후 재입원하는 것과 같은 바람직하지 않은 임상적 문제를 예방하기 위한 노력을 통해 현재의 실무를 향상시킬 수 있는 방법을 제시해줄 수도 있다. 다시 말하면, 간호중재의 결과를 정교화하는 것이 간호중재의 효과를 평가하는 결과를 확인하는 데 유용하다. 이론합성은 병원 상황 내에서뿐만 아니라 가정 간호나 지역사회와 같은 병원 상황 밖의 임상문제에도 적용할 수 있다. 또한 이론합성은 위험 사정도구 개발에 이용하기 위해 임상현상의 선행요인을 확인하는데 사용될 수도 있다. 이러한 맥락에서 Gephart, Effken, McGrath 및 Reed(2013)는 이론합성을 조산아의 괴사성 장염에 대한 위험 지수 개발을 위한 근거로 사용했다.

이론합성, 통합적 모델과 이론

THEORY SYNTHESIS AND INTEGRATIVE MODELS AND THEORIES

지식은 어떤 현상을 둘러싼 다양한 학문으로부터 수렴되기 때문에, 분석의 다양한 수준을 종합하는 통합적 모델을 구축하는 것은 시도할 만한 일이다. 예를 들어, 유엔아동기금(UNICEF)의 아동의 영양실조 원인에 대한 다단계의 개념적 기틀은 전 세계적으로 널리 알려져 있다(**그림 9.6**). 이 기틀은 아동의 영양실조와 사망률이 사회의 기초자원에서 시작된다고 보고 있다. 이 사회수준의 자원부족이 점차 가족의 문제로 진행되고, 나아가 아동 개인의 음식섭취 부족, 질병현상으로 되어 결국 영양실조까지 간다고 설명한다. 이 모델은 국가적으로 그리고 세계적으로 중요한 건강문제를 이해하는데 크게 기여해주고 있지만, 그러한 모델을 적절하게 구축하기 위해서는 유의해야 할 점이 있다. 여기에서 이 문제들을 길게 설명하는 것이 목적은 아니지만, 간단하게 말하면, 한 분석의 개념수준을 다른 수준으로 바꾸는 것이 어려울 수도 있다. 이 문제를 해결하기 위해 Sobal(1991)은 모든 분석 수준에서, 사회적 수준에서부터 신체적 수준같이 양립할 수 없는 용어를 연결할 수 있는 적절한 매개과정을 만

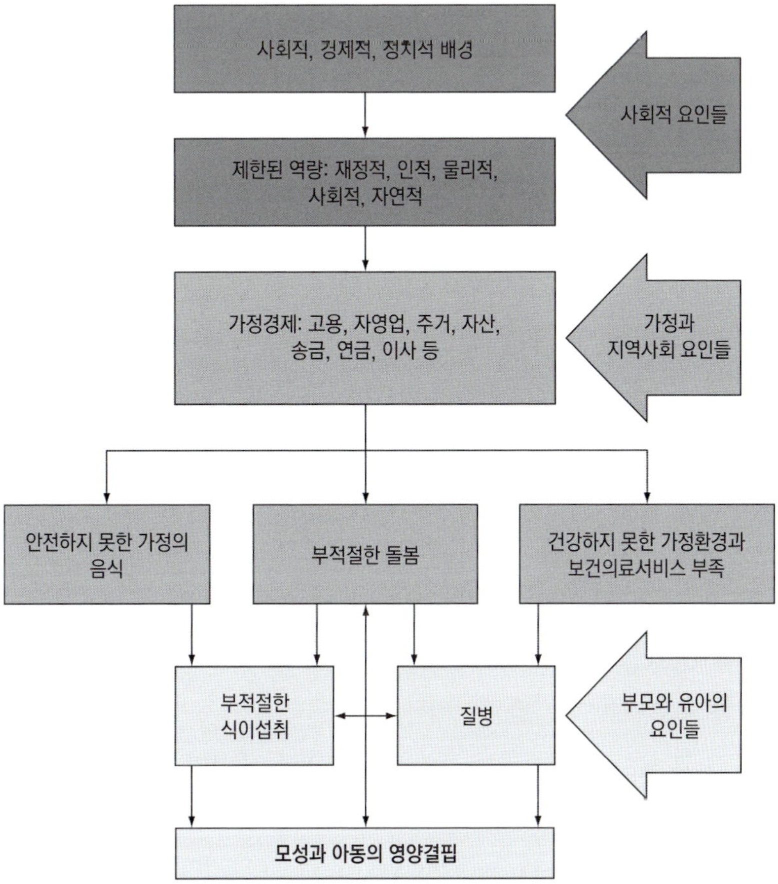

그림 9.6 UNICEF의 개념적 모델

출처: Adapted from UNICEF.org. Blact et al.(2008).
Accessed at https://data.unicef.org/resources/improving-child-nutrition-the-achievable-imperative-for-global-progress/

들 것을 제안했다.

이미 존재하는 이론들을 통합하고자 할 때 종종 발생하는 두 번째 문제는 하나의 이론적인 문맥으로부터 용어를 무분별하게 뽑아내는 것과 다른 것으로 삽입하는 것이다. Hempel (1966)은 이론에서의 용어들은 이론의 관계망 내에서 "체계적으로 가져올 때(systemic import)" 의미가 있다고 주장했다(p. 98). 그래서 하나의 이론에서 용어를 억지로 맞추고 그것을 이론적인 관계에 대한 고려 없이 다른 것으로 삽입하는 것은 이론통합이 아니다. 거미가 거미줄을 엮는 것과 같이 이론가들은 신중하게 대립 또는 평행하여 이론들을 통합해야 한다.

반면, 이론의 결합은 종종 임상간호를 이해하고 개선하는 접근방식을 강화할 수 있다. 이를 위해, Fassler & Naleppa(2011)는 사회사업 분야에서 실무 모델을 결합하기 위해 이론합성전략을 채택했다.

요약
SUMMARY

이론합성은 경험적 근거에 기반을 두므로 이론가로 하여금 관심 주제에 대해 광범위하고 다양한 연구 정보를 조직하고 통합할 수 있도록 한다. 이론합성에서는 일련의 개념들과 여러 개의 문장, 즉, 문장의 도해를 포함한 상호 관련된 문장체계로 조직한다. 이론합성은 여러 가지 목적으로 사용되므로, 구체적인 목적을 결정할 때는 이론가의 관심, 합성된 이론에 대한 활용 계획, 주제와 관련된 유용한 정보의 양과 유형 등을 고려해야 한다.

이론합성에 포함되는 세 가지 단계는 (1) 중심개념 구체화하기, (2) 중심개념들 간의 관계와 중심개념에 관련된 요소들을 확인하기 위한 문헌고찰하기, (3) 관심 현상을 통합적이고 효과적으로 표현하도록 개념과 문장을 조직하기이다.

이론합성을 위해서는 효율적으로 조직할 수 있는 많은 정보가 필요하다. 양적인 자료들이 필요하다면 이론가는 통계적으로 해박해야 한다. 이 전략은 과학적 진보로 나아가는 점진적인 접근법이라고 믿는다.

연습문제
PRACTICE EXERCISE

연습문제 1

Hill과 Peters(1998)와 같은 비만 연구자들은 현대인의 생활에서 섭취하고 저장하고 에너지를 소모하는 사람의 조절 체계의 변화가 문제를 만든다고 주장했다. 특히 만연된 고열량 음식과 편리한 생활로 인해 에너지 소모가 적어지는 현상은 비만인의 증가를 가져왔고, 최근 미국의 국가적 비만을 초래하였다(Mokdad et al., 2001; Mokdad et al., 1999). 비만은 심혈관질환, 당뇨병, 위역류 증후군, 정형외과적 문제 및 암 등의 많은 합병증 유병률의 증가를 예측하게 된다.

연습으로 비만 역학의 선행요소 및 결과들과 관계되는 몇 가지 문장을 개발하고 개발한 문장을 도해로 그려서 '비만 역학'의 모델에 포함시켜 보자.

연습을 끝냈으면 여러분의 모델을 **그림 9.7**과 비교해 보자. 여러분이 만든 이론 모델이 이 책의 모델과 정확하게 일치하지 않을 수 있겠지만, 최소한 구조적인 유사성은 있어야 한다.

연습문제 2

표 9.2에 있는 논문 중 하나를 선택해서 읽은 후 다음 질문에 대답해 보자.

- 합성과정을 분명히 하는 데 사용된 근거의 종류와 출처는 무엇인가? 그 근거의 출처가 무엇인지 기술하라.
- 저자들이 이론합성과정(이 장에서 제시된 단계와 비교해서)을 어떻게 명백하게 기술하고 있는가?
- 저자들이 최종 이론합성을 어떻게 제시하고 있는가? 단순히 문자로 또는 도식으로, 아니면 둘 다인가?
- 저자들의 표현된 목적에 대해서 명료성 및 유용성과 관련해서 합성된 이론의 질을 어떻게 평가하는가?

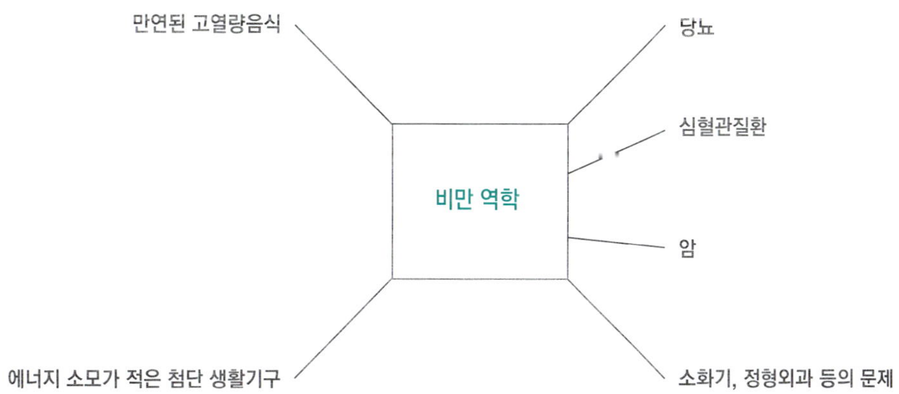

그림 9.7 비만 역학 모델

참고문헌

REFERENCES

Black RE, Allen AH, Bhutta ZA, Caulfield LE, de Onis M, Ezzati M, et al. Maternal and child undernutrition: Global and regional exposures and health consequences. *Lancet*. 2008;371(9608):243–260.

Blalock HM. *Theory Construction: From Verbal to Mathematical Formulations*. Englewood Cliffs, NJ: Prentice Hall; 1969.

Caplan RD, Robinson EAR, French JRP, Caldwell JR, Shinn M. *Adhering to Medical Regimens: Pilot Experiments in Patient Education and Social Support*. Ann Arbor, MI: Institute for Social Research, University of Michigan; 1976.

Causey R. Scientific progress. *Tex Eng Sci Mag*. 1969;6(1):22–29.

DeMarco R. Two theories/a sharper lens: The staff nurse voice in the workplace. J Adv Nurs. 2002;38:549–556.

Easton KL. The poststroke journey: From agonizing to owning. *Geriatr Nurs*. 1999;20:70–76.

Eisler RM, Hersen M, eds. *Handbook of Gender, Culture, and Health*. Mahwah, NJ: Erlbaum; 2000.

Fassler A, Naleppa MJ. An innovative integrated research method: Estimating fidelity using technology for model integration and development. *Br J Soc Work*. 2011;41:761–777.

Fawcett J. *The Relationship of Theory and Research*. 3rd ed. Philadelphia, PA: Davis; 1999.

Gephart SM, Effken JA, McGrath JM, Reed PG. Expert consensus building using e-Delphi for necrotizing enterocolitis risk assessment. *J Obstet Gynecol Neonatal Nurs*. 2013;42(3):332–347.

Good M, Moore SM. Clinical practice guidelines as a new source of middle-range theory: Focus on acute pain. *Nurs Outlook*. 1996;44:74–79.

Halldorsdottir S. The dynamics of the nurse–patient relationship: Introduction of a synthesized theory from the patient's perspective. *Scand J Caring Sci*. 2008;22:643–652.

Hempel CG. *Philosophy of Natural Science*. Englewood Cliffs, NJ: Prentice Hall; 1966.

Hill AS. Toward a theory of feeding efficiency for bottle-fed preterm infants. *J Theory Constr Test*. 2002;6(1):75–81.

Hill JO, Peters JC. Environmental contributions to the obesity epidemic. *Science*. 1998;280:1371–1374.

Huth MM, Moore SM. Prescriptive theory of acute pain management in infants and children. *J Soc Pediatr Nurses*. 1998;3:23–32.

Kim J, Pressler SJ, Jones J, Graves JR. Generating scientific models of knowledge using arcs©. *Clin Nurse Spec*. 2008;22:286–292.

Kuhn TS. *The Structure of Scientific Revolutions*. Chicago, IL: University of Chicago Press; 1962.

Milberg A, Strang P. What to do when "there is nothing more to do"? A study within a salutogenic framework of family members' experience of palliative home care staff. *PsychoOncology*. 2007;16:741–751.

Mokdad AH, Bowman BA, Ford ES, Vinicor F, Marks JS, Koplan JP. The continuing epidemics of obesity and diabetes in the United States. *JAMA*. 2001;286:1195–1200.

Mokdad AH, Serdula MK, Dietz WH, Bowman BA, Marks JS, Koplan JP. The spread of the obesity epidemic in the United States, 1991–1998. *JAMA*. 1999;282:1519–1522.

Murrock CJ, Higgins PA. The theory of music, mood, and movement to improve health outcomes. *J Adv Nurs*. 2009;65:2249–2257.

Ruland CM, Moore SM. Theory construction based on standards of care: A proposed theory of the peaceful end of life. *Nurs Outlook*. 1998;46:169–175.

Schwirian PM. Toward an explanatory model of nursing performance. *Nurs Res*. 1981;30:247–253.

Siaki LA, Loescher LJ, Trego LL. Synthesis strategy: Building a culturally sensitive mid-range theory of risk perception using literary, quantitative, and qualitative methods. *J Adv Nurs*. 2013;69(3):726–737.

Sobal J. Obesity and socioeconomic status: A framework for examining relationships between physical and social variables. *Med Anthropol*. 1991;12:231–247.

Ward K. A vision for tomorrow: Transformational nursing leaders. *Nurs Outlook*. 2002;50:121–126.

Whittemore R, Roy C. Adapting to diabetes mellitus: A theory synthesis. *Nurs Sci Q*. 2002;15:311–317.

Yao L, Algase D. Emotional intervention strategies for dementia-related behavior: A theory synthesis. *J Neurosci Nurs*. 2008;40:106–115.

Zandi M, Vanaki Z, Shiva M, Mohammadi E, Bagheri-Lankarani N. Security giving in surrogacy motherhood process as a caring model for commissioning mothers: A theory synthesis. *Jpn J Nurs Sci*. 2016;13(3):331–344.

Zeng B, Sun W, Gary RA, Li C, Liu T. Towards a conceptual model of diabetes self-management among Chinese immigrants in the United States. *Int J Environ Res Public Health*. 2014;11(7):6727–6742.

Zetterberg HL. *On Theory and Verification in Sociology*. Totowa, NJ: Bedminster Press; 1965.

추가 자료
ADDITIONAL READINGS

Cumbie SA, Conley VM, Burman ME. Advanced practice nursing model for comprehensive care with chronic illness—Model for promoting process engagement. *Adv Nurs Sci*. 2004;27:70–80.

Dubin R. *Theory Building*. New York, NY: Free Press; 1978.

Hage J. *Techniques and Problems of Theory Construction in Sociology*. New York, NY: Wiley; 1972.

Hall JM. Alcoholism recovery in lesbian women: A theory in development. *Sch Inq Nurs Pract*. 1990;4:109–122.

Lancaster W, Lancaster J. Models and model building in nursing. *Adv Nurs Sci*. 1981;3(3):31–42.

Mullins NC. *The Art of Theory: Construction and Use*. New York, NY: Harper & Row; 1971.

Reynolds PD. *A Primer in Theory Construction*. Indianapolis, IN: Bobbs-Merrill; 1971.

Stember ML. Model building as a strategy for theory development. In: Chinn PL, ed. *Nursing Research Methodology*. Rockville, MD: Aspen; 1986.

Suppe F, Jacox AK. Philosophy of science and the development of nursing theory. In: Werley HH, Fitzpatrick JJ, eds. *Annual Review of Nursing Research*. Boston, MA: Springer; 1985, pp. 241–267.

Zetterberg HL. *On Theory and Verification in Sociology*. Totowa, NJ: Bedminster Press; 1965.

PART

4

분석전략

ANALYSIS STRATEGIES

어린 아이가 장난감이 어떻게 작동하는지 보기 위해 분해했다가 다시 조립하는 것을 지켜본 적이 있다면, 그것이 분석의 모델 사례이다. 제 4부에서는 개념분석, 문장분석, 이론분석 전략에 대해 소개한다. 분석전략은 이미 개념, 문장, 이론이 문헌에 있으나, 이론가가 쉽게 이해하기 위해 이론을 부분으로 나누어 보고, 부분들을 검토하고 다시 합쳐서 전체로 볼 때 유용하다. 이와 같은 분석을 통해 이론가는 개념, 문장이나 이론의 강점과 약점을 판단할 수 있다. 다음부터 설명될 전략들은 이론적 구조를 체계적이고 논리적으로 분석하는 방법을 이해하는 데 도움이 될 것이다. 말할 필요도 없이, 본 저서에서 논의될 모든 분석전략은 언제나 목적을 위해서 실시되는 것이다. 이는 매우 어려운 과정으로, 수월하게 끝날 수 없다. 대부분의 경우에 분석가들은 본인 연구의 일부분으로 개념, 문장이나 이론을 사용할 계획이며, 사용이 가능한지, 적절한지를 확인하기 위해 이 전략들 중 하나를 선택한다. 분석가들은 본인의 주요 관심 현상과 관련이 있는 개념, 문장이나 이론의 구조와 기능에 관심이 가장 많을 것이다.

제 10장에서는 개념분석과정에 대해 설명한다. 개념분석은 다양한 목적으로 사용된 개념의 의미를 명확하게 하는 것을 의미한다. 개념은 이론구축의 기본적인 벽돌이기 때문에 확실하고 분명한 개념이어야 함은 매우 중요하다. 그렇기 때문에 개념분석은 어떻게 이론개발에 관련된 용어들과 정의, 사용에 대해 논리적으로 생각하는지 이해하기에 좋은 방법이다. 세

개의 장 중 개념분석이 많이 사용된 것처럼 보이지만, 저자들은 개념분석을 사용하는 이유를 가능하다면 명확하게 제시하고자 노력하였고, 분석의 결과를 보다 잘 보여주기 위해 큰 표로 만들어 제시하였다.

제 11장은 제 4부 분석전략 중에서 가장 중요한 장이다. 왜냐하면 문장분석이 잘되면 좋은 이론분석이 가능하기 때문이다. 관계문장의 구조와 기능을 이해하는 것은 이론이 어떻게 구축되고 기능하는지 이해하는 데 중요하다. 문장을 해체하여 방향성과 유의성, 관계의 종류를 알아보는 것은 문장을 명확하게 하는 데 도움이 된다. 또한 논리의 헛점도 알 수 있게 된다.

제 12장은 이론분석의 전과정을 설명하고 있다. 문장분석을 기반으로 하여, 이론분석과정은 이론가가 전체 이론을 해체하여 강점, 약점, 빠진 부분과 논리가 부족한 부분을 판단하는 데 도움이 된다. 만약 이론가가 연구를 제언하거나 간호실무에 적용할 수 있는 이론을 마련해 준다면 좋은 이론분석은 큰 도움이 될 것이다.

CHAPTER

10

개념분석

Concept Analysis

이 장을 읽기 전에

- 연구에 사용할 특정 개념에 관심이 있으나, 측정 방법이 명확하지 않나요?
- 두 개 이상의 중복된 개념을 구별해야 하는 상황에 직면해 있나요?
- 새로운 간호진단이나 중재로서 개념을 개발하거나 정련하는데 관심이 있나요?
- 연구에서 사용하고 있는 단어의 의미에 대해 논리적으로 생각하는 방법을 배우는 것에 관심이 있나요?

들어가는 말

위의 질문들에 "예"라고 대답한다면, 개념분석이 목표 달성에 도움이 될 수도 있다. 개념분석은 용어를 더 잘 이해하고 개념을 측정하는데 적합한 정의를 개발하기 위한 방법이다.

이 책의 4판이 출간된 이래 많은 개념분석이 이루어졌다. 간호학자들과 임상가들이 열심히 간호용어들을 받아들이고, 관심 개념들을 명확히 정의하기 위해 노력하고 있다. 간호실무의 근거기반을 서술할 수 있는 유일한 방법은 먼저 현상을 측정할 수 있거나 최소한 의사소통할 수 있는 방식으로 기술할 수 있어야 한다. 개념분석은 이론가, 연구자, 임상실무자들이(개념 '안으로 들어가서' 어떻게 기능하는지 알기 위해) 관심 개념의 다양한 가능성을 찾게 해준다. 이는 어려운 작업이지만, 관심 현상에 대한 매우 뛰어난 통찰력을 제공해 준다.

정의
DEFINITION

개념은 이론구축의 기초 벽돌이다. 특히 간호학에서는 임상 경험에서 나타난 개념들이 더 나아가 이론적인 작업으로 이어지기도 한다. 따라서 이론의 구조를 탄탄하게 하기 위해 확실하고 견고한 개념을 선택해야 한다. 견고하고 확실한 개념이 되려면 개념이 지적하는 대상을 명확하게 명명해야 하고, 구조가 정확하게 정의되어야 하며, 이론에서 어떻게 사용되는지 알고, 기능이 분명해야 보는 사람이 그 개념과 이론의 정의를 무엇을 묘사하거나 설명, 예측되는지 정확히 이해할 수 있다. Mulcahy(2016)의 부모의 관심(parental concern) 개념분석은 임상에서 유래한 개념의 좋은 예이다.

개념분석의 목적은 개념의 기능과 구조를 검증하는 것이다(제 3장 참조). 한 개념은 그 개념만의 독특한 속성이나 특성들을 포함하고 있어서 다른 개념들과 구별된다. 즉, 개념이 고유의 결정적 특성이나 속성을 가지고 있어서 어떤 현상이 그 개념과 맞는지 아닌지를 결정하게 한다. 개념은 정신적인 구조물이다. 우리는 개념을 통해 우리 주변의 다양한 환경적인 자극을 질서 있게 정리한다. 그러므로 개념은 속성이 포함하고 있는 정보들이 범주를 나타낸다. 개념분석은 이러한 속성들을 판단하는 공식적이고 언어적인 연습이다. 분석 그 자체는 엄격하고 정확해야만 하지만, 분석의 최종결과물은 항상 잠정적이다. 잠정적이라고 할 수 밖에 없는 이유는 두 사람이 같은 개념을 분석해도 어느 정도 서로 다른 속성을 찾을 수 있다는 것과 과학적이고 일반적인 지식이 너무 빨리 변화되어 오늘의 진실이 내일에는 더 이상 진실이 아닐 수도 있기 때문이다.

또한 개념은 시간이 경과함에 따라(대체로 서서히 변하나 가끔은 매우 빨리 변화하기 때문에) 잠정성이 있다. 그래서 개념분석을 하는 사람은 아이디어와 아이디어를 표현하는 용어의 역동적인 특성을 알아야만 한다. 개념은 돌에 새겨진 것과 같이 불변하는 것이 아니며, 분석가들도 시간에 따라 변화하고, 개념의 이해도 시간에 따라 변한다. 이것이 개념분석을 '완성된 결과'로 간주하면 안 되는 이유 중의 하나이다. 개념분석에서 기대할 수 있는 최상의 것은 현 시점에서 중요한 요소들을 찾기 위함이다. 그러나 이는 결코 관심 개념의 속성을 판단하기 위한 노력이 하찮다는 의미는 아니다.

개념분석은 의사소통을 증진시킨다. 이론개발과 연구에서 사용하는 개념의 속성을 정확히 정의한다면, 그 현상에 관심 있는 동료들 간의 이해를 한층 증진시킬 수 있을 것이다. 그리고 개념분석은 개념들을 인식하고 측정하는 방법을 쉽게 찾을 수 있게 할 것이다.

목적과 활용

PURPOSE AND USES

개념분석은 개념의 기본 요소들을 검증하는 과정이다. 개념을 묘사할 때 "무엇을 설명하는지" 알고 있다면, 비슷하지만 똑같지 않은 개념들을 구별하는 데 도움이 된다. 개념분석은 개념들 간의 유사성과 비유사성을 구별하는 과정이다. 개념을 좀 더 간단한 요소로 쪼개어 볼 때, 개념의 내적구조를 결정하기가 쉬워진다. 이미 제 2장에서 언급했듯이 개념은 언어 속에서 단어나 용어로 표현되기 때문에(Reynolds, 1971), 개념분석은 필연적으로 기술된 단어와 그 사용이 분석되어야 한다. 결국 개념분석은 언어에서 단어나 용어의 기술과 사용을 신중히 검토하여, 관련된 다른 단어나 용어와 어떻게 '같고', '같지 않음'에 대한 설명과도 한다. 우리는 개념의 의미를 전달하는 단어들의 실제적인 사용과 가능한 사용에 대해 관심을 기울여야 한다.

개념분석은 이론을 구성하고 있는 개념들이 막연할 때 이들을 재정의하는 데 유용할 수 있다. 또한 간호실무에서 널리 사용되고 있는 남용되거나 애매모호한 개념을 명확하게 해 주므로 추후에 그 용어를 사용하는 다른 사람들도 같은 의미로 사용할 수 있게 된다. 개념분석은 구성타당도를 증가시킬 수 있고, 이러한 특성을 기반으로 정확한 조작적 정의를 내릴 수 있게 된다. 따라서 개념분석은 이론적 근거를 정확하게 반영하게 될 것이다. 개념분석은 연구나 이론구성 준비과정에서 자료 검토를 시작하는 좋은 방법이다. 개념분석의 결과는 이론가나 연구자가 개념의 기본속성을 근본적으로 이해할 수 있게 해주기 때문에 문제를 명확히 정의하고 개념들 간의 관계를 정확하게 반영하는 가설을 세울 수 있게 해준다.

Nunnally(1978)는 연구도구를 위해 신중한 개념개발의 필요성을 주장했다. 개념분석의 결과로 결정되는 정의, 속성의 목록, 선행요인들은 연구자에게 새로운 도구개발을 위한 시작이나 기존 도구를 재평가하기 위한 방법을 제공할 수 있다. 새로운 도구를 개발할 때 측정하려고 하는 개념을 구성하고 있는 속성들을 반영하여 문항들을 구성할 수 있다. 질문 문항은 제안된 선행요인이 있는지 판단하기 위해 만들어질 수 있다. 새로운 도구는 면밀한 정신심리측정 검사를 통해 연구자들이 연구를 계속하는 데 유용해질 수 있다. 또한 개념분석의 결과는 기존 도구의 평가에도 유용하다. 연구설계에 사용되는 도구들은 그 도구들이 측정하려고 하는 개념의 속성을 정확하게 반영하고 있는지 결정하기 위해 개념분석의 결과와 같은 관점에서 검토될 수 있다. 개념분석의 또 다른 활용 측면은 간호실무를 설명하는 표준화된 언어의 개발에 도움을 준다. 대부분의 경우 간호진단, 중재, 성과를 기술하는 용어는 여러 사람의 합의하는 식으로 전개되었다. 예를 들어 환자의 문제나 상황을 명명하는 일이나 우리가 제공하는 중재나 합리적으로 기대할 수 있는 결과들에 대하여 철저한 이론적 쟁점을 고려하지 않고 말을 붙이는 식으로 전개되었다(Carlson−Catalano et al., 1998; Gamel, Grypdonck, Hengeveld, Davis, 2001; Whitley, 1995). 어떤 잠정적인 진단, 중재, 성과를 위해 철저히 개념분석을 하는 것은 용어의 분류작업을 쉽게 하며, 이론적 문헌과 연구문헌에서 간호언어의 기초를 수립하는 것이며, 따라서 확실한 근거를 제시한다. 간호진단, 중재, 성과의 개념은 따로 분리되어서 독립적으로 분석되어야 한다. 예를 들어, 대부분의 간호진단은 건강문제, 기여요인, 증상과 징후의 세 구성요소로 작성된다(Gordon, 1982). 이는 개념분석방법의 결과로 만들어지는 선행요인(원인), 속성(증상과 징후), 정의(건강문제)와 거의 맥락을 같이 한다. 즉, 선행요인은 원인, 속성은 증상과 증후, 조작적 정의는 건강문제로 볼 수 있다. 이 두 과정을 반복적으로 사용한다면 간호용어의 분류체계가 향상되고 동시에 이론개발에도 기여할 것이다.

다음에 기술한 개념분석을 위한 다양한 방법 중의 하나이다. 대부분의 개념분석방법에 대한 비판이 증가하고 있지만(이 장의 뒷부분에서 언급할 예정임), 저자들은 아직까지 개념분석방법은 가장 이해하기 쉽고 숙달하기 쉬운 방법으로 생각한다. 특히 초보자들에게 유용한 방법이다.

시작하기 전에 몇 가지 단어들을 설명하면 도움이 될 것이다. 이 장의 뒷부분에서 이 쟁점에 관해 더 광범위하게 논의하겠지만, 쟁점들 중 몇 가지는 미리 논의할 필요가 있다. 첫 번째, 개념분석은 하면 할수록 그 과제에 의해 완전히 압도되는 듯한 느낌일 것이다. 이것은 당연한 것이다. 그러나 그런 느낌은 점차 그 과정에 익숙해지면서 괜찮아질 것이다. 두 번째, 하고 있는 작업에 대해 방어하고 싶고 비판을 꺼리게 될 것이다. 그러나 이것은 반드시 피해야 할 것이다. 이와 같은 정신작업은 동료들의 피드백이 있어야 더 잘 진행될 수 있다. 만약 한 사람 이상이 도움을 준다면 분석은 훨씬 더 좋은 결과를 가져올 것이다. 세 번째, 이 분석은 시작해서 단번에 끝나는 활동이 아니라 과정이라는 것을 기억해야 한다. 진행한 개념분석을 검토하기 위해 앞뒤 단계들을 자주 왔다갔다할 것이다. 어떤 단계로 다시 돌아가는 일은 흔한 일이고, 이 또한 정상이며, 예상된 것이다.

개념분석의 절차

PROCEDURES FOR CONCEPT ANALYSIS

다음의 개념분석방법은 권위 있는 Wilson(1963)의 개념분석과정 11단계를 8단계로 수정하고 단순화하였다. 저자들은 분석과정의 핵심은 8단계가 충분하다고 믿었다. 그러나 Wilson의 전체과정으로 알기 원한다면, 이 장의 참고문헌에 제시된 Wilson의 주요 저서를 참고하기 바란다.

1. 개념 선정
2. 분석의 목적이나 목표결정
3. 찾을 수 있는 모든 방법으로 개념의 사용범위 확인
4. 개념의 속성 결정
5. 모델 사례 제시
6. 유사 사례, 인접 사례, 반대 사례, 고안된 사례, 불합리한 사례 제시
7. 선행요인과 결과 확인
8. 경험적 준거 정의

개념분석의 단계가 마치 순차적인 것처럼 보일지라도, 사실 이 단계들은 반복적인 순환과정이다. 흔히 개념분석과 관련된 두뇌활동 중에는 나중에 생기는 정보나 생각이 달라짐으로 인해 이전 단계에 어떤 수정도 할 수 있다는 것을 예상해야 한다. 이러한 반복적인 과정의 특징으로 인해 개념분석은 훨씬 더 분명하고 좀 더 명확한 분석이 된다.

개념선정

개념선정은 조심스럽게 이루어져야 한다. 개념분석을 하는 사람은 평소 자신의 관심 분야에서 실무와 관련되어 있거나 평소에 혼란을 주었던 개념을 선정하는 것이 가장 좋다. 분석하는 사람은 관심 있는 개념이 여러 개일 수 있기 때문에 개념선정 단계가 가장 어렵다. 어떻게 한 개념만 선택할 것인가? 일반적으로 개념은 관심 분야나 주제를 가장 잘 반영해 줄 수 있는 것으로 선정해야 한다. 자신에게 가장 필요하다고 생각되는 한 개념을 선택하는 것이 좋다. 관심 있는 모든 것을 전부 포함할 수 있는 한 개의 개념이 있는가? 자신이 하고 있는 연구의 다음 단계를 위해 중요한 개념인가? 그렇다면 그 개념을 선택해야 한다. Wilson(1963)은 개념을 분리하는 개념선정의 과정이 다양한 상황, 경계, 분석하는 사람의 과제와의 관련성에서 중요성을 검토하는 것이라고 설명하였다.

만약 개념분석을 처음으로 시도한다면, 특히 다루기 쉬운 개념을 선택해야 한다. 또한 주어진 예에 의해서만 정의될 수 있는 원시용어는 피하는 것이 중요하며, 너무 광범위해 여러 가지 의미를 함축하고 있어서 분석을 혼란시키는 포괄적인 용어도 피하는 것이 좋다. 만약 개념이 명사와 동사로 사용된다면, 명사 형태를 선택하는 것이 더 효과적이다.

개발되지 않은 개념들은 탐구의 대상이 될 수도 있지만 언어의 함정이 될 수도 있다. 또한 이러한 개념들은 이론을 구성하고 있지만 명확하지 않은 개념들이며, 간호실무에서 발견될 수 있거나 간호연구로부터 일반화될 수 있고, 또는 이론의 개념이 아직 불완전한 이론에서 도출될 수도 있다. 이들의 분석은 사고의 확장에 매우 도움이 될 수 있으나 개발되지 않은 특성 때문에 분석가를 잘못된 방향으로 가게 하거나, 가고 싶지 않은 길로 유인할 수도 있다. 만약 그렇다면 분석을 포기하고, 더 관련된 개념선택을 고려하는 편이 좋다.

기본적으로 여러분의 연구 프로그램이나 더 나아가 관심 분야의 이론개발에 중요하고 유용한 개념을 선택해야 한다. 하찮은 개념이나 관심 현상의 지식개발에 중요하게 기여하지 않을 것 같은 개념은 쓸데없는 연습이고 소중한 시간을 낭비하는 것이다.

분석목적 결정

다음 단계는 분석의 목적이나 목표를 결정하는 것이다. 즉 노력을 기울여 만들어내면 그 결과를 무엇에 이용할 것인가에 정확하게 초점을 두어야 한다. 이는 근본적으로 "이 분석을 왜 하는가?"라는 물음에 답하는 것이다. 훌륭한 개념분석 연구들이 '다음 단계'에 대한 제안 없이 갑자기 끝내는 경우가 흔하다. 개념분석은 그 자체가 끝이 아니라 간호실무이론이나 연구에서 더 많은 관련 작업을 수행하는 가교가 되어야 한다.

개념분석을 왜 하려고 하는지 미리 결정하는 것이 정말 중요하며, 그 이유를 기록해 놓고 분석하는 동안에도 수시로 볼 수 있도록 한다. 속성을 결정하기 시작할 때, 분석 목적을 정의해 두면 유사하지 않은 개념의 사용이 발견되면 도움이 될 것이다. 분석목적을 반영하여 선택한 개념의 구체적인 사용을 결정해야 한다.

개념분석의 목적은 개념이 일상적이고 평범하게 사용하는 언어와 동일하지만 학문적으로 사용될 때와 구별하고, 기존에 존재하는 개념의 의미를 분명히 하고, 조작적 정의와 연구도구를 개발하고, 기존 이론을 보완하기 위해서 등이다. 다른 가능한 목적도 있지만, 분석의 목적이 무엇이든 간에 분석하는 과정 중에 목적을 분명하게 기억하고 진행해야 한다.

시작하기 전에, 다른 사람이 이미 개념분석을 했는지 확인하기 위해 문헌을 검토해야 한다. 개념분석이 되었다면, 분석을 주의깊게 읽어보고 필요한 분석에 적합한지 확인 후 적합하면 사용하면 된다. 개념분석은 엄격하고 시간이 많이 소요된다. 필요에 맞는 분석이 이미 존재하는데, 분석을 반복하는 것은 시간과 에너지 낭비이다.

이 장의 마지막에 나오는 예를 보면, 왜 애착의 개념분석을 하려고 했는지 알 수 있을 것이다. 엄마와 아기의 관계에서의 애착에 관심이 있었기 때문에 애착에 대한 생물 사례와 무생물 사례를 구별해야만 했다. 만약 애착의 개념분석 목표가 생물의 애착과 관련되어 있지 않았다면, 생물과 무생물의 애착에 차이가 있음을 깨달았을 때 진행을 어떻게 할지에 대해 다른 결정을 내렸을 것이다.

개념의 사용범위 확인

다음은 분석하려고 하는 개념의 사용범위를 확인하는 단계로서 사전, 보고서, 활용 가능한 문헌들, 동료들과 친구들까지 이용한다. 검색을 어느 한 측면이나 분야만으로 제한해서는 안 되고 단어의 모든 사용을 다 고려해야 한다. 또한 개념의 본질적 특성을 이해하는 데 선입견이 개입될 수도 있으므로 간호나 의학 관련 문헌으로만 제한해서 검색해서는 안 된다. 예를 들어 어떤 개념의 신체적인 측면을 무시하고 심리사회적인 측면에만 초점을 두면 의미 있는 많은 정보들을 놓칠 수도 있다. 또한 개념의 명시적 사용과 암시적 사용을 모두 고려해야 하며, 가능하면 다양하고 광범위한 자료들을 많이 읽는 것이 매우 중요하고, 속어 표현조차도 도움이 된다.

이러한 광범위한 문헌고찰은 개념의 속성에 대한 최종 선택을 할 때 근거를 제시하거나 타당화를 도와주고, 개념분석의 근거기반을 제공해준다. 예를 들어, '대처(coping)'의 개념을 분석하게 되면 영어에서 그 개념이 심리적인 상황에서만 사용되고 있는 것이 아니라 건물에서 벽돌담 꼭대기에 얹는 갓돌(coping), 세공용 실톱(coping saws), 매의 부리를 손질하는 방법으로서의 coping, 외투와 유사한 교회 의상으로서의 coping 등으로도 쓰이고 있다는 것을 알게 될 것이다. 최종 분석에 coping의 이러한 다양한 사용이 모두 포함되어야 한다.

개념의 사용이 확인되지 못하거나 더 나쁘게 되거나, 어떤 측면의 사용이 빠지게 되면, 결과의 유용성이 심각하게 제한된다. 몇 년 전에 어떤 학생이 병원에 입원한 어린이들을 돌보는 것과 관련된 '함께 함(presence)' 개념을 분석하였다. 초기단계에서 학생은 그 개념은 긍정적인 사용이 많다고 했고 부정적인 사용은 전혀 없었다. 다른 학생들이 "악마의 나타남"이나 "국경에서 적군의 출현"과 같은 것을 언급했을 때, 그 학생은 '함께 함'의 부정적 측면을 고려하는 것을 꺼려했다. 그러나 최종분석에서, 병원에 입원한 아이들에게 간호사의 존재가 잠재적 위협의 가능성이 있는 것이 '함께 함'의 중요한 속성 중 하나로 밝혀졌다. '함께 함' 개념에 관심이 있다면 Smith(2001)의 연구와 Chase(2001)의 논평을 읽어보기 바란다.

일단 개념의 평범하고 학문적인 모든 사용이 확인되면, 조사된 모든 측면을 계속 고려할 것인지 아니면 단지 학문적 사용만으로 제한할 것인지 결정해야 한다. 일반적으로 가능한 개념의 모든 측면을 다 고려할 때 더 풍부한 의미를 발견해낼 수 있을 것이라고 느끼지만 때로는 그것이 비실용적이고 불필요할 수도 있다. 이런 경우, 분석의 목적이 마지막 의사결정에 도움이 된다.

종종 광범위한 문헌고찰에 압도당했다고 느껴질 수도 있다. 우선은 용어의 정의와 사용법만을 검토하고 있음을 기억하면 된다. 모든 자료들을 읽을 필요는 없다. 당신이 원한다고 해도, 때때로 그것은 실용적이지 않거나 실현가능하지 않다. 흔히 학생들에게 개별 자료를 간단하게 요약하고, 원본 자료와 함께 보관하거나, 그 문헌들을 관리하기 위한 데이터베이스나 엑셀 도표를 만들 것을 제안한다. 이와 같은 방법의 훌륭한 예는 Samueli 기관(Samueli Institute)의 직원이 수행한 치유(healing) 개념분석에서 볼 수 있다(Firth et al., 2015).

개념 사용에 대한 문헌고찰을 하는 과정 중에 예를 수집하는 과정과 분석하는 개념과 유사하거나 관련되어 있지만 '실제'로는 그 개념이 아닌 경우를 발견하게 되는데, 이때는 이러한 사례들을 목록에 기록해두어야 유사 사례나 관련 사례를 구성할 때 도움이 된다.

개념의 속성결정

개념의 속성을 결정하는 것이 개념분석의 핵심이다. 이는 개념과 가장 밀접하게 관련되어 있는 속성들이 무엇인지를 보여주기 위해 노력하는 것이며, 개념에 대한 가장 광범위한 통찰력을 갖게 해준다. 찾을 수 있는 한 모든 사례를 전부 검토하고 난 후, 반복해서 나타나는 개념들의 특징들을 기록한다. 이 특징들의 목록을 특성이나 속성이라고 하며, 의학에서 감별진단을 위한 기준과 유사한 기능을 한다. 어떤 개념의 특성이나 속성을 결정하게 되면 다른 유사하거나 관련된 개념과 차별하면서 구체적 현상에 대하여 명명할 수 있도록 도와준다. 속성을 결정할 때 속성의 수가 많다고 더 좋은 것은 아니다. 사실 최선의 분석은 비슷한 개념과 관심 개념을 차별할 수 있는 최소한의 속성을 정리하는 것이다. 분석이 되고 나면, 정의된 특성만을 보고도 즉시 그 개념을 떠올릴 수 있어야 한다. Trendall(2000)의 '만성피로'와 Mulder(2006)의 '효과적인 모유수유' 개념분석이 이와 같은 좋은 예이다.

일단 정의된 속성들은 변경할 수 없는 것이 아니다. 개념에 대한 이해가 깊어짐에 따라 변할 수도 있다. 개념의 핵심 의미가 무엇인지에 대해 생각하며 이해하기 위해 사례를 분석하는 동안 속성은 바뀔 수 있다. 개념이 바뀌면 속성들도 조금씩 시간에 따라 변할 수 있으며, 다른 사람의 연구와 다른 상황에서 사용되었을 때에도 변할 수 있다.

어떤 개념의 사용 예를 전부 수집했을 때, 만약 그것들이 다 의미있는 것이라고 생각되면 가장 유용하고 분석목적에 가까운 것으로 선택하여 결정한다. 한 가지 이상의 의미를 선택할 수도 있고, 그 선택된 여러 가지 의미를 가지고 분석을 계속하기로 결정할 수도 있다. 이 장의 끝에 제시한 애착의 개념분석에서도 생물과 무생물에서도 애착이 생긴다는 것을 알 수 있었다. 애착의 개념분석에서 두 가지 측면, 즉 생물과 무생물의 일반적인 속성들을 검토하고 나서, 관심 분야가 모아애착이기 때문에 생물의 구체적인 속성을 위한 추후 분석으로 계속 하였다(Avant, 1979). 제시된 사례에서 우리에게도 그랬지만, 그 개념이 사용되는 사회 환경이나 간호 환경을 고려하는 것이 독자들의 결정에 중요하다. 최종적인 결정은 분석가에게 달려있다.

이미 예를 들었던, 대처라는 용어의 다양한 예에서 세 가지 속성은 (1) 가리기(covering): 행위, 망토, 창문, 새의 부리, (2) 보호하기(protection): 사람의 정신, 망토 밑의 의상, 창 밑의 꽃들, (3) 소성 또는 다시 균형잡기(rebalancing)였다. 실톱에 대한 생각은 우리가 발견한 모든 경우에서 나타나는 세 가지 속성 중 어느 것에도 맞지 않기 때문에 일반적인 개념과는 관련이 없다고 결정할 수 있다. 실제로 이것은 나중에 나오는 불합리한 사례, 즉 일반적으로 받아들여지고 있는 개념과 관련해서 볼 때 잘못 사용되고 있는 사례로 결정할 수 있다.

Bennett, Wang, Moorer과 Nagle(2017)은 '돌봄 파트너(care partner)'의 개념분석에서 속성을 정의하는 훌륭한 예를 제시한다. 세 가지 속성은 돌봄제공사, 돌봄이 필요하지만 돌봄에 참여하는 사람, 그리고 두 사람 사이의 관계였다. Ellis-Stoll과 Popkess-Vawter(1998)의 연구에서 힘 북돋우기(empowerment)의 속성은 공동참여, 적극적인 경청과 개별적인 지식습득으로 확인되었다. 모델 사례는 관상동맥우회술을 받은 후 재활치료 중인 환자로 되었다. 이 모델 사례에서 속성들을 분명하게 관찰할 수 있었다. Xyrichis와 Ream(2008)의 '팀워크' 개념분석이 또 다른 좋은 예이다. 이 모델 사례에는 공동으로 노력하기, 상호의존적으로 협력하기, 공유된 의사결정 활용의 세 가지 속성이 분명하였다. 속성은 모델 사례에 대한 주요한 설명 중 하나이다. 모델 사례는 정의된 특성이 맞는지 확인할 수 있게 한다.

모델 사례

모델 사례는 개념의 모든 속성들이 보여지는 개념을 사용한 예이다. 즉, 모델 사례는 개념의 단순한 사례나 전형적인 예 또는 개념의 순수한 예가 되어야 하며 기본적으로 개념의 예로서 절대적으로 확신하는 것이다. Wilson(1963)은 모델 사례란 분석가가 "만약 이것이 그 개념의 예가 아니라면, 누가 뭐라해도 그 어떤 것도 그 예가 될 수 없다"라고 말할 수 있는 것이라고 하였다. 모델 사례는 분석과정에서 제일 먼저 나올 수도 있으며, 속성과 동시에 만들어지거나 속성이 잠정적으로 결정된 후에 만들어질 수도 있다.

모델 사례는 실제 현실에서의 예가 될 수도 있고 문헌에서 발견되거나 분석가에 의해서 만들어질 수도 있다. 모델 사례는 간호 사례가 될 수도 있고 아닐 수도 있으며 분석하는 사람에게 달려있다. 때로는 간호 사례를 사용하는 것이 개념 이해에 도움이 될 수 있으나 개념의 의미에 대한 객관성을 저하시킬 수도 있다. 따라서 사례를 찾아서 분석에 도움이 될 수 있는 방식으로 설정해야 한다. 간호 모델 사례를 사용하는 것이 적합한가 하는 것은 개념에 따라 달라질 수 있다.

개념이 분석자에게 친숙할 때 모델 사례가 먼저 만들어지게 된다. 개념이 친숙하기 때문에 그 예를 잘 알고 있으며 따라서 개념에 대해 찾아낸 속성과 경험을 비교할 수 있다. 속성과 경험이 일치하는가? 만약 아니라면 왜 일치하지 않는가? 속성과 모델 사례가 서로 불일치하도록 만드는 차이점, 누락되거나 추가된 것은 어떤 것들인가? 이러한 질문들에 대한 답이 속성을 재정의하도록 도와줄 수 있다. Wilson(1963)은 사례를 만들고 속성을 검토하는 과정을 반복하는 것을 내적 대화(internal dialogue)라 불렀다. 이것은 분석이 활발히 진행되는 동안 지속적으로 비교하는 숙고(comparative reflection)의 하나다. 이 과정은 개념의 내적구조를 파악하게 하며, 개념의 의미와 상황을 명확하게 해준다.

하지만 머릿속 생각을 통해서 하는 내적 대화만으로 처리할 수 있는 것은 여기까지이다. 어느 시점에서는 연구에 대해서 생각하던 것을 입 밖으로 말하고 싶어질 것이다. 분석과정에서 좀 더 분명한 생각을 확인하고 싶은 시점에서는 분석가가 실례를 들어 이야기할 때 신선한 귀를 가지고 들어주는 사려 깊은 동료들을 찾아보는 것이 필요하다. 분석가가 미처 보지 못한 결점이나 실수가 있다면 다른 사람들이 발견할 수 있을 것이다. Moody(1990)는 이를 "필요의 검증(test of necessity)"이라고 제안했다. 특히, 관심 개념이 중복되는 관련 개념들이나 여러 가지 유사 개념들이 있는 경우 다소 혼란스러울 수 있지만, 절망하지 말고 가능한 한 전형적인 사례를 유지하기 위해 노력해야 한다.

대처의 예에서 진술된 모델 사례는 다음과 같다.

> 하이힐을 신고 실크 드레스를 입은 젊은 여자가 길을 걷고 있다. 그녀의 가방에는 우산이 들어 있었다. 그때 갑자기 비가 내리기 시작했다. 그녀는 가방에서 우산을 꺼내 펼쳐 들었고, 비가 오는 길을 달리다가 넘어졌다. 그때 멈춰서서 재빨리 신을 벗어들고 비를 피할 수 있는 가장 가까운 곳으로 가기 위해 다시 달리기 시작했다.

이 모델 사례에서는 세 가지 중요한 속성인 가리기, 보호하기, 다시 균형잡기가 모두 포함되어 있다. 위의 사례 외에도 대신 사용할 수 있는 다른 예나 사례들이 있지만, 간단하고 쉽게 볼 수 있는 예를 선택하였다.

추가 사례

다른 사례들을 검토하는 것은 내적 대화의 또 다른 과정이다. 일부 관련된 개념들이 중복될 수 있기 때문에 관심 개념을 가장 잘 나타내는 속성을 찾아내는 것이 어려울 수도 있다. 관심 개념과 똑같은 사례가 아니라 유사하거나 반대되는 사례의 검토를 통해 가장 잘 '맞는' 속성이나 특징에 대한 판단을 더 잘할 수 있다. 과거에 유용하다고 증명된 여러 가지 종류의 사례에 대해 검토해 보면, 이런 사례들이 관심 개념의 속성들로 무엇이 '설명되고' 무엇이 설명되지 않는지 판단하게 해준다. 이를 위해 유사 사례, 관련 사례, 고안된 사례, 반대 사례를 만들어 본다. 이런 사례들은 실제 생활의 사례일 수도 있고, 문헌에서 나올 수도 있으며, 분석가에 의해 만들어질 수도 있다.

유사 사례(borderline case)는 관심 개념의 속성이 대부분 포함되어 있으나 전부 다 포함되어 있지 않는 사례이다. 속성의 대부분 또는 모두를 포함할 수도 있으나 지속 시간이나 발생의 강도 등이 본질적으로 다를 수도 있다. 이런 사례들은 어떤 점에서 일치하지 않아서 모델 사례인가 아닌가를 알 수 있도록 해준다. 이런 방법으로 관심 개념의 속성에 대한 생각을 분명히 할 수 있다. 대처에 대한 유사 사례는 큰 시험을 눈앞에 둔 대학생을 예로 들 수 있다. 그 학생은 시험 전날 밤에야 비로소 밤새워 벼락공부를 하였다. 시험 도중 학생은 잠이 들어버렸고 결국 시험에 낙제하였다. 이 예에서는 가리기와 보호하기의 속성은 충족시키고 있으나 다시 균형잡기는 빠져있다. 그 학생이 시험을 치르고 답을 알고 있었더라도 계속 잠을 잤기 때문에 시험에 떨어지게 된 것이다. 만일 그 학생이 완전히 균형을 잡아 깨어서 시험을 계속 치렀다면, 아마도 시험에 통과했을 것이다.

각기 다른 유사 사례로 불안과 두려움이라는 두 개념을 생각해보자. 이 두 개념은 정확하게 같지는 않지만, 매우 밀접하게 관련되어 있다. 어떤 차이가 있을까? Bay와 Algase(1999, p. 107)에 따르면, 불안은 "예상되는 사건과 결과가 불일치하고 이후에 일어날 사건과 실제 사건이 맞지 않을 때 잠정적인 위협 때문에 높아지는 불쾌감"이라고 하였다. 이와 달리, 두려움은 "어떤 확실한 위협이 행위를 유발시키는 충분히 강하고, 생리적으로 유도된, 격양된 상태이다. 두려움은 근본적으로 두려운 경험을 생각나게 하는 환경에서 어떤 계기에 노출된 결과 또는 인지된 위협의 방어적인 반응이다(p. 107)". 불안의 실제 모델 사례는 깊은 산속을 걸어가고 있는 여성으로 그녀는 보거나 들은 적은 없지만 어디엔가 있을지도 모를 야생동물의 출현을 걱정한다. 그러나 두려움의 모델 사례는 산속을 걷고 있는 여성이 어딘가에서 으르렁거리는 사자 소리를 듣고 야생동물이 있을까 걱정한다. 그 여성이 길모퉁이를 돌았을 때 실제 사자가 앞에 있는 것이다. 두 개념의 근본적인 차이는 두려움은 생존을 위협하는 구체적인 원인이 있는 반면, 불안은 위협의 원인이 특별히 존재하지 않는다. 이는 개념개발에서 분석중인 개념과 유사한 개념의 구별이 얼마나 중요한지를 보여주는 예이다.

다음의 유사 사례의 예는 이 관계를 더욱 분명하게 해줄 것이다. 개념은 사물을 분류하는데 도움을 주기 때문에, 수업 중에 학생들에게 하나의 예를 들게 하였다. 학생들에게 옷장의 내용물들을 분류해 보라고 했을 때, 한 학생은 옷을 "허리 위에 입는 상의"와 "허리 아래에 입는 하의"로 분류했다. 그런데 이 학생은 허리에 착용하는 벨트를 어떻게 분류해야 할지에 대해 고민하였다. 벨트는 허리 위나 아래 어떤 범주에도 들어갈 수 있고, 또 어느 곳에도 속하지 않을 수도 있기 때문이다. 이 예는 유사 사례의 전형적이고 구체적인 예이다. 그 학생의 고민은 벨트가 상의와 하의 어느 범주에 맞는지 그 결정의 이유를 설명하는 것이거나, 또 다른 세 번째 범주가 필요한지 생각해서 세 번째 속성을 결정하는 것이다. 결국 학생은 청바지를 입을 때만 벨트를 하기 때문에 벨트를 '하의' 범주에 적합한 것으로 결정했다.

관련 사례(related case)는 분석 중인 개념과 관련 있는 개념의 예지만 속성을 모두 포함하고 있지 않는 사례이다. 분석 중인 개념과 비슷하며, 어떤 의미에서는 그 개념과 연결되어 있다. 관련 사례는 분석 중인 개념이 서로 연관되어 있는 전체 개념 체계 속에서 그것이 어떻게 위치하게 되는지 알 수 있게 해준다. 대처의 예에서 관련 사례로 개발될 수 있는 개념은 '스트레스', '갈등', '성취', '적응' 등이다.

관련 사례는 주요개념과 매우 유사하지만 면밀하게 검토했을 때, 다른 아이디어를 주는 사례들이다. 세심하게 검토하면, 분석 중인 개념의 속성으로 무엇을 설명하고 무엇을 설명하지 않는지를 명확하게 해준다. 관련 사례는 고유의 이름이 있고 분석에서 그 이름들이 그대로 확인되어야 한다. 이것은 분석가가 어떻게 결정하게 되었는지를 독자들이 이해하게 하며, 또한 독자가 비슷한 관련 개념들의 배열이 무엇인지 판단하는 데 도움이 된다.

Haas(1999a, 1999b)의 '삶의 질' 연구는 개념의 속성을 명확하게 하기 위해 관련 사례를 이용한 좋은 예이다. Haas는 문헌고찰을 통해 삶의 질과 같은 뜻으로 사용되고 있는 기능적 상태, 삶의 만족, 안녕, 건강상태와 같은 여러 개념들을 발견했다. 각각의 개념들이 삶의 질과 어떻게 다른지 신중하게 분석하여 삶의 질의 가장 본질적인 속성을 확인하였다. Manojlovich와 Sidani(2008)는 'dose'라는 개념과 'strength'라는 관련 사례의 차이를 훌륭한 예로 제시했다. 한 가지 이상의 전략(분석과 유도)을 사용한 놀랍고 명확한 사례인 '간호용량' 개념분석은 더 확실한 이론적 개념이 되었다.

감성지능(emotional intelligence)에 대한 Prufeta와 Spano-Szekely의 분석(2016)에서, Goleman의 2004년 자기 인식(self-awareness), 자기 조절(self-regulation), 동기(motivation), 공감(empathy), 사회적 기술(social skill)의 속성을 정의했다. Prufeta와 Spano-Szekely가 사용한 관련 사례는 내향성이나 외향성과 같은 성격적 특성이었다. 이러한 특성들은 감성지능과 밀접하게 관련되어 있지만 동일하지는 않다.

반대 사례(contrary case)는 확실히 "그 개념이 아닌 것"에 대한 사례이다. Wilson(1963)은 반대 사례를 "그 개념이 무엇이라고 하더라도 이것은 분명히 그것의 예가 아닌 것"이라고 제시하였다. 대처의 예에서 반대 사례는 사람들을 위해 저녁을 준비하고 있는 집주인을 예로 들 수 있다. 불고기를 태워버린 집주인은 화가 나서 고기를 전부 버렸고 손님들은 굶은 채로 집으로 돌아갔다. 이 예에서 집 주인의 행위는 대처가 아니다. 대처의 세 가지 속성인 가리기, 보호하기, 다시 균형잡기 중 어느 것도 포함하고 있지 않다.

Kissinger(1998)의 자만(overconfidence)에 대한 개념분석은 반대 사례를 볼 수 있는 좋은 예이다. 반대 사례에서 간호사는 호흡이 가쁜 환자를 발견하고, 서둘러 다른 간호사에게 가서 "내가 뭘 해야 하죠? 전에도 이런 환자를 본 적이 있지만 확실하지가 않아요. 도와주세요!"라고 말한다(p. 24). 자만이란 개념이 무엇이든 간에 이 간호사의 행동은 확실히 자만의 예가 아니다.

Henson(1997)의 상호의존(mutuality) 연구는 부정적 또는 반대 사례가 최종적인 속성을 어떻게 결정하게 하는지를 보여주는 좋은 예이다. Henson은 무엇이 상호의존이고 아닌지를 명확하게 하기 위해 간섭(paternalism), 침입(intrusiveness), 자율성(autonomy)을 나타내는 사례들을 사용했다. Henson은 간섭과 자율성 사이에 상호관계가 있는 것을 확인하였다. 상호의존은 의료측에서 강요하는 간섭과 대상자의 절대적 자율에서 생기는, 강한 독립성이 유지되는 상태에서 상호합의의 결정이라 할 수 있다. Agrinson과 Taft(2008)의 영적위기 개념분석도 Mathes(2016)의 명상(mindfulness) 분석처럼 좋은 반대 사례의 예이다. Moody(1990)는 반대 사례는 '충분성 검증'으로 하는 것을 제안했다. 만약 모델 사례의 모든 속성이 포함된 반대 사례를 만든다면, 중요한 정의된 속성들은 생략되어 있다. 이것이 분석을 정련하기 위해 반복적으로 사례들을 사용하는 이유의 좋은 예이다.

반대 사례는 개념이 무엇이라고 말하는 것보다 무엇이 아닌지를 말하는 것이 더 쉽기 때문에 분석가에게 많은 도움을 준다. 개념이 무엇이 아니라는 것을 발견하게 되면 분석 중인 개념이 반대 사례와 어떤 점에서 서로 다른지를 알게 된다. 즉 반대 사례에서의 개념이 확실히 제외된다면 개념의 속성이 무엇이어야 한다는 것을 알게 한다.

고안된 사례(invented case)는 경험세계 밖에서 상상의 아이디어를 가지고 만들어내는 것이며, 흔히 공상과학소설과 같다. 고안된 사례는 분석가가 '사람'이나 '사랑'과 같은 매우 익숙한 개념이나 '공기'와 같이 당연하게 받아들여지는 일상적인 개념을 분석할 때 유용하다. 중요하고 결정적인 속성을 그려내기 위해서는 아주 일상적인 상황에서 개념을 선택하여 고안된 사례에 사용해야 한다. 모든 개념분석과정에서 고안된 사례를 만들 필요는 없다. 고안된 사례를 만드는 것이 재미있더라도 개념이 명확하고 모델 사례와 다른 사례들을 만드는 데 어려움이나 애매모호함 없이 개념분석이 완성된다면 고안된 사례를 사용할 필요가 없다.

대처의 고안된 사례는 다른 혹성에서 지구를 방문한 우주인의 존재를 가상하여 만들어졌다. 지구의 대기권 내에서 생리기능 균형이 깨지거나 공중에 둥둥 떠 있게 되어 깜짝 놀라고 천정에 머리를 부딪치기도 한다. 이 우주인은 땅에 자신의 발을 붙이고 서있기 위해 시멘트 벽돌을 등에 지고 헬멧에 패드를 대서 쓰고 있다. 이것은 대처의 고안된 사례의 예이다.

불합리한 사례(illegitimate case)는 개념분석에 항상 포함되는 것은 아니지만, 부적절하게 사용되거나 상황에 맞지 않게 사용되는 개념의 예를 말한다. 실톱의 예에서 대처란 용어의 사용은 가리기나 보호하기의 속성을 나타내고 있지 않기 때문에 잘못 사용되고 있는 것이다. 이러한 사례는 분석가가 다른 모든 것과 완전히 다른 용어에 대한 의미를 찾을 때 유용하다. 불합리한 사례는 한두 가지의 주요 속성이 포함되어 있기도 하지만 대부분의 속성이 포함되지 않는 경우이다. 이 장의 끝에 제시된 애착의 개념분석에서 attachment는 재봉틀의

한 부품을 의미하는데, 그 의미는 단지 '접촉(touch)'이라는 속성만 가지고 있을 뿐 다른 네 개의 속성은 포함하고 있지 않다.

일단 사례들이 완성되면 개념의 속성들이 전부 발견될 수 있는지를 확인하기 위해 사례들을 모두 모아 다시 한 번 속성들을 비교해 보아야 한다. 때로는 모델 사례를 놓고 다른 사례들과 제시된 속성을 비교할 때 어떤 부분은 중복되고 애매모호하거나 모순되는 부분들이 발견될 것이다. 바로 이때가 더 많은 정련 작업이 필요할 때이다. 모델 사례와 속성 간에 중복되는 속성이나 모순되는 것이 없어야 완전한 분석이 된다. 분석하기 전이나 분석하는 동안에 사례들이 개발될 수도 있음을 기억해야 한다. 작업을 하면서 모델 사례와 속성들을 다 함께 모아놓는 것이 정의된 속성들을 정련하는 데 도움이 된다.

선행요인과 결과 확인

개념분석의 다음 단계는 선행요인과 결과를 확인하는 것이다. 흔히 이 단계는 무시되거나 가볍게 다루어지지만 개념이 일반적으로 사용되는 사회적 상황을 잘 반영한다. 또한 이 단계는 속성을 다듬는 데 도움이 된다. 속성이 선행요인이나 결과가 될 수는 없다. 선행요인(antecedents)은 개념의 발생 이전에 일어나는 사건이나 부수적인 조건들이다. Ward(1986)는 역할긴장의 선행요인 예를 분명히 보여주었다. 즉 역할갈등, 역할가중, 시간과 장소에 고정된 역할요구 충족, 역할에 따른 해야 할 활동들이 역할긴장의 선행요인이라고 하였다. 이 요인들은 분명히 역할긴장 자체는 아니고 역할긴장이 생기게 하는 요건이다. Cookman(2005)의 성인후기의 애착 개념분석도 좋은 예이다(**박스 10.1**).

반면, 결과(consequences)란 개념의 발생 후에 나타나는 사건이나 부수적인 조건들을 의미한다. 예를 들면, Meraviglia(1999)는 영성이라는 개념을 검토해서 영성의 결과로 삶의 의미, 희망, 자아초월, 신뢰, 창의성, 신앙심, 건강 등 12개를 발견했다. 앞에 언급했던 Cookman(2005)의 분석에서 성인후기의 애착의 결과는 환경과의 상호작용과 자원동원으로

박스 10.1 Cookman의 애착 개념분석

Cookman의 성인후기의 애착 개념분석은 선행요인으로 공포를 유발하는 상황, 도전적인 상황과 갈등적인 상호작용이 파악되었다. 이 선행요인들을 이 장 끝부분의 '연습문제'에 있는 모성애착의 선행요인들과 비교해서 무엇이 다르고 비슷하며, 이유는 무엇인지 확인해보자.

확인되었다. 이 결과를 이 장의 끝에 제시된 모아애착의 결과와 비교해 보자.

대처의 예에서 선행요인은 긴장이 매우 심한 스트레스를 주는 자극(타버린 불고기)이며 결과는 균형을 회복하는 것이다. 임신이란 개념에서 또 다른 분명한 예를 볼 수 있다. 임신의 선행요인 중 하나는 배란이 분명하고, 임신의 결과는–임신이 출산예정일까지 유지되거나 살아있는 아이를 분만했는가에 관계없이–분만경험이다.

Zetterberg(1965)는 그의 저서에서 초점 변인이나 구성개념의 결정요인과 결과의 이론적 모델 구성에 대해 언급했다(제 9장 참조). 그가 언급한 결정요인과 결과는 개념분석의 선행요인과 매우 비슷하다. 그러므로 선행요인과 결과를 결정하는 것은 이론적으로 매우 유용하다. 특히 선행요인은 이론가가 연구 중인 개념에 대한 기본 가정을 확인하는 데 도움을 준다. 이 장의 끝에 제시된 애착의 예에서 선행요인 중 하나는 내적 자극과 외적 자극을 구별하는 능력이라는 것을 알 수 있다. 이는 살아있는 것, 감각이 있는 것으로 가정하고 있음을 의미한다. 결과는 종종 무시되었던 아이디어나 변인들, 또는 풍부한 새로운 연구방향을 제시할 수 있는 관계들을 확인하는 데 유용하다.

경험적 준거의 정의

개념분석의 마지막 단계는 속성에 대한 경험적 준거를 결정하는 것이다. 개념분석이 끝나갈 때, "이 개념을 측정하거나 실제 세계에서 이 개념의 존재를 확인하기 위해서는 어떻게 해야 하나?"라는 물음이 제기될 수 있다. 경험적 준거(empirical referents)는 어떤 개념이 있거나 발생했다는 것을 설명하는 실제 현상에 대한 구분이나 범주이다. 예를 들면, 키스는 '애정'이라는 개념의 경험적 준거로서 사용될 수 있다. 대처의 경험적 준거는 "스트레스가 많은 상황에서 문제를 성공적으로 해결하는 능력"이 될 수 있다. 많은 경우에 속성과 경험적 준거가 같을 것이다. 그러나 분석하는 개념이 너무 추상적이어서 개념의 속성 역시 너무 추상적인 경우가 있는데 이런 경우에 경험적 준거가 필요하다. 경험적 준거는 개념을 측정하는 도구가 아니라 정의된 특성이나 속성을 측정하거나 인식할 수 있는 방법이다. 그래서 경험적 준거는 개념 자체가 아니라 정의된 속성과 직접적으로 관련이 있다.

일단 확인된 경험적 준거들은 개념의 이론적 기반과 밀접히 연결되어 있으므로 도구개발에 매우 유용하며, 새로운 도구의 내용타당도와 구성타당도를 결정하는 데 도움이 된다. 또한 경험적 준거는 임상실무자가 대상자에게 그 개념이 존재하는지 결정할 수 있도록 명확하고 관찰 가능한 현상을 제공하기 때문에 실무에서도 매우 유용하다. Corbett과 Quinn Grif-

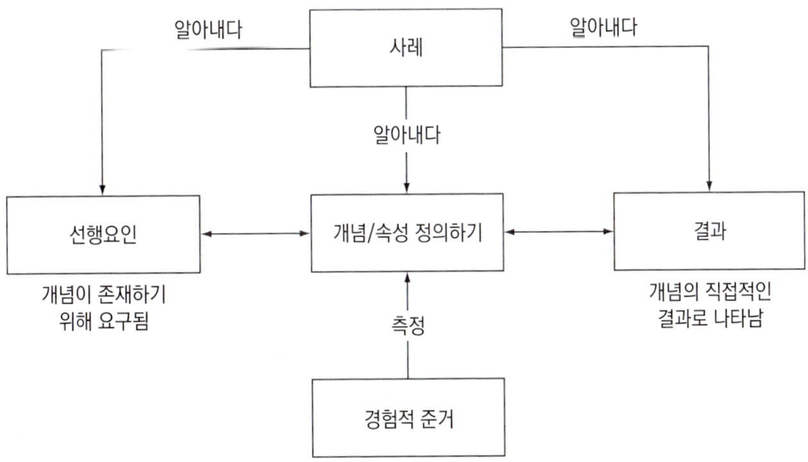

그림 10.1 개념분석과정의 도식화

fin(2016)의 중증도 분류 전담간호사(triage nurse expertise)에 대한 개념분석은 경험적 준거들의 좋은 예이다. 이 장의 참고문헌에 있는 Boyd(1985), Bu와 Jezewski(2006), Manojlovich와 Sidani(2008), Meize-Grochowski(1984), Rew(1986), Ward(1986)의 논문은 경험적 준거의 좋은 예를 보여준다.

그림 10.1은 개념분석과정을 그래픽으로 표현한 것이며, 다양한 단계들의 관계들을 묘사한 것이다.

장점과 제한점
ADVANTAGES AND LIMITATIONS

개념분석은 의사소통에 사용되는 심상이나 상징(단어나 용어)을 명확하게 한다. 개념분석의 주요 장점은 첫 번째, 이론과 연구에서 매우 정확한 이론적 또는 조작적 정의를 가능하게 한다. 두 번째, 간호에서 흔히 쓰여져서 그 의미가 불분명했던 용어들을 명확하게 한다. 세 번째, 도구개발과 간호용어 개발에 유용하다. 또한 이러한 엄격한 과정을 거치는 지적활동은 매우 좋은 논리적 사고의 연습이 된다.

개념분석을 위한 엄격한 원칙은 없다. **표 10.1**은 본 장에서 설명한 방법들을 사용한 개념분석의 예들이다. 이들은 비슷하지만 약간씩 다른 초점이나 단계를 거친 다른 방법들이다.

표 10.1 Walker와 Avant의 방법을 이용한 개념분석 예

Concept(s)	Author(s)	Journal/Book	Year
Abuse of aging caregivers	Ayers and Woodtli	J Adv Nurs	2001
Autonomy	Keenan	J Adv Nurs	1999
Attachment in older adulthood	Cookman	J Adv Nurs	2005
Bioterrorism preparedness	Rebmann	J Adv Nurs	2006
Care partner	Bennett et al.	Nurse Outlook	2017
Caregiver abuse	Ayers and Woodtli	J Adv Nurs	2001
Chronic fatigue	Trendall	J Adv Nurs	2000
Contamination	Green and Polk	Int J Nurs Terminologies & Classifications	2009
Decisional conflict	Ervin and Pierangeli	Worldviews on Evidence-based Nurs	2005
Developmental care in the NICU	Aita and Snider	J Adv Nurs	2003
Emotional intelligence	Prufeta and Spano-Szekely	In Nursing Concept Analysis: Application to Research and Practice	2016
Empowerment	Ellis-Stoll and Popkess-Vawter	Adv Nurs Sci	1998
Effective breastfeeding	Mulder	JOGNN	2006
Fear and anxiety	Bay and Algase	Nurs Diagn	1999
Fear	Whitley	Nurs Diagn	1992
Health literacy	Speros	J Adv Nurs	2005
Health-related quality of life in young people	Taylor, Gibson and Franck	J Clin Nurs	2008
Hopelessness	Dunn	J Nurs Schol	2005
Hot flash experience in men	Engstrom	Oncology Nurs Forum	2005
Infant feeding responsiveness	Mentro, Steward and Garvin	J Adv Nurs	2002
Interactive teaching	Ridley	J Nurs Educ	2007
Intuition	Rew	Adv Nurs Sci	1986
Impaired memory and chronic confusion	Alfradique de Souza, Santana, and Cassiano	J Nurs UFPE Online	2015
Maternal attachment	Avant	Adv Nurs Sci	1979

표 10.1 Walker와 Avant의 방법을 이용한 개념분석 예(계속)

Concept(s)	Author(s)	Journal/Book	Year
Mother-daughter identification	Boyd	Adv Nurs Sci	1985
Mutuality	Henson	Image	1997
Nurse dose	Manojlovich and Sidoni	Res Nurs & Health	2008
Nursing productivity	Holcomb, Hoffart and Fox	J Adv Nurs	2002
Overconfidence	Kissinger	Nurs Forum	1998
Pain management	Davis	Adv Nurs Sci	1992
Patient advocacy	Bu and Jezewski	J Adv Nurs	2006
Parental concern	Mulcahy	In Nursing Concept Analysis: Application to Research and Practice	2016
Peer support	Dennis	Int J Nurs Stud	2003
Preceptorship	Billay and Yonge	Nurs Educ Today	2004
Presence	Smith	School Inq Nurs Prac	2001
Postoperative recovery	Allvin, Berg, Idvall and Nilsson	J Adv Nurs	2007
Postpartum weight self-management	Ohlendorf	Res Theory Nurs Pract	2013
Psychological acculturation	Al-Omari and Pallikkarhayil	J Transcult Nurs	2008
Psychological distress	Ridner	J Adv Nurs	2004
Quality of life	Haas	West J Nurs Res	1999
Resilience	Gillespie, Chaboyer and Wallis	Cont Nurs	2007
Role strain	Ward	Adv Nurs Sci	1986
Self-mutilation	Hicks and Hinck	J Adv Nurs	2008
Spirituality	Meraviglia	J Holistic Nurs	1999
Spiritual crisis	Agrimson and Taft	J Adv Nurs	2008
Symptom management	Fu, LeMone and McDaniel	Oncology Nurs Forum	2004
Teamwork	Xyrichis and Ream	J Adv Nurs	2008
Triage nurse expertise	Corbett and Quinn-Griffin	In Nursing Concept Analysis : Application to Research and Practice	2016
Trust	Meize-Growchowski	J Adv Nurs	1984

그러므로 분석가는 본인이 선호하는 방법을 선택해야 한다. 개념분석을 하는 긴 과정에서 사용한 방법이나 규칙이 무엇이건, 분명한 것은 가장 명확하고 완전한 정의를 찾는 것이다. 그러나 모든 사례에서 이론가는 공들여서 개념분석을 해야 하며, 분석을 방해하는 예상치 못한 난관도 겪게 될 것이다. 이런 난관들이 전달하고자 하는 의미가 모호할 때 다음 사항들을 유의해야 한다(Wilson, 1963).

1. **분석하려는 개념이 어떤 가치를 함축하고 있을 때 도덕적으로 해석하려는 경향.** 많은 개념들이 드러난 가치는 없어도 숨겨진 가치는 조금씩 가지고 있다. 개념분석을 시작할 때 선택한 개념이 우리 입장에서 선입관을 드러낸 것임을 인식하는 것이 중요하다. 그리고 개념을 설득력 있는 무기로 주관적으로 다루기보다는 대상자의 문제로 객관적으로 다루기 위해 신중해야 한다.
2. **절대적 규칙이 존재한다는 느낌.** 개념분석에 절대적인 원칙이 없기 때문에 불안할 수 있다. 즉 "처음에 이것을 하고 다음에는 저것을, 그렇게 하면 아주 훌륭해"라고 말해 줄 수 있는 방법은 없다. 이 책에서는 단지 하나의 지침만 제공할 뿐이며 실제적인 지적 작업은 연구자 자신의 것이다. 일단 시작하면 불안은 사라지고 재미있을 것이다.
3. **개념분석이 너무 쉽다는 느낌.** 어떤 사람들은 초기부터 분석과정에 조급해서 "모든 사람들이 그 단어가 어떤 의미라는 것을 다 아는데 왜 이렇게 지루하게 계속해야 하는가?"라면서 성급하게 마무리짓는 경향이 있다. 요점은 모든 사람이 그것이 의미하는 바를 알지는 못한다는 것이다. 개념분석은 쉽지 않으며, 힘든 지적연습이지만 결실이 풍부하고 유용하며 즐거운 과정이다.
4. **모든 것을 분석하려는 충동.** '멈추기 어려운 증후군(how-do-you-turn-it-off syndrome)'은 흔히 학생들에게 나타나는 것으로 분석과정에서 어느 정도 창조적인 본질이 나오기 시작하면 대단히 흥분하게 되어 멈추지 않고 계속하여 분석을 하려는 것이다. 어떤 개념은 다른 것보다 더 많은 분석을 해야 할 가치가 있기도 하지만, 모든 분석은 끝이 있다. 더욱이 분석이란 이론개발에서 하나의 전략일 뿐이다. 나머지 과정을 위해서 에너지를 비축할 필요가 있다.
5. **분석과정에서 다른 사람의 비평이나 논쟁으로부터 자신을 방어하고자 하는 본능.** 좋은 개념분석은 무(無)에서 이루어질 수 없다. 타인의 비평과 통찰력만이 분석가의 생각들을 확장시킬 수 있다. 어리석게 보이는 것을 감수하려는 의지가 창조적인 작업에

도움이 되기도 한다. 말을 못하거나 어리석어 보일까봐 토론에서 말을 아끼거나 비평을 받아들이지 않는다면 성공적인 개념개발은 포기해야 한다. 개념분석을 할 때는 무언가를 말하고 그것이 어디로든지 이끌어갈 것이라는 믿음을 가지는 것이 필수적이다.

6. **언어적 유창함과 생각이 같다는 느낌.** 때로는 생산적인 대화보다 피상적인 언어의 유창함에 홀려서 생각을 할 수 없게 된다. 흔히 많은 사람들이 떠들거나 쉽게 쓰지만 실제 본질을 말하는 사람은 거의 없다. 개념분석을 할 때 분석가는 어렵고 본질적인 문제를 가지고 씨름해야 할 때가 있다. 흔히 본질을 말로 대신해서 문제를 회피하거나 경솔한 답을 구하려 하지만 성급한 분석결과는 불충분하고 비생산적이다. 어려움이 해결될 때까지 가장 쉽게 얻을 수 있는 결과가 아니라 최상의 결과를 위해 어려움을 견디는 것이 훨씬 더 도움이 된다.
7. **불필요한 속성을 추가하려는 시도.** 추가된 많은 속성들이 개념이해에 중요하지 않고 선행요인과 결과에 중복되기도 하므로 덧붙이는 불필요한 속성은 분석결과를 혼란스럽게 할 수 있다. 최상의 원칙은 원래의 분석이 끝나면 멈추는 것이다.

위의 심리적 장애나 거부감이 잠정적으로는 분석을 방해할 수도 있겠지만, 조화감, 적은 위험감수, 유머감각, 낮은 불안수준 등은 모두 분석과정에 도움이 된다. 이것이 많은 사람들에게 새로운 사고방식이며, 그 때문에 초기에는 익숙해지도록 기다리는 과정이 필요하다. 이것은 이론구성에서 매우 중요한 측면이다. 개념은 이론개발의 기초 벽돌이므로 구조적으로 견고해야 한다. 만약 어떤 이론이 신중하게 개념분석을 했다면 그 이론을 읽거나 실무에서 사용하는 모든 사람들이 이론에서 그 개념들이 무엇을 의미하고 다른 개념과 서로 어떻게 관련되어 있는가를 명확히 이해할 수 있을 것이다.

잘 분석된 개념일지라도 개념은 단지 이론의 구성요소로서 기초에만 기여한다. 개념들의 관련성에 대해 연구되고 관계문장으로 구성될 때, 이론구성에 실제적인 발전이 이루어질 수 있다.

개념분석의 활용

UTILIZING THE RESULTS OF CONCEPT ANALYSIS

앞에서 이미 개념분석의 결과 사용에 대하여 몇 가지 논의하였다. 개념분석 결과는 이론, 교육, 연구, 실무에서 사용하고 있는 애매모호한 용어를 재정의하고 분명한 이론적 기반을 가지는 조작적 정의를 제공하며, 개념의 기본 속성에 대한 이해와 간호용어의 개발에 도움을 준다.

그렇다면 일단 하나의 개념이 분석되면 다음 단계에는 무엇을 할 것인가? 이것은 분석의 목적이 무엇이었는가에 달려 있다. 예를 들어 개념분석의 목적이 도구개발이었다면, 다음 단계에서는 경험적 준거를 기반으로 하여 그 개념의 속성을 반영해 줄 수 있는 문항을 구성하는 것이다. 만약 간호진단이나 중재, 성과의 용어를 개발하는 것이 목적이었다면 다음 단계는 속성들을 임상적으로 입증하는 특성을 찾아내는 것이다(Alfradique de Souza, 2016). 속성에 대한 경험적 준거를 사용하고 속성들이 환자에게 나타나는지 또는 그렇지 않는지를 사정해봄으로써 가능한 진단이나 중재활동 또는 성과기준을 구체화할 수 있을 것이다. 또한 조작적 정의가 목적이라면 다음 단계는 그 개념의 속성을 정확하게 반영해 주는 연구 도구를 찾아야 할 것이다.

개념분석만으로 간호교육이나 간호연구 또는 간호실무를 위한 이론을 제공하지는 못한다. 개념들이 연결되었을 때만이 유용한 이론이 나올 수 있다(제 3장 참조). 따라서 연구자, 교육자, 임상실무가는 간호지식을 재정의하고, 그들의 관계가 무엇인지 밝히기 위한 노력으로 개념들을 계속해서 비판적으로 검토해야만 한다.

분석방법의 비판

RESPONSE TO CRITICISM OF THIS METHOD

최근, 본 책에 제시된 방법이나 다른 개념분석방법들이 철학적 또는 존재론적인 근거가 기술되지 않았다고 비판을 받았다(Beckwith, Dickinson, & Kendall, 2008; Bergdahl & Bertero, 2016; Draper, 2014; Duncan, Cloutier, & Bailey, 2007; Hupcey, Morse, & Lenz, 1996; Risjord, 2008; Weaver & Mitcham, 2008). 또한 너무 사실적이거나 너무 단순하여 어떤 이유에서든 이론가가 특정 이론의 맥락에서 개념을 생각할 수 없다고 했다.

비판의 일부는 문헌에 발표된 분석에 관한 것이다. 사실, 우리 역시 이 문제에 대해 논평을 해왔다(Walker & Avant, 2005). 모든 개념분석이 출판에 적합한 것은 아니다. 개념분석을 수행하는 것은 학생에게 가치있는 학습 경험이 될 수 있다. 개념분석을 발표하기로 결정하는 것은 분석 논문이 실무와 연구에서 개념의 적용을 향상시키기 위해 개념에 대한 사전

이해를 진전시킬 것을 요구한다. 개념분석을 보고하는 원고가 잘 자성될 수 있지만, 연구 심사자와 편집자는 저자가 미래의 연구와 실무에 관련성을 갖도록 보장할 필요가 있다. 만약 저자들이 설득력 있게 관련성을 보장할 수 없다면, 그 분석은 출판할 가치가 거의 없을 것이다. 따라서 개념분석연구의 심사절차를 강화할 것을 주장한다.

비평가들 중 한 명(Draper, 2014)도 개념분석은 지식체에 기여하지 않는다고 평했다. 이 문제에 대해 다른 의견이 있다. 많은 개념분석들이 연구 프로그램의 발판이 되었거나 프로그램 내에서 모호하거나 불분명한 문제를 명확히 하기 위해 연구 프로그램 내에서 수행되었다. 이러한 기여에 대한 포괄적인 목록을 제공하는 것이 본 장의 범위에 속하지 않지만, 다음 단락에서는 간호 지식에 기여하는 개념분석의 세 가지 예를 언급할 것이다.

좋은 예로는 Ohlendorf(2012)의 연구가 있다. 그녀는 산후 체중 자가 관리와 관련된 정보 요구와 산후 체중 자가 관리의 경로(trajectory) 변화 단계(2012)를 조사하는 것으로 시작했다. 그 후, 그녀는 의미를 명확히 하기 위해 산후 체중 자가 관리(2013)에 대한 개념분석을 실시했다. 이어서 그녀는 산후 체중 관리에 관여하는 예측 변인(Ohlendorf, Weiss & Oswald, 2015)에 대한 추가 연구를 위해 이 분석을 이용했고, 실무에서 사용하기 위한 중범위이론을 제안했다.

두 번째 예시도 유사하다. 치유(healing), 안녕(well-being), 회복탄력성(resilience)의 과학 탐구를 전담하는 비영리 연구단체인 Samueli Institute는 최적의 치유 환경에 대한 개념적 기틀(Sakallaris, MacAlister, Voss, Smith, and Jonas, 2015)을 개발해 연구를 지도했다. 그러나 직원들은 개념적 기틀에서 개념의 의미에 대해 명확히 이해하고 동의할 필요가 있다고 결정했다. Firth 등(2015)은 첫 번째 개념분석으로 힐링을 선택했다. 그 후, 그들은 개념적 기틀의 모든 개념을 분석하고 각각에 대한 정의를 개발했다. Sakallaris 등(2015)은 이 개념적 기틀이 여러 병원에서 치유 환경을 평가하고 철학과 관행을 바꾸는 데 사용되었다고 보고한다.

세 번째 예시는 간호진단 문헌에서 나온다. NADA 국제기구는 수년 동안 새로운 진단들을 제출하기 위한 하나의 기준으로 개념분석을 사용해 왔다. 모든 새로운 진단은 개념분석의 속성 정의를 기반으로 평가된다. 실무에서 사용하기 위한 진단을 명확히 하기 위해 매우 주의를 기울인다. 이러한 연구 프로그램 중 하나는 Alfradique de Souza 등(2015)의 것이다. 그들은 기억력 손상과 만성 혼돈에 대한 두 가지 유사한 개념을 구별하기 위해 소규모 연구를 수행했지만 그것들을 완전히 구분하지는 못했다. 박사학위 연구 동안, Alfradique de

Souza(2016)는 대규모 표본으로 연구를 반복했고 두 개념을 구별할 수 있었다.

여기서 제안하는 방법에 대한 다른 비판은 개념분석의 전략이 경험주의적, 환원주의적이고 엄격하며 진실의 대응 이론이 필요하다는 것이다(Gift, 1995; Hupcey, Morse, Lenz, & Tason, 1996; Penrod & Hupcey, 2005; Rodgers, 1989). 이러한 주의에 동의하는 것은 결코 우리의 의도는 아니었다. 실제로, 그러한 시대에 뒤떨어진 견해에 동의하는 것은 대부분의 현재 과학 철학자들의 의도가 아니다(Schumacher & Gortner, 1992). 우리는 우리의 방법이나 Wilson의 방법만이 개념분석의 유일한 방법이라고 제안한 적이 없다. 그러나 개념분석은 어떤 방법을 사용하든 시간이 지남에 따라 과학의 발전에 도움이 되는 합리적이고 논리적인 방법이다.

마지막으로, 실제로 일부 비판은 이 책이 제시한 분석방법의 목적에 대해 잘못 해석한 것도 있어 언급할 여지가 없다. 일부 비판은 다른 개념분석방법을 정당화하기 위한 수단으로 제안하였다(All & Huycke, 2007). 그리고 일부 비판은 문헌에서 출판된 분석과 관련이 있다(실제로 저자들은 이 이슈에 대해 너무 많이 불평해왔다). 모든 비평에는 일부 장점이 포함되어 있다. 이들은 좋은 점을 지적했고, 이와 같은 문제에 대해 토론하는 것은 의미가 있으며 또한 분명히 가치있는 노력이고, 학문과 간호학의 향상이 촉진되는 것이다.

그러나 특히 1983년에 발행된 초판에서는 저자들이 이러한 복잡한 내용을 포함할 의도가 없었음이 사실이다. 이 책의 의도는 언제나 실제로 이론개발에 관한 모든 정보를 불안에 가득찬 초보자들에게 소개해주기 위함이었다. 시작 부분에서 언급했듯이 이 책은 이론개발의 친절한 입문서로 만들었으며, 지식개발과 관련된 철학 자료들이 없다거나 이 책만 사용해야 한다는 뜻은 아니었다. 본 저자들은 이 간단한 방법을 정확하게 가르치고 잘 사용된다면, 잘 정의된 개념이 어떻게 이론 구축에 기여하는지를 학생들이 이해하는 데 충분하다고 믿는다. 학생들이 좀 더 차원높은 철학을 이해하도록 돕는 것은 교수와 학생들 간의 대화와 문헌의 몫이다.

요약

SUMMARY

개념분석전략은 개념의 속성을 도출해내기 위한 분석과정이다. 분석과정에 일정한 규칙은 없다. 선택된 개념과 문헌에 대한 친숙성이 이론가가 어디서부터 분석을 시작할 것인가에 영향을 미친다. 개념분석 단계는 개념선정, 분석의 목적 결정, 개념의 모든 사용 확인, 개념의 속성 판단, 모델 사례 확인, 추가 사례 검토, 선행요인과 결과 확인, 경험적 준거의 결정이 포함된다.

개념분석은 어휘의 풍부함을 증가시키고 이론과 연구에서 사용되는 정확하고 엄격하게 구성된 이론적 정의나 조작적 정의를 제공해 준다. 그러나 개념분석처럼 개념만 사용해서 달성될 수 있는 이론수준은 제한적이다. 이 책의 다음 장에서는 개념에 대한 논의에서 한걸음 더 나아가 각각의 개념들이 어떻게 연결되어 있는지에 대한 문장을 개발하는 전략들을 설명할 것이다.

간호학문은 "중요한 학문적 문제"를 해결하는지(DeGroot, 1988), 간호사들이 관심 있는 다양한 실재들을 대변할 수 있는 설명을 제공할 수 있는지(Coward, 1990), 혹은 실무를 기반으로 한 적절하고 전인적인 지식을 전문직 간호사에게 제공하는지(Avant, 1991)로 판단될 수 있을 것이다. 앞서 제안한 방법을 사용한 개념분석은 이런 기준들을 충족시키기에 유용한 도구가 될 것이라 믿으며 방법의 유용성과 타당성에 대한 최종적인 판단은 독자의 몫으로 남겨둔다.

추가 사례와 연습문제

AN ADDITIONAL EXAMPLE AND PRACTICE EXERCISE

개념분석과정을 보여주기 위해 '애착'에 대한 개념분석을 간단하게 요약하였다. 이는 완벽하거나 공식적인 분석이 아니고, 단지 개발되었을 때 어떻게 보이는지를 예시한 것일 뿐이다.

개념: 애착(attachment)

분석목적: 이론적 개념의 조작적 정의 개발

속성: 모든 애착 사례에는 다음의 속성들이 있다.

1. 사람과 애착대상 사이에 시각적 접촉이 있어왔다.
2. 사람은 애착과정 동안 일정시간 애착대상과 접촉해 왔다.
3. 애착대상과는 어떤 긍정적인 애정이 있다. 생물의 애착은 위의 속성 외 추가적으로 다음의 속성을 가지고 있다.
4. 애착관계가 있는 두 대상 간에 상호호혜적인 관계가 있다.
5. 두 대상 중 적어도 한쪽은 언어적 표현을 하는 것이 애착과정을 유지한다.

모델 사례들

사람과 물체 간의 애착

한 여성이 결혼할 때부터 가지고 있는 낡은 목욕가운이 있다. 너무 '애착'되어 있어 도저히 버릴 수 없다고 친구에게 말한다.

사람과 사람 간의 애착

8개월 된 남자아이가 엄마가 바느질하고 있는 방에서 놀고 있다. 아이는 놀면서 가끔씩 엄마를 바라보기도 하고 다가가서 매달리기도 한다. 엄마가 방을 떠나자 아이는 울면서 엄마를 찾다가 엄마가 다시 돌아왔을 때 엄마의 무릎에 기어오른다. 엄마는 아이가 계속해서 다시 놀 준비가 될 때까지 꼭 껴안고 속삭여준다.

반대 사례: 비 애착(애착이 아닌 것)

22세의 여성이 전치태반 때문에 전신마취로 제왕절개하여 아기를 분만했다. 아기는 약 26주 만에 태어났고 체중은 900g이다. 아기는 곧장 3.2km나 떨어진 가까운 종합병원으로 옮겨졌다. 엄마가 마취에서 깨어났을 때 아기가 미숙아인 남자아기이고 큰 병원으로 옮겨졌다는 이야기를 듣는다. 산후합병증 때문에 엄마는 3주 동안 병원에서 퇴원하지 못했다. 산모의 남편이 아기의 경과에 대해 알려주었을 때, 부인은 "내게 정말 아기가 있어요?"라고 말한다.

유사 사례: 위험한 애착

Jeffrey는 부모가 아동학대를 할 가능성이 있기 때문에 쉼터에서 보호받고 있다. Jeffrey는 수정체 후방 섬유증식증 때문에 앞이 보이지 않으며, 경련성 뇌성마비도 있다. Jeffrey의 엄마는 Jeffrey를 데리러 왔을 때, 아이가 엄마를 보거나 엄마에게 안기지 않아서 화가 난다고 말한다. Jeffrey가 오래 울면 엄마는 때린다. 이 사례에는 시각적 접촉과 긍정적인 애정, 상호호혜적인 관계가 없거나 거의 없다. 그러나 신체적 접촉과 언어적 표현이라는 두 개의 속성이 있으므로 유사 사례이다. 여전히 애착이 있기는 하지만 어려울 것이다.

인접 사례

사랑 박탈
이별 의존
분리 공생

비합리적 사례

새로운 재봉틀을 설명하는 판매사원이 "가장 유용한 연결장치(attachment)-단춧구멍기계(buttonholer)"라는 설명을 강조한다.

선행요인

1. 내적자극과 외적자극을 구분할 수 있는 능력
2. 애착과정에서 관련된 사람의 몸짓(cue)에 반응하고 받아들일 수 있는 능력

결과

1. 신체적으로 가까움을 유지하는 행위
2. 불안 해소

경험적 준거의 예

1. 눈 맞춤
2. 가볍게 두드리기, 쓰다듬기, 손잡기 등
3. 애착대상에 대해 긍정적으로 이야기함
4. 애착대상에게 말하고, 노래하고, 책 읽어줌

연습문제
PRACTICE EXERCISE

앞에서 언급한 지침대로 '놀이(play)'의 개념을 분석해보자. 여러분이 정의한 속성 중 일부는 아마노 다음과 비슷할 것이다.

1. 움직임이나 활동
2. 살아 있는 존재
3. 자발적 또는 선택
4. 기분전환이나 즐거움 기대
5. 새로운 것이나 예측할 수 없음
6. 창의성

'단어 놀이', '핸들을 조정하는 작동', 드라마에서의 '연극' 등을 포함해야 한다는 것을 기억하나요?

위의 속성들을 사용해서 모델 사례를 개발해보자.

어떤 관련 개념들이 있는가? '게임', '일', '운동', '흉내', '공연', '스포츠'는 어떤가?

'놀이가 아닌' 것으로 '일'을 사용하여 반대 사례를 만들어 본다. 유사 사례로 '운동'을 사용해보자.

주어진 순서대로 분석을 완성해보자.

참고문헌

REFERENCES

Agrimson LB, Taft LB. Spiritual crisis: A concept analysis. *J Adv Nurs*. 2008;65(2):456–461.

Aita M, Snider L. The art of developmental care in the NICU: A concept analysis. *J Adv Nurs*. 2003;41(3):223–232.

Alfradique de Souza P. Concept clarification of nursing diagnoses of impaired memory and chronic confusion: A preliminary study. Paper presented at the NNN International Conference on Nursing Knowledge, NNN Network/Portugal, Porto, Portugal, 2016.

Alfradique de Souza P, Santana RF, Cassiano KM. Differential validation of nursing diagnoses of impaired memory and chronic confusion. *J Nurs UFPE Online*. 2015;9(7):9078–9085.

All AC, Huycke LI. Serial concept maps: Tools for concept analysis. *J Nurs Educ*. 2007;46(5):217–224.

Allvin R, Berg K, Idvall E, Nilsson U. Postoperative recovery: A concept analysis. *J Adv Nurs*. 2007;57(5):552–558.

Al-Omari H, Pallikkathayil L. Psychological acculturation: A concept analysis with implications for nursing practice. *J Transcult Nurs*. 2008;19(2):126–133.

Avant K. Nursing diagnosis: Maternal attachment. *Adv Nurs Sci*. 1979;2(1):45–56.

Avant KC. The theory-research dialectic: A different approach. *Nurs Sci Q*. 1991;4(1):2.

Ayres MM, Woodtli A. Concept analysis: Abuse of ageing caregivers by elderly care recipients. *J Adv Nurs*. 2001;35(3):326–334.

Bay EJ, Algase DL. Fear and anxiety: A simultaneous concept analysis. *Nurs Diagn*. 1999;10(3):103–111.

Beckwith S, Dickinson A, Kendall S. The "con" of concept analysis. A discussion paper which explores and critiques the ontological focus, reliability and antecedents of concept analysis frameworks. *Int J Nurs Stud*. 2008;45:1831–1841.

Bennett PN, Wang W, Moore M, Nagle C. Care partner: A concept analysis. *Nurs Outlook*. 2017; 65 (2):184–194.

Bergdahl E, Bertero CM. Concept analysis and the building blocks of theory: Misconceptions regarding theory development. *J Adv Nurs*. 2016;130(2):1–9.

Billay DB, Yonge O. Contributing to the development of preceptorship. *Nurs Educ Today*. 2004;24:566–574.

Boyd C. Toward an understanding of mother–daughter identification using concept analysis. *Adv Nurs Sci*. 1985;7(3):78–86.

Bu X, Jezewski MA. Developing a mid-range theory of patient advocacy through concept analysis. *J Adv Nurs*. 2006;57(1):101–110.

Carlson-Catalano J, Lunney M, Paradiso C, Bruno J, Luise BK, Martin T, et al. Clinical validation of ineffective breathing pattern, ineffective airway clearance, and impaired gas exchange. *Image*. 1998;30(3):243–248.

Chase S. Response to "The concept of nursing presence: State of the science." *Sch Inq Nurs Pract*. 2001;15(4):323–325.

Cookman C. Attachment in older adulthood: Concept clarification. *J Adv Nurs*. 2005;50(5):528–535.

Corbett A, Quinn Griffin MT. Triage nurse expertise. In: Fitzpatrick J, McCarth G, eds. *Nursing Concept Analysis: Application to Research and Practice*. New York, NY: Springer Publishing Co.; 2016, pp. 249–255.

Coward DD. Critical multiplism: A research strategy for nursing science. *Image*. 1990;22(3):163–166.

Davis G. The meaning of pain management: A concept analysis. *Adv Nurs* Sci. 1992;15(1):77–86.

DeGroot HA. Scientific inquiry in nursing: A model for a new age. *Adv Nurs* Sci. 1988;10(3):1–21.

Dennis CL. Peer support within a health care context: A concept analysis. *Int J Nurs Stud*. 2003;40:321–332.

Draper P. A critique of concept analysis. *J Adv Nurs*. 2014;70(6):1207–1208.

Duncan C, Cloutier JD, Bailey PH. Concept analysis: The importance of differentiating the ontological focus. *J Adv Nurs*. 2007;58(3):293–300.

Dunn SL. Hopelessness as a response to physical illness. *J Nurs Scholarsh*. 2005;37(2):148–154.

Ellis-Stoll CC, Popkess-Vawter S. A concept analysis on the process of empowerment. *Adv Nurs Sci*. 1998;21(2):62–68.

Engstrom C. Hot flash experience in men with prostate cancer: A concept analysis. *Oncol Nurs Forum*. 2005;32(5):1043–1048.

Ervin NE, Pierangeli LT. The concept of decisional control: Building the base for evidencebased nursing practice. *Worldviews Evid Based Nurs*. 2005;2(1):16–24.

Firth K, Smith K, Sakallaris B, Bellanti DM, Crawford C, Avant K. Healing: A concept analysis. *Glob Adv Health Med*. 2015;4(6):44–50.

Fu MR, LeMone P, McDaniel RW. An integrated approach to an analysis of symptom management in patients with cancer. *Oncol Nurs Forum*. 2004;31(1):65–70.

Gamel C, Grypdonck M, Hengeveld M, Davis B. A method to develop a nursing intervention: The contribution of qualitative studies to the process. *J Adv Nurs*. 2001;33(6):806–819.

Gift AG, ed. Concept development in nursing. *Sch Inq Nurs Pract*. 1995;10(3, special issue).

Gillespie BM, Chaboyer W, Wallis M. Development of a theoretically derived model of resilience through concept analysis. *Contemp Nurse*. 2007;25:124–133.

Goleman D. What makes a leader? *Harv Bus Rev*. 2004;82(1):82–91.

Gordon M. *Nursing Diagnosis: Process and Application*. New York, NY: McGraw-Hill; 1982.

Green PM, Polk LV. Contamination: Concept analysis and nursing implications. *Int J Nurs Terminol Classif*. 2009;20(4):189–197.

Haas BK. A multidisciplinary concept analysis of quality of life. *West J Nurs Res*. 1999a;21(6):728–742.

Haas BK. Classification and integration of similar quality of life concepts. *J Nurs Scholarsh*. 1999b;31(3): 215–220.

Henson RH. Analysis of the concept of mutuality. *Image*. 1997;29(1):77–81.

Hicks MH, Hinck SM. Concept analysis of self-mutilation. *J Adv Nurs*. 2008;64(4):408–413.

Holcomb BR, Hoffart N, Fox MH. Defining and measuring nursing productivity: A concept analysis and pilot study. *J Adv Nurs*. 2002;38(4):378–386.

Hupcey JE, Morse JM, Lenz ER, Tasón M. Wilsonian methods of concept analysis: A critique. *Sch Inq Nurs Pract*. 1996;10(3):185–210.

Keenan J. A concept analysis of autonomy. *J Adv Nurs*. 1999;29(3):556–562.

Kissinger JA. Overconfidence: A concept analysis. *Nurs Forum*. 1998;33(2):18–26.

Manojlovich M, Sidani S. Nurse dose: What's in a concept? *Res Nurs Health*. 2008;31:310–319.

Mathes J. Mindfulness. In: Fitzpatrick J, McCarth G, eds. *Nursing Concept Analysis: Application to Research and Practice*. New York, NY: Springer Publishing Co.; 2016, pp. 209–214.

Meize-Grochowski R. An analysis of the concept of trust. *J Adv Nurs*. 1984;9:563–572.

Mentro AM, Steward DK, Garvin BJ. Infant feeding responsiveness: A conceptual analysis. *J Adv Nurs*. 2002;37(2):208–216.

Meraviglia MG. Critical analysis of spirituality and its empirical indicators: Prayer and meaning in life. *J Holist Nurs*. 1999;17(1):18–33.

Moody LE. *Advancing Nursing Science Through Research*. London, UK: Sage Publications; 1990.

Mulcahy H. Parental concern. In: Fitzpatrick J, McCarth G, eds. *Nursing Concept Analysis: Application to Research and Practice*. New York, NY: Springer Publishing Co.; 2016, pp. 83–91.

Mulder PJ. A concept analysis of effective breastfeeding. *JOGNN*. 2006;35(3):332–339.

Nunnally J. *Psychometric Theory*. New York, NY: McGraw-Hill; 1978.

Ohlendorf J. Postpartum weight self-management: A concept analysis. *Res Theory Nurs Pract*. 2013; 27(1):35–52.

Ohlendorf JM. Stages of change in the trajectory of postpartum weight self-management. *J Obstet Gynecol Neonatal Nurs*. 2012;41(1):57–70.

Ohlendorf JM, Weiss ME, Oswald D. Predictors of engagement in postpartum weight self-management behaviours in the first 12 weeks after birth. *J Adv Nurs*. 2015;71(8):1833–1846.

Ohlendorf JM, Weiss ME, Ryan P. Weight-management information needs of postpartum women. MCN Am *J Matern Child Nurs*. 2012;37(1):56–63.

Penrod J, Hupcey JE. Enhancing methodological clarity: Principle-based concept analysis. *J Adv Nurs*. 2005;50(4):403–409.

Prufeta P, Spano-Szekely L. Emotional intelligence. In: Fitzpatrick J, McCarth G, eds. *Nursing Concept Analysis: Application to Research and Practice*. New York, NY: Springer Publishing Co.; 2016, pp. 187–194.

Rebmann T. Defining bioterrorism preparedness for nurses: Concept analysis. *J Adv Nurs*. 2006;54(5):623–632.

Rew L. Intuition: Concept analysis of a group phenomenon. *Adv Nurs Sci*. 1986;8(2):21–28.

Reynolds PD. *A Primer in Theory Construction*. Indianapolis, IN: Bobbs-Merrill; 1971.

Ridley RT. Interactive teaching: A concept analysis. *J Nurs Educ*. 2007;46(5):203–209.

Ridner SH. Psychological distress: Concept analysis. *J Adv Nurs*. 2004;45(5):536–545.

Risjord M. Rethinking concept analysis. *J Adv Nurs*. 2008;65(3):684–691.

Rodgers BL. Concepts, analysis and the development of nursing knowledge: The evolutionary cycle. *J Adv Nurs*. 1989;14:330–335.

Sakallaris B, MacAllister L, Voss M, Smith K, Jonas W. Optimal health environments. *Glob Adv Health Med*. 2015;4(3):40–45.

Schumacher KL, Gortner SR. (Mis)conceptions and reconceptions about traditional science. *Adv Nurs Sci*. 1992;14(4):1–11.

Smith TD. The concept of nursing presence: State of the science. *Sch Inq Nurs Pract*. 2001;15(4):299–322.

Speros C. Health literacy: Concept analysis. *J Adv Nurs*. 2005;50(6):633–640.

Taylor RM, Gibson F, Franck LS. A concept analysis of health-related quality of life in young people with chronic illness. *J Clin Nurs*. 2008;17:1823–1833.

Trendall J. Concept analysis: Chronic fatigue. *J Adv Nurs*. 2000;32(5):1126–1131.

Walker L, Avant K. Letters to the editor. Discourse on concept analysis. *J Holist Nurs*. 2005;23(1):11–12.

Ward C. The meaning of role strain. *Adv Nurs Sci*. 1986;8(2):39–49.

Weaver K, Mitcham C. Nursing concept analysis in North America: State of the art. *Nurs Philos*. 2008;9:180–194.

Whitley GG. Concept analysis of fear. *Nurs Diagn*. 1992;3(4):155–161.

Whitley GG. Concept analysis as foundational to nursing diagnosis research. *Nurs Diagn*. 1995;6(2):91–92.

Wilson J. *Thinking with Concepts*. New York, NY: Cambridge University Press; 1963.

Xyrichis A, Ream E. Teamwork: A concept analysis. *J Adv Nurs*. 2008;61(2):232–241.

Zetterberg HL. *On Theory and Verification in Sociology*. Totowa, NJ: Bedminster Press; 1965

추가 자료
ADDITIONAL READINGS

Arakelian M. An assessment and nursing application of the concept of locus of control. *Adv Nurs Sci*. 1980;3(1):25–42.

Brown AJ. A concept analysis of respect: Applying the hybrid model in cross-cultural settings. *West J Nurs Res*. 1997;19(6):762–780.

Carnevali D. Conceptualizing, a nursing skill. In: Mitchell PH, ed. *Concepts Basic to Nursing*. 2nd ed. New York, NY: McGraw-Hill; 1977.

Carper B. Fundamental patterns of knowing in nursing. *Adv Nurs Sci*. 1978;1(1):13–23.

Chinn PL, Jacobs K. A model for theory development in nursing. *Adv Nurs Sci*. 1978;1(1):1–12.

Deatrick JA, Knafl KA, Murphy-Moore C. Clarifying the concept of normalization. *Image*. 1999;31(3):209–214.

Doona ME, Haggerty LA, Chase SK. Nursing presence: An existential exploration of the concept. *Sch Inq Nurs Pract*. 1997;11(1):3–20.

Englemann S. *Conceptual Learning*. San Rafael, CA: Dimensions; 1969.

Goulet C, Bell L, Tribble DS, Paul D, Lang A. A concept analysis of parent–infant attachment. *J Adv Nurs*. 1998;28(5):1071–1081.

Hempel CG. *Fundamentals of Concept Formation in Empirical Science*. Chicago, IL: University of Chicago Press; 1952.

Hupcey JE, Penrod J, Morse JM, Mitcham C. An exploration and advancement of the concept of trust. *J Adv Nurs*. 2001;36(2):282–293.

Hutchfield K. Family-centred care: A concept analysis. *J Adv Nurs*. 1999;29(5):1178–1187.

Jacelon CS, Connelly TW, Brown R, Proulx K, Vo T. A concept analysis of dignity for older adults. *J Adv Nurs*. 2004;48(1):76–83.

Jenner CA. The art of nursing: A concept analysis. *Nurs Forum*. 1997;32(4):5–11.

Klausmeier HJ, Ripple RE. *Learning and Human Abilities*. New York, NY: Harper & Row; 1971.

Kunyk D, Olson JK. Clarification of conceptualizations of empathy. *J Adv Nurs*. 2001; 35(3):317–325.

Lyth GM. Clinical supervision: A concept analysis. *J Adv Nurs*. 2000;31(3):722–729.

Maijala H, Munnukka T, Nikkonen M. Feeling of "lacking" as the core of envy: A conceptual analysis of envy. *J Adv Nurs*. 2000;31(6):1342–1350.

Marck P. Therapeutic reciprocity: A caring phenomenon. *Adv Nurs Sci*. 1990;13(1):49–59.

Matthews C, Gaul A. Nursing diagnosis from the perspective of concept attainment and critical thinking. *Adv Nurs Sci*. 1979;2(1):17–26.

Meeberg GA. Quality of life: A concept analysis. *J Adv Nurs*. 1993;18:32–38.

Montes-Sandoval L. An analysis of the concept of pain. *J Adv Nurs*. 1999;29(4):935–941.

Norris CM. Restlessness: A nursing phenomenon in search of meaning. *Nurs Outlook*. 1975; 23:103–107.

Paley J. Positivism and qualitative nursing research. *Sch Inq Nurs Pract*. 2001;15(4):371–387.

Penrod J. Refinement of the concept of uncertainty. *J Adv Nurs*. 2001;34(2):238–245.

Popper KR. *Conjectures and Refutations*. 4th ed. London, England: Routledge & Kegan Paul; 1972.

Rawnsley M. The concept of privacy. *Adv Nurs Sci*. 1980;2(2):25–32.

Richmond JP, McKenna H. Homophobia: An evolutionary analysis of the concept as applied to nursing. *J Adv Nurs*. 1998;28(2):362–369.

Roberts KT, Whall A. Serenity as a goal for nursing practice. *Image*. 1996;28(4):359–364.

Robinson DS, McKenna HP. Loss: An analysis of a concept of particular interest to nursing. *J Adv Nurs*. 1998;27:779–784.

Rodgers BL, Kanfl KA. *Concept Development in Nursing: Foundations, Techniques, and Applications*. 2nd ed. Philadelphia, PA: W.B. Saunders; 1999.

Ryles SM. A concept analysis of empowerment: Its relationship to mental health nursing. *J Adv Nurs*. 1999;29(3):600–607.

Schoenfelder DP, Crowell CM, the NDEC Team. From risk for trauma to unintentional injury risk: Falls—A concept analysis. *Nurs Diagn*. 1999;10(4):149–157.

Schroetter SA, Wendler MC. Capstone experience: Analysis of an educational concept for nursing. *J Prof Nurs*. 2008;24(2):71–79.

Simpson SM. Near death experience: A concept analysis as applied to nursing. *J Adv Nurs*. 2001;36(4):520–526.

Smith J. The idea of health: A philosophical inquiry. *Adv Nurs Sci*. 1981;3(3):43–50.

Stern PN. Grounded theory methodology: Its uses and processes. *Image*. 1980;12(2):20–23.

Suppe F. Response to "positivism and qualitative nursing research." *Sch Inq Nurs Pract*. 2001;15(4):389–397.

Swanson EA, Hensen DP, Specht J, Johnson ML, Maas M. Caregiving: Concept analysis and outcomes. *Sch Inq Nurs Pract*. 1997;11(1):65–79.

Teasdale K. The concept of reassurance in nursing. *J Adv Nurs*. 1989;14:444–450.

Wade GH. A concept analysis of personal transformation. *J Adv Nurs*. 1998;28(4):713–719.

Wall LM. Exercise: A unitary concept. *Nurs Sci Q*. 1999;12(1):68–72.

CHAPTER

11

문장분석

Statement Analysis

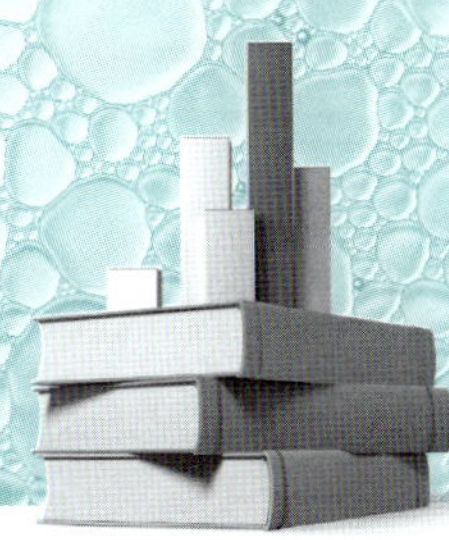

이 장을 읽기 전에

- 연구 프로그램을 진전시킬 것이라고 생각되는 관계문장이나 가설 검증에 관심이 있지만, 문장이 얼마나 괜찮은지, 혹은 문장분석에 시간과 자원을 투자할 가치가 있는지 궁금한가요?
- 연구논문을 읽고 혼란스럽거나 매우 복잡하고 이해하기 어렵다는 것을 알게 되었나요?

들어가는 말

이러한 상황 중 하나가 발생할 경우, 상황을 해결하는 데 도움이 되는 가장 좋은 방법은 문장분석이 될 수 있다. 문장분석은 이론의 명제나 연구의 가설을 검증하기 위해 단독으로 사용될 수 있다. 이를 통해 분석가는 하나의 문장을 주의 깊게 검토하여 정확성, 완전성 및 검증 가능성을 결정할 수 있다. 또한 문장분석의 방법은 이론분석을 위한 기초적인 방법들을 제공한다. 이론의 논리성에 대한 검토는 이론을 구성하고 있는 문장을 충실하게 분석하여 내린 결론이다. 그래서 문장분석에 대한 체계적인 연구는 발견할 수 없더라도, 과학을 하기 위해서 문장분석에 익숙해질 필요가 있다. 문장 종류들 간의 차이점을 파악하기 위해 본 장의 마지막에 있는 연습문제를 이용하기 바란다.

정의
DEFINITION

문장분석은 관계문장을 분석하는 기본적인 과정으로 문장이 어떤 형태로 구성되어 있고, 그 문장을 구성하는 개념들이 어떠한 상호관계를 가지고 있는지를 확인하는 것이다. 문장분석은 문장을 구성하고 있는 각각의 개념과 개념 간의 관계와 전체로서 문장이 하는 역할에 초점을 둔다.

제 3장에서는 이론에서 사용되는 비관계문장 두 가지를 제시하였다. 첫 번째, Reynolds (1971)가 정의한 존재문장(existence statement)은 단순히 하나의 개념이나 대상을 명시하고 그 존재를 지적하는 것이다. 예를 들어 “개인의 주관적인 느낌을 감정이라고 한다.”라고 표현할 수 있다. 여기서 ‘감정’이라는 개념의 이름이 존재함을 천명하고 있으며, 간략한 요약 문장으로 표현된다. 존재문장은 이론에서 관계문장을 만들기 이전에 배경과 설명을 하는 것이다.

비관계문장(nonrelational statement)의 형태는 정의이다. 정의는 개념의 특성을 기술하며, 이론적 정의가 될 수 있다. 이론적 정의는 추상적이고 이론에서 유용하지만, 경험적 준거가 제시되지 않은 상태이다. 또한 정의는 조작적 정의일 수도 있다. 조자적 정의에서는 측정방법이 분명하게 기술되어 있다. 시신경의 간상세포와 추상세포가 없는 상태라면, 색맹의 개념은 색을 정확하게 구분하지 못하는 시각적 장애로 이론적 정의를 내릴 수 있다. 이때 색맹에 대한 조작적 정의는 색맹이 있다고 말하기 전에 어떤 색을 색맹검사에 포함시킬 것인지, 몇 번이나 그 검사를 시행할 것인지, 또 어느 정도의 오답수치를 색맹으로 정의할 것인지에 대한 기준이 포함되어 있어야 한다. 정의는 이론에서 이론가와 독자들 간의 분명한 의사소통을 할 수 있게 해주므로 유용하다.

관계문장(relational statement)은 존재문장이나 정의보다 더 복잡하며, 이론의 골격을 형성한다. 관계문장은 문장을 구성하고 있는 개념들 간의 관계의 형태를 기술한다. 관계문장이 단독으로 나타나면 그것은 연구의 토대를 이루거나 적어도 문제시되는 현상에 대한 추후 연구의 기초가 된다. 관계문장이 여럿 있으면서 상호 연결되어 있지 않을 때는 어떻게 연결지을 것인지 탐구하고 생각하는 계기를 제공한다. 문장이 여럿 있으면서 상호 연결되어 있을 때 ‘이론’이라 하며, 이것은 연구 프로그램의 기초가 된다.

관계문장은 인과관계, 확률적, 동시적, 조건적, 시차적, 필요 또는 충분관계 문장의 형태로 나누어진다(Hardy, 1974; Reynolds, 1971). 각각의 형태는 이 장의 끝에서 자세하게 설명할 것이다.

목적과 활용
PURPOSE AND USES

문장분석은 엄격한 과정이다. 문장분석의 목적은 (1) 문장을 형태에 따라 분류하고, (2) 개념들 간의 관련성을 검토하는 것이다. 문장분석은 문장이 유용하며 정보를 제공하고 논리적으로 옳은지를 결정하는 과정을 통해 검토하게 된다. 이는 제 12장에서 만나게 될 이론분석에서의 중요한 첫 번째 단계이다.

문장분석은 기존 문헌이나 연구를 통해서 연구를 검토하고 이론구성을 할 수 있게 한다. 어떤 현상에 대해 하나 이상의 문장으로 기술되어 있으나 이론적인 체계로 조직되지 않을 때 문장을 분석할 수 있고, 또한 이론가가 고려해야 하는 문장의 구조와 기능에 대해 정보를 제공해주므로 유용하다. 문장분석은 한번 문장이 분석된 다음에 결점들이 있다면, 수정하고 정정할 수 있기 때문에 특히 유용하다.

이론가가 새로운 이론을 구성하고자 할 때, 문장분석전략을 이용하여 관계 문장을 주의깊게 검토하면 학계로부터 새 이론에 대해 비판과 검토를 받기 전에 문제점을 제거하는 데 도움이 될 것이다.

문장분석의 단계
STEPS IN STATEMENT ANALYSIS

문장분석에는 7가지 단계가 있다. 각 단계들은 명료성과 이해에 대해 개별적으로 논의될 것이다. 그러나 이 책에서 논의된 모든 전략들과 마찬가지로 문장분석 단계도 순차적으로 이루어지는 것이 아니라 반복적이다. 분석가는 모든 것이 정확히 해석되었는지를 확인하기 위해 여러 단계를 홀수간격으로 반복적으로 검토해야 한다. 반복적인 검토는 논리적인 분석을 보장한다. 문장분석에는 일곱 가지 단계인 (1) 분석하려는 문장의 선택, (2) 문장의 단순화, (3) 문장의 분류, (4) 문장을 구성하고 있는 개념의 정의와 타당성 검사, (5) 문장의 개념 간 관계의 형태, 부호, 대칭성 확인, (6) 논리성의 검토, (7) 검증력의 결정이 있다.

분석하기 위한 문장선택하기

분석하려는 문장을 선택할 때는 문장분석 목적을 고려해야 한다. 문장분석을 하려고 하는 사람은 목적이 무엇인지를 분명히 가지고 시작해야 한다. 문장에 대한 의심이 있거나 아이디어가 흥미롭더라도 어떤 방법으로든 반박하거나 분석하기 전에 문장의 내용이나 구조의 정확성을 검토한다. 어떤 경우든지 이론가는 시작하기 전에 분석하는 합리적인 근거를 가지고 있어야 한다.

문장을 선택하는 데 한 가지 어려움은 구어체로 되어 있거나 기술된 이론에 포함된 관계문장에 구체성이 부족하다는 것이다. 특히, 사회학이나 행동과학의 이론들은 복잡한 언어로 되어있는 경우가 있다(Blalock, 1969). 그래서 자세히 살펴보면서 하나의 관계문장을 찾아내는 것은 당연히 매우 어려운 일이다. 많은 언어 속에서 관계문장을 발췌해내거나 구성하는 것은 이론가의 몫이다. 이론가가 본문에서 원래 의도했던 의미를 정확하게 알기 위하여 신중하게 본문을 읽을 필요가 있다. 문장 발췌의 어려움이나 의미가 불분명한 문제에 직면했을 때는 동료나 이론을 만든 사람에게 직접 문의해 보는 것도 큰 도움이 된다.

마지막으로 분석을 위해 선택된 문장은 타당해야 한다. 즉, 이론에서 별로 의미가 없는 문장을 선택하는 것보다는 주목할 만하거나 주요 문장을 선택하는 것이 좋다. 주요 문장과 부수적인 문장의 차이를 구별하기 위해서는 문장의 외연을 검토해야 한다. 주된 문장은 부수적인 문장에 비해 분석가에게 더 많은 정보를 제공해 줄 것이다. 또한 주요 문장에 타당성이 있다면 부수적인 문장도 타당성이 높아질 가능성이 있다.

문장 단순화하기

문장을 단순화하는 것은 다음 중 한 가지라도 해당될 때 필요하다. 첫 번째, 복잡한 언어로 표현된 모델은 다루기 쉬운 문장으로 단순화시켜야 한다. 두 번째, 이론 속에 한 개념이 동시에 다른 여러 개념들과 연결되어 있어서 복잡할 때 발생되는 문제이다. 이러한 경우 더 간단하고 손쉽게 다룰 수 있는 몇 개의 문장으로 개념 연결을 나누는 것이 분석을 단순하게 할 수 있다. 예를 들어서 **그림 11.1**과 같이 도해로 나타낼 수 있는 문장이 있다면, 이를 **그림 11.2**와 같이 재구성하면 훨씬 쉽게 다룰 수 있다는 것을 분명히 알게 될 것이다. 분석가는 복잡한 관계를 다루는 대신 네 개의 단순한 관계로 검토하게 된다. 그러나 이런 시도를 할 때는 빠지거나 잘못 추정되는 경우가 있으므로 매우 신중하게 해야 한다.

Corbin과 Strauss(1991)의 만성 질병관리 경로이론(Trajectory Theory of Chronic illness management)에 대한 Cooley(1999)의 분석은 복잡한 명제를 분석 가능한 문장으로 어떻게 단순화하는지를 보여주는 좋은 예이다. Corbin과 Strauss의 명제 1은 “과정은 확대

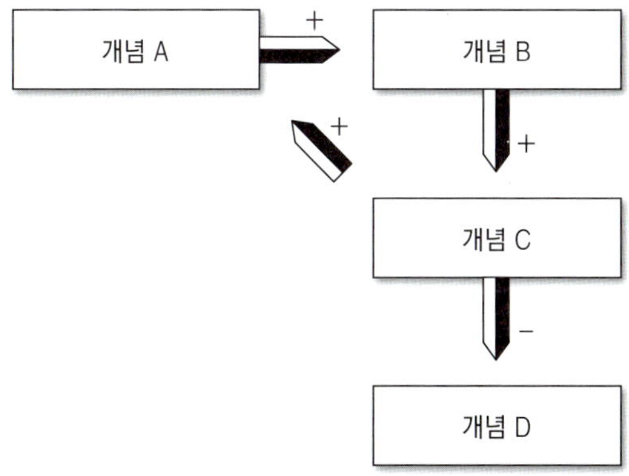

그림 11.1 복잡한 문장(단순화에 대한 것은 그림 11.2 참고)

될 수 있으며, 안정성이 유지되고, 환자들의 증상은 적절한 관리를 통해 조절된다(p. 162)" 라고 진술하였다. Cooley는 이것을 "경로관리(trajectory management)는 증상을 조절할 수 있고, 안정성을 유지하며 경로(trajectory)를 확대시킨다(p. 82)"라고 재진술하였다. 이 문장을 경로관리를 TM, 경로를 T로 표기하여 다음과 같이 도식화하였다.

$$TM \xrightarrow{+} T.$$

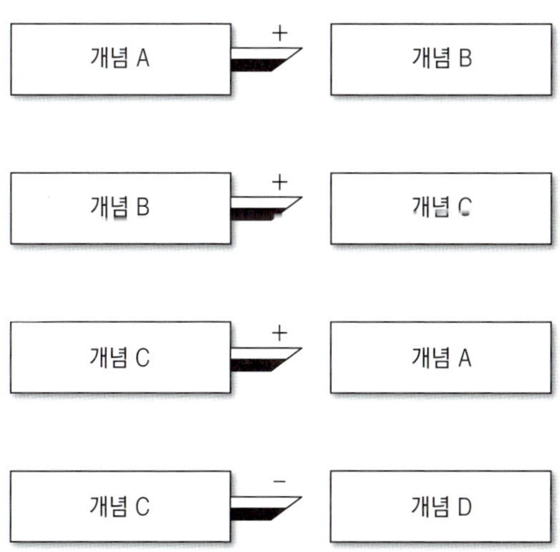

그림 11.2 그림 11.1의 문장을 간단하고 측정 가능한 문장으로 단순화시킴

문장 분류하기

앞에서 말한 바와 같이 문장은 (1) 존재문장, (2) 정의, (3) 관계문장의 세 가지 형태로 분류된다.

존재문장은 개념의 존재를 말한다(Reynolds, 1971). "이것은 냉장고다."라는 문장은 존재문장이다. 존재문장은 정의가 아니므로 개념의 특성을 기술하지 않고, 단순히 "무언가가 이렇다"라고 주장한다. 존재문장은 정확할 수도 있지만 부정확할 수도 있다. 위의 예에서 물체가 사실은 식기세척기라면 그 문장은 틀린 것이다. 실제로 물체가 냉장고일 때 그 문장은 정확하다. 냉장고는 구체적인 사물이므로 냉장고가 실재와 일치하는지 판단하는 것은 어렵지 않다. 반면, 추상적 개념의 존재를 주장하는 문장은 분석가가 그 개념이 정확한지를 결정하는데 있어 어려움을 겪게 할 수도 있다. 앞 장에서 논의한 바와 같이, 개념에 정확한 이름이 부여되지 않거나 시간이 지남에 따라 개념의 특성이 변경될 수 있다. 분석가는 다르게 증명될 때까지 문장을 정확한 것으로 받아들여야 할 수도 있다.

정의는 서술적, 약정적, 조작적 정의의 세 가지 하부형태가 있다(Hempel, 1966). 서술적 정의(descriptive definition)는 이미 사용되고 있는 어떤 용어를 받아들여질 수 있는 의미로 설명한다. 이것은 하나의 용어를 독자가 이미 이해하고 있는 다른 말로 설명하는 것으로 일반적으로 정확하다고 생각할 수 있다. 예를 들어 '새끼고양이'의 서술적 정의는 "새끼고양이는 어른 암고양이의 생물학적 자식이다."라고 할 것이다.

저자가 정의를 다르게 사용하고, 널리 사용되기 힘든 용어로 서술한다면 이는 약정적 정의(stipulative definition)이다. 이러한 정의는 이론가가 약속하여 정한 대로 특별한 용도로 만들어졌기 때문에 정확하건 부정확하건 관계없다. 예를 들어 '새끼고양이'에 대한 약정적 정의는 "본 연구를 위해 새끼고양이는 건강한 암고양이로부터 태어난 8주 미만의 건강한 암컷으로 정의한다."라고 할 것이다. 그러나 약정적 정의는 조작적 정의와 같지 않다.

조작적 정의(operational definition)는 이론 내에서 각각의 과학적인 용어를 측정하거나 검증하기 위한 구체적인 방법을 제시한다. 조작적 정의는 매우 정확해서 다른 과학자가 반복해서 사용하더라도 객관적인 결과를 얻을 수 있어야 한다. 예를 들면 새끼고양이에 대한 조작적 정의는 "본 연구에서 새끼고양이는 건강한 어미고양이가 낳은 몸무게 113~340g으로 생후 3~12일 된 건강한 새끼고양이"라고 할 수 있다. 조작적 정의에는 사용할 측정 도구가 포함될 수 있다. 예를 들어, 연구자들이 청소년의 스트레스와 대처 사이의 관계를 검증하고자 한다면, 연구에 사용할 특정 질문지들(X의 스트레스 척도와 Y의 대처 척도)을 정할 것이다.

관계문장은 개념 간의 관계를 구체적으로 나타낸다. 일부 관계문장들은 경험적 · 논리적으로 잘 지지되기 때문에 이론 내에서 법칙이나 공리로 기능할 수도 있다. 그러나 자료나 논리에 의해 잘 지지되지 않은 관계문장은 명제나 경험적 일반화라고 할 수 있다. 그리고 관계문장이 합리적이고 논리적으로 보여도 아직 자료에 의해 지지되지 않았으면 가설이 될 수 있다. 관계문장을 규명하는 것은 그 문장이 어떤 형태의 관계문장인지를 예시하는 구체적 단계에서 중요하게 다루어질 것이다.

문장의 개념검토하기

문장분석의 가장 쉬운 부분은 분석되는 문장을 구성하고 있는 개념들을 확인하는 것이다. 문장이 표현하는 주요 아이디어를 알아보기 위해 문장을 정밀하게 검토한다. 중심 아이디어를 명명하거나 용어로 표현하면 적절한 개념이 된다.

명명된 개념은 다음의 과정을 통해서 확인할 수 있다. 첫 번째, 개념을 반영하는 용어를 정의한다. 정의는 개념의 속성을 잘 반영해야 하며, 그렇게 되면 이론을 읽는 사람은 누구나 그 이론가가 그 용어를 어떻게 사용하고자 했는지를 정확하게 알 수 있게 된다(개념의 속성 정의에 대한 내용은 제 10장 참조). 만약 개념이 적절하게 정의되지 않는다면 이론 형성과정에서 개념이 의미하는 바를 이해할 수 있을까? 만약 개념이 부적절하게 정의된다면 이론가는 분석을 쉽게 하기 위해 부가적인 정의를 해야 하고, 이 과정은 이론을 정련하도록 돕는 방법도 될 수 있다. 그렇지 않다면 이론가는 개념이 분석목적에 맞지 않게 부적절하게 정의되어 있다는 것을 간단히 진술해야 한다.

두 번째는 정의된 개념이 이론적으로 타당한지를 결정한다. 분석가는 정의된 개념이 일반적인 의미를 정확하게 반영하고 있는지를 확인한다. 이러한 과정은 그 개념을 다루고 있는 관련 문헌의 고찰을 통해 알 수 있다. 만약 개념이 문헌에서 그 전에 사용된 대로 사용되었고 정의가 그 개념을 반영하고 있다면, 개념은 타당한 것으로 간주될 수 있다. 이론가가 신중하게 개념을 분석했다면 개념이 비록 관련 문헌을 반영하지 않고 관습적인 사용을 넘어선 것이라 하더라도 그 개념은 타당하다고 간주된다. 사실상 개념의 타당성은 관습대로 정의된 개념보다 분석된 후에 더 확실하다고 생각될 수 있다.

마지막으로, 문장 구성에서 정의된 대로 개념이 일관되게 사용되는지를 결정해야 한다. 저자는 간혹 개념의 의미를 분명하게 하거나 정의를 명확하게 하여 의미를 분명하게 바꾸기도 하고, 도구의 정의대로 측정하기 위해 개념에 약간의 변화를 주기도 한다. 분석가는 이와 같은 가능성을 알고, 이때 바뀐 것을 기록해 두어야 한다. 이와 같이 '개념의 표류(conceptual drift)'가 발생했을 때 문장이나 이론의 명료성과 타당성을 심각하게 해칠 수 있다.

형태, 부호, 대칭성으로 개념 간의 관계 구체화하기

이론에서 문장의 기능을 결정하기 위해 형태, 부호, 대칭성을 검토하여 관계문장을 평가한다. 명료성과 단순성에만 관심을 가지고 보면, 모든 관계문장이 다른 방법으로 구체적으로 증명될 때까지 관계는 일직선으로 변화하는 선형이다(관계문장은 가끔 곡선관계가 있을 수도 있다. 만약 문장을 분류하거나 부호를 결정할 수 없다면 그 문장은 아마도 비선형관계를 나타낼 것이다).

형태. 관계문장의 형태는 인과관계, 확률적, 동시적, 조건적, 시차적, 필요 및 충분의 관계를 가진 문장이 있을 수 있다(Hardy, 1974). 이들 각각의 형태들을 간략하게 사례로 살펴보자. 문장은 동시에 한 가지 이상의 형태가 될 수도 있다. 예를 들어, 확률적이고(probabilistic) 조건적인(conditional) 문장일 수도 있다. 후반부의 연습문제에서 이러한 유형 몇 가지를 제시하였다.

인과문장(causal statement)은 한 개념이 다른 개념의 원인이 된다고 말할 수 있는 문장이다. 인과문장은 흔히 법칙에서 연역된다. 사회행동 분야의 이론에서는 한 가지 사건에 영향을 미치는 중재 변인들이 너무 많이 있기 때문에 인과문장은 거의 없다. 인과성은 자연과학에서 훨씬 더 많이 드러난다. 예를 들어 "일정한 압력 하에 가스의 온도를 높이면 부피는 증가할 것이다."는 인과문장이다. 이 문장은 어떤 사건(일정한 압력 하에서 가스의 온도를 높이는 것)은 다른 사건(가스의 부피가 증가되는 것)을 유발한다는 것을 기술하고 있다. 이것은 인과문장의 가장 단순한 형태이지만 하나의 현상에 대해 여러 가지 원인적 요소들이 관계되는 훨씬 더 복잡한 문장도 있다. 특히 이론구성을 시작하는 단계에서 원인이 되는 사건이나 사건들이 발생하면, 결과들이 항상 일어나야 인과문장인데 건강과학이나 사회과학 분야에서는 이와 같은 현상을 찾기가 어렵다.

분석할 때 개념의 관계를 혼동하는 것을 피하기 위해 개념의 관계를 나타낼 때 간단한 상징이나 부호를 사용하면 도움이 된다. 압력 하의 가스에 대한 상징은 ***Gp***(Gas Pressure), 온도는 ***T***(Temperature), 가스 부피는 ***GV***(Gas Volume)로 표시하면 다음과 같이 인과관계 문장을 도식으로 나타낼 수 있다.

$$\text{만약 } \boldsymbol{T}\uparrow \rightarrow \boldsymbol{G_p}\text{, 그러면 항상 } \boldsymbol{GV}\uparrow.$$

(만약 ***T***가 상승하면 $\boldsymbol{G_p}$가 되고, 그러면 항상 ***GV***가 상승한다.)

온도가 올라가면 가스 압력이 생기고 따라서 가스 부피(***GV***)가 커지는 사건이 항상 일어난다면, 이것을 인과문장이라고 할 수 있다.

그러나 사건이 언제나 일어나는 것이 아니고, 어떤 경우에 또는 모든 경우가 아닌 대부분의 경우에 일어난다면 이 문장은 확률적(probabilistic)이라고 할 수 있다. 확률적 문장은 흔히 통계자료에서 확인이 가능하다. 만약 어떤 사건이 일어난다면 두 번째 사건이 일어날 확률이 있다고 주장한다. 확률적 문장의 좋은 예로 "흡연(Cigarette Smoking, ***CS***)은 폐암(Lung Cancer, ***LC***) 발생을 높일 것이다."라는 문장이다. 이 문장은 담배를 피우는 모든 사람이 폐암에 걸리는 것이 아니기 때문에 직접적인 인과관계는 없다. 그러나 흡연하는 경우에 폐암발생확률이 유의하게 증가되므로 이러한 확률적 관계를 도식으로 나타내면 다음과 같다.

만약 ***CS*** → 아마도 ***LC***.

만약 사건 A가 발생하면 사건 B도 같이 발생한다는 문장을 주장하는 경우, 개념 간의 관계가 동시적(concurrent)이라고 할 수 있으며 단순히 함께 존재하는 두 사건 간에는 인과관계가 있을 수도 있고 없을 수도 있다. 이런 종류의 문장의 예는 "낮은 교육수준과 저소득은 자주 함께 발생한다."가 될 수 있다. 이 문장은 낮은 교육수준이 가난을 초래한다고 추론하지는 않지만, 저소득이 함께 발생한다. 동시성에 대한 또 다른 예로 고전에 속하는 Muhlenkamp와 Parson(1972)의 간호사에 대한 연구와 Kaiser와 Bickle(1980)의 연구에서 확인되었다. 이 저자들은 간호사들이 남성적인 성향보다는 여성적인 성향이 훨씬 더 많고, 지배하려는 성격보다는 돌보려는 성격이 더 높다고 보고하였다. 이는 동시적 문장의 아주 좋은 예이다. 이것은 단지 간호사(Nurses, ***N***)와 여성성(Feminine Personality, ***FP***)이 함께 발생한다는 것을 주장하며 다른 주장은 없다. 이 문장을 도식화하면 다음과 같다.

만약 ***N***, 역시 ***FP***.

간혹 두 개념 간의 관계가 제3의 조건적 개념이 있어서 일어나기도 한다. 이러한 문장은 조건적 문장(conditional statement)이다. 조건적 문장의 좋은 예는 자기간호 자원(self-care resources)의 매개효과에 대한 Acton, Irvin, Jensen, Hopkins, Miller(1997)의 연구에서 볼 수 있다. 이 연구에서 대상자들이 스트레스가 많으면(High level of Stress, ***HS***) 안녕수준이 저하(Diminished well-being, ***DMB***)되는 관계가 있지만 높은 수준의 사회적 지지(Social Support, ***SS***)와 자기 가치(Self-Worth, ***SW***), 희망(Hope, ***H***)이 있을 때는 이 관계가 성립되지 않는다고 보고했다. 이를 간단히 다음과 같이 도식화할 수 있다.

만약 ***HS***라면 ***DMB***이다. 그러나 ***SS***, ***SW***, ***H***가 있을 때는 사실이 아니다.

시차적 문장(time-ordered statement)은 첫 번째 개념이나 사건과 두 번째 개념이나 사건발생 사이에 어느 정도의 시간적 차이가 있는 것을 뜻하는 것이다. 예를 들면, "사람들이 일 년 내에 많은 스트레스 생활사건(Stressful Life Events, ***SLE***)을 경험할 때 질병(Illness, I)에 걸릴 가능성이 매우 높다(Erickson, Tomlin, Swain, 1990; Holmes & Rahe, 1968; Rshe, 1972)."는 것이다. 스트레스의 첫 번째 에피소드와 그 결과인 질병 발생에는 시간이 경과되었으므로 이 관계는 시차적이다. 다음과 같이 도식화할 수 있다.

만약 ***SLE***면, 나중에 ***I***가 발생한다.

하나의 개념이나 사건이 두 번째 개념이나 사건을 일으키게 하는 것은 필요관계(necessary relationship)로 설명한다. 필요관계는 의학 영역에서 감별진단을 할 때 많이 쓰인다. 예를 들어 조직검사에서 악성 세포라는 결과가 있어야만 환자들은 비로소 암이 있다고 말할 수 있다. 또한 개념 간의 관계는 어떤 조건이 있을 때만 성립될 수 있다. 간호학의 예는 스트레스와 적응에 관련되는 문장을 예로 들 수 있다. Roy(1976), Neumans(1980), Erickson 등(1990)의 간호모델에는 스트레스원(Stressors, ***S***)에 대한 반응으로 적응(Adaptation, ***A***)한다고 제시되어 있다. 즉 스트레스원은 적응이 일어나기 전에 필수적인 조건이다.

도식화하면,

만약 ***S***가 있을 때만 ***A***이다.

어떤 다른 상황에 상관없이 첫 번째 개념이나 사건과 두 번째 개념이나 사건이 관련되는 문장은 충분관계(sufficient relationship)를 나타낸다. 앞의 스트레스-적응의 예를 보면, 원하던 원하지 않던, 그리고 중재가 있었던 없었던 간에 사람에게 스트레스가 발생하고 나면 적응이 시작될 것이라는 것을 알 수 있다. 다시 말해서, 첫 번째 개념의 존재가 두 번째 개념을 보증한다. 충분관계는 다음과 같이 도식화할 수 있다.

다른 어떤 것에 관계 없이, 만약 ***S***면 ***A***이다.

문장분석을 처음 소개했을 때, 일부 학생들은 한 문장은 한 가지 형태로만 분류된다고 잘못 알고 있었지만 이는 사실이 아니다. 예를 들어 대부분의 관계문장은 확률적이면서 조건적이거나 동시적 또는 시차적 등이 될 수 있다.

부호. 일반적으로 부호는 정적(+), 부적(−), 잘 모르는 것(?)의 세 가지 범주로 분류된다(Mullins, 1971; Reynolds, 1971). 제1법칙은 개념이 같은 방향으로 변화될 때, 즉 한 개념이 증가 또는 감소되면 다른 개념도 증가 또는 감소되는 관계는 정적 관계(+)라는 것이다. 한 개념이 증가되면 반대로 다른 개념이 감소된다면 그 관계는 부적 관계(−)라고 말한다. 개념 변화의 방향에 대해 아무런 정보도 없다면 그 관계는 잘 모르는 것이 된다. 다음은 세 개의 확률적 문장과 문장들의 관계에서 추론하는 과정을 알 수 있도록 제시한 것이다.

"집단 내 구성원들이 불안(Anxious, ***A***)하면, 적대감(Hostility, ***H***)은 증가된다."

$$A \xrightarrow{+} H$$

"적대감(Hostility, ***H***)은 집단 응집력(Group Cohesiveness, ***GC***)의 감소와 관계가 있다."

$$H \xrightarrow{-} GC$$

"집단 내의 불안(Anxiety, ***A***)이 증가될 때, 창의력(Creativity, ***C***)은 감소된다."

$$A \xrightarrow{-} C$$

추론: 불안은 집단응집력에 부정적인 영향을 준다.

$$A \xrightarrow{-} GC$$

마지막에 추론된 문장은 앞의 두 문장에서 논리적으로 도출되었다. ***A***와 ***GC***가 모두 ***H***와 관련 있기 때문에 그들은 서로 관계가 있는 것이다.

위 네 개의 문장에서 창의력이 집단 응집력에 어떠한 영향을 주는지에 대해서는 알 수 없다. 이는 다음으로 표현될 수 있다.

$$C \xrightarrow{?} GC$$

대칭성. 지금까지 저자들이 제시했던 모든 예들은 비대칭적(asymmetric), 즉 일방향의 관계이다. 비대칭적 문장에서 관계는 오로지 한 개념에서 다른 개념에 영향을 주며, 절대 상호교환적인 관계가 성립되지 않는다. 비대칭적 관계의 예는 많이 있지만, 그 중의 하나는 앞에서 제시했던 불안이 집단응집력과 부정적인 관계가 있다는 문장이다. 반대로 개념의 관계는 각 개념들이 서로 영향을 주고받아 대칭적일 수도 있다(Blalock, 1969). 대칭적 문장의 한 가지 예는 "초산모에서 높은 애착점수(Attachment, ***At***)와 낮은 불안점수(Anxiety, **Ax**)는 관계가 있으며, 높은 불안점수는 낮은 애착점수와 관계가 있다."는 모성의 애착에 대한 연구에서 찾아볼 수 있다(Avant, 1981). 이러한 관계는 다음과 같이 도식화할 수 있다.

$$\boldsymbol{At} \overset{-}{\leftrightarrow} \boldsymbol{Ax}$$

논리성 검토하기

문장이 어디서 도출되었는지에 대한 기원, 합리성, 적절성은 문장의 관계에 대한 논리성을 검토하는 기준이 된다. 문장의 기원을 검토할 때는 그 문장이 연역적으로, 좀 더 일반적인 법칙에서부터 만들어진 것인지, 아니면 관찰이나 유용한 자료로부터 귀납적으로 구성된 것인지를 질문해야 한다. 만약 문장이 연역적으로 만들어졌다면, 그 문장의 논리성은 전제가 참이라면 결론은 거짓일 수 없으므로 적합하다고 볼 수 있다. 문장이 귀납적이라면, 그 문장의 논리성은 많은 경험적 지지와 기존에 있는 지식과의 비교 없이는 판단할 수 없다(Hempel, 1966). 많은 경험적인 검증이나 기존 문헌과 일치한다면, 그 문장의 논리성은 적합할 것이다. 논리성은 개념 각각에 대한 관계를 검토함으로써 결정할 수 있다. 관계가 형태, 부호, 대칭성으로 분류되지 않는다면, 논리적 결점이 있다고 볼 수 있다.

문장의 합리성을 결정하기 위해서는 기존 지식과 비교 검토해야 한다. 단순하게 문장의 주제가 익히 알고 있는 것에 비추어 합리적인가를 질문해서 이치에 맞으면, 그 문장은 합리적인 것으로 생각할 수 있다.

어떤 한 문장의 적절성을 결정하는 것은, 어디에서 논리적 모순이 발생하는지를 보여줄 수 있는 매트릭스나 모델을 만들 수 없으므로 이론의 적절성을 결정하는 것보다 훨씬 더 어렵다. 그러나 이 전의 장에서 해봤던 것처럼 문자나 숫자로 개념을 명명하고 적절한 형태와 부호를 결정하는 단순 도식을 그려봄으로써 가능하다. 위의 세 방법 중 어느 것도 할 수 없다면 그 문장에는 어떤 결점이 있다고 할 수 있다.

검증력 확인하기

문장분석의 마지막 단계는 분석하려는 문장을 지지하거나 반박하는 자료를 얻기 위해 실제 경험세계에서 사용 가능한 조작적 측정이 있는지를 결정하는 것이다. Hempel의 '검증

가능성 원칙'과 상치되는 때가 바로 이때이다. 원래 이것은 개념을 측정하는 도구를 이용할 수 있다면 경험적으로 측정될 수 있는 문장이지만, 도구가 없어서 측정이 어렵다(Hempel, 1966). 이런 문장은 이론구성에서 실제 경험적으로 검증을 할 수 있는 유용한 문장으로 본다. 측정가능한 도구의 존재여부가 검증력을 결정하는데, 간호에서는 많은 개념들을 측정하는 도구가 부족하므로 문장이 검증가능의 원칙이 있거나 실제 검증의 가능성만 있어도 검증력의 기준을 충족한다고 생각한다.

검증력의 기준을 만족시키기 위해 문장은 어느 정도의 검증 가능성이 있어야 한다. 즉, "만약 특수한 조건하에서 검증한다면, 가정된 결과가 실제로 나타난다."고 말할 수 있어야 한다. 비교적 새로운 문장은 구성된지 오래되고 많은 지지를 받은 문장에 비해 검증 가능성이 적을 수 있다. 그러나 조금이라도 검증 가능성이 있다면, 그 기준을 충족하는 것으로 간주할 수 있다. 검증 가능한 아이디어를 만들어내지 못하거나 모호한 의미를 가진 개념들로 구성된 문장은 수정되기 전까지는 검증 가능성의 기준을 충족하지 못한다.

장점과 제한점

ADVANTAGES AND LIMITATIONS

문장분석의 일차적 장점은 개념들 간의 관계를 검토하는 체계적인 방법을 제공하는 것이다. 또한 이론가가 문장의 구조와 기능을 검토할 수 있도록 도와준다. 문장분석은 이론분석을 위한 필수적이고 기본적인 방법이다. 이론가가 신중하게 생각하고 체계적으로 개념 간의 연계에 대해 생각을 할 때, 문장분석의 가장 중요한 기능을 수행한다고 할 수 있다. 문장분석을 하는 사람이 신중하게 생각하는 동안 최종적으로 이론형성에 중요한 다른 연계나 관계를 발견하게 될 수 있다. 이와 같은 분석상황에서 많은 과학자들은 의미 있는 이론적 아이디어를 우연히 발견하게 될 것이다. 문장분석의 제한점은 전체 이론의 일부인 문장 하나를 분석하는 것이다. 전체적 맥락에서 한 문장을 빼서 분석하는 것은 중요한 정보를 잃게 되는 결과를 초래할 수 있으며 분석에 제한이 있을 수도 있다. 또한 이론에서 한 문장을 빼면 문장의 논리성을 결정하는 것이 매우 어렵게 된다. 문장분석과정의 마지막 제한점은 분석은 다소 시간이 걸리며 엄격한 과정이라는 점이다. 이와 같이 매우 집중적이고 시간을 소모하는 노력은 궁극적으로 문장을 평가하는 데 아주 가치 있는 과정이 될 수 있다.

문장분석의 활용

UTILIZING THE RESULTS OF STATEMENT ANALYSIS

문장분석은 문장의 기본적인 구조와 기능을 분명하게 구성할 수 있게 한다. 그렇다면 이론가가 문장분석의 결과로 무엇을 할 수 있는가? 그 정보는 교육, 실무, 연구 및 이론개발 등에서 다양한 방법으로 사용될 수 있다.

분석된 문장은 강의에서 토론을 위한 자료로 사용될 수 있다. 토론에서 어떠한 개념이 명확한지, 어떤 것이 다른 개념과 관련되는지, 어떤 모순이 발견되는지에 대한 생각들을 나눌 수 있다. 많은 양의 경험적 근거는 학습활동을 계획하는 기초가 될 수 있다. 예를 들어, 문장을 지지하는 근거를 찾아내거나 반박하는 근거를 찾아내는 연구계획서를 작성하는 활동이 될 수 있다. 또한 많은 양의 경험적 근거는 임상실무를 안내하는 문장의 효능에 대하여 토의할 수 있게 한다.

교육 분야에서 문장분석의 활용은 교수들이 흥미그룹을 구성하여 비슷한 문장들을 분석하면서 제기되는 쟁점들에 대하여 토의할 수 있다. 이러한 토의는 교과과정의 변화나 교수연구 프로젝트를 발전시킬 수 있다. 불유쾌증상 이론(Lenz, Pugh, Milligan, Gift, Suppe, 1997; Lenz, Suppe, Gift, Pugh, Milligan, 1995)이 바로 교수들의 토의와 분석을 통해 개발된 것이다.

문장분석에서 만들어진 문장을 통해 임상실무자가 연구결과에 대한 판단력을 가지고 활용할 수 있도록 방향을 제시한다. 문장의 형식이 연관인지, 인과관계인지, 시차적인지를 아는 것이 그 문장을 어떤 조건하에서 언제 어떻게 사용할 수 있을지에 대한 결정을 알려줄 수 있다. 문장분석 결과, 이전에는 간호사들이 사용하지 않았던 어떤 간호진단이 다시 고려되거나 어떤 간호중재나 결과들을 선택할 수도 있다. 또한 가능한 두 개의 간호중재 중에서 선택을 해야 한다면, 문장분석 결과를 사용하는 간호사는 어느 것이 가장 경험적 지지를 받고 있는지 알게 되어 더 이론적인 선택을 하게 된다.

문장분석은 연구자나 이론가에게 문장의 문제점을 발견하게 하고, 적절한 다음 단계로 진행하도록 한다. 개념은 명료화할 필요가 있다. 이론 내에 있는 불일치, 불분명한 정의와 지식의 괴리가 분명해진다. 이상과 같은 명료화 과정은 개념분석을 계획하고 아이디어를 재구성하여 검증할 새로운 가설들을 제안하기 위한 방향을 제공한다. Connell, Shaw, Holmes, Foster(2001)의 알츠하이머 가족을 대상으로 한 연구는 문장분석이 연구와 실무에 어떻게 사용될 수 있는지에 대한 좋은 예이다.

분석 결과 문장이 견고하다고 입증되면, 이론가는 새로운 개념들을 찾아보고 이미 알려진 문장에 또 다른 개념을 추가로 연결하는 이론개발의 다음 단계를 시작할 수 있다. 이것이 점차적으로 한 단계씩 이론이 구성되어 가는 방법이다.

요약

SUMMARY

문장분석은 개념들 간의 관련성을 체계적으로 검토하는 과정으로 문장 선택하기, 문장을 단순화하기, 문장 분류하기, 정의 및 타당성을 위한 개념 검토하기, 형태, 부호, 대칭성으로 관계 구체화하기, 논리성 검토하기, 검증력 확인하기의 일곱 가지 단계가 포함된다.

일단 문장이 분석되면, 문장 내의 결점들이 명확해지고 수정이 가능해진다. 더 나아가서 생각을 확실하게 하는 과정, 토론, 기록된 평가는 연역이나 우연한 발견에 의해서 추가적인 아이디어와 문장을 만들어 낸다. 이렇게 해서 만들어진 아이디어와 문장은 미래의 이론개발에 가치 있는 지식으로 추가된다.

연습문제

PRACTICE EXERCISE

다음은 교수의 태도에 관한 연구에서 나온 문장들이다(Ruiz, 1981).

각 문장을 잘 읽고 다음 질문에 답하라.

A. 다음에 제시된 문장들 중 하나를 골라서, 각 문장들을 분류해 보자.

a. 관계 문장

b. 서술적 정의

c. 약정적 정의

d. 조작적 정의

1. 민족주의는 민족 중심적 생각을 의미한다.
2. 독단주의는 폐쇄적 생각이라고 정의한다.
3. 이 연구에서 모호성에 대한 견디기 힘듦과 독단주의는 민족주의를 구성하는 두 가

지 요소이다.

4. 독단적인 성향이 높은 교수는 민족 문화적 배경이 다른 환자를 불쾌하게 생각하고 미신적으로 생각한다.
5. 민족주의 점수가 높은 교수는 문화적으로 다른 환자들에 대해 부정적인 태도를 가진다.

B. 문장 4를 이용해서 두 개의 문장과 도식으로 단순화해 보자.

C. 문장 4와 5를 이용하여 개념을 검토하고 형태, 부호, 대칭성으로 관계를 구체화시켜 보자. 그리고 각각의 논리성과 검증력을 확인해 보자.

정답

A. 1. b 2. c 3. d 4. a 5. a

B. 1. 독단적인 교수(Dogmatic Faculty, ***DF***)는 문화적 배경이 다른 환자(Differing Ethnocultural Backgrounds, ***DEB***)를 불쾌하게(Annoying, ***A***) 생각한다.

If ***DF***, then ***A***, but only if ***DEB***.

2. 독단적인 교수(Dogmatic Faculty, ***DF***)는 문화적 배경이 다른 환자(Differing Ethnocultural Backgrounds, ***DEB***)를 미신적(Superstitious, ***S***)으로 본다.

If ***DF***, then ***S***, but only ***DEB***.

C. 문장 4는 ***DF*** → ***A*** and ***S***, but only if ***DEB***로 도식화할 수 있다.

문장 5는 민족주의 교수(Ethnocentric Faculty, EF) → 문화적으로 다른 환자에 대한 태도(Attitudes toward Culturally Different Patients, ACDP) 또는 EF → ACDP로 도식화할 수 있다.

문장 4와 5는 통계 자료에서 도출되므로 확률적이다. 연습문제 B에서 도식화된 것처럼 문장 4는 당연히 조건적이다. 두 문장은 모두 비대칭적이다. 독단적인 성향이 적은 교수일수록 문화적 배경이 다른 환자에 대한 관점은 더 긍정적으로 되므로 부호는 (−)이다.

문장 4와 5에서의 개념, '환자', '교수', '문화적 배경', '불쾌함', '미신'은 정의되지 않았다. 만약 이러한 개념들이 일상적인 언어의 의미로 사용되기를 바란다면, 그것들을 분명하게 진술해야 하며 그렇지 않으면 각각을 따로 정의해야 한다. 개념이 정의되어 있는 '민족주의'와

'독단주의'도 정의되어 있지 않은 용어와 마찬가지로 아주 모호하게 제시되어 있다(실제 연구에서는 조작적으로 정의되어 있다). "모호성에 대한 견디기 힘듦"의 개념은 정의되어 있지 않으나 조작적 정의의 일부분으로 사용되었는데, 이와 같은 방법은 바람직하지 않다. 개념 정의가 명백한 것이 하나도 없다.

문장들은 논리적이다. 더 나은 개념정의가 만들어지고 조작적 측정을 할 수 있다면, 문장들은 검증가능하다. 조작적 정의가 이론적 정의를 반영할 때에만 개념이 측정가능하고, 문장이 검증가능하다고 말할 수 있다.

위의 연습문제에는 답이 있었지만, 가능한 답 없이 동일한 연습을 시도해 보는 것이 좋을 수도 있다. 다음은 청소년들의 정서적 자율성(emotional autonomy), 자기관리 행위(self-care behaviors), 우울증(depression)이 건강 적응에 미치는 영향에 대한 연구에서 나온 두 개의 문장이다(Chen et al., 2017). 이 문장들로 위의 연습문제와 같이 문장분석을 해보자.

1. "정서적 자율성은 자기관리 행위와 삶의 만족도에 직접적으로 부정적인 영향을 미쳤지만, 우울증에 직접적으로는 긍정적인 영향을 미쳤다"(p. 73).
2. "우울증은 자기관리 행위와 삶의 만족도에 직접적으로 부정적인 영향을 미쳤지만, HbA1c 수준에는 유의한 영향이 없었다"(p. 73).

참고문헌

REFERENCES

Acton GJ, Irvin BL, Jensen BA, Hopkins BA, Miller EW. Explicating middle-range theory through methodological diversity. *Adv Nurs Sci*. 1997;19(3):78–85.

Avant K. Anxiety as a potential factor affecting maternal attachment. *J Obstet Gynecol Neonatal Nurs*. 1981;10(6):416–420.

Blalock H Jr. *Theory Construction: From Verbal to Mathematical Formulations*. Englewood Cliffs, NJ: Prentice Hall; 1969.

Bu X, Jezeweskio MA. Developing a mid-range theory of patient advocacy through concept analysis. *J Adv Nurs*. 2006;57(1):101–110.

Chen C-Y, Lo F-S, Chen B-H, Lu M-H, Hsin Y-M, Wang R-H. Pathways of emotional autonomy, self-care behaviors, and depressive symptoms on health adaptation in adolescents with type 1 diabetes. *Nurs Outlook*. 2017;65(1):68–76.

Connell CM, Shaw BA, Holmes SB, Foster NL. Caregiver's attitudes toward their family members' participation in Alzheimer disease research: Implications for recruitment and retention. *Alzheimer Dis Assoc Disord*. 2001;15(3):137–145.

Cooley ME. Analysis and evaluation of the trajectory of chronic illness management. *Sch Inq Nurs Pract*. 1999;13(2):75–95.

Corbin JM, Strauss A. A nursing model for chronic illness management based upon the trajectory framework. *Sch Inq Nurs Pract*. 1991;5:155–174.

Erickson HC, Tomlin E, Swain MA. *Modeling and Role-Modeling: A Theory and Paradigm for Nursing*. Lexington, SC: Pine Press; 1990.

Hardy M. Theories: Components, development, and evaluation. *Nurs Res*. 1974;23:100–107.

Hempel C. *Philosophy of Natural Science*. Englewood Cliffs, NJ: Prentice Hall; 1966.

Holmes R, Rahe R. The social readjustment rating scale. *J Psychosom Res*. 1968;11:213–218.

Kaiser J, Bickle I. Attitude change as a motivational factor in producing behavior change related to implementing primary nursing. *Nurs Res*. 1980;19(5):290–300.

Lenz ER, Pugh LC, Milligan RA, Gift AG, Suppe F. The middle-range theory of unpleasant symptoms: An update. *Adv Nurs Sci*. 1997;19(3):14–27.

Lenz ER, Suppe F, Gift AG, Pugh LC, Milligan RA. Collaborative development of middle-range nursing theories: Toward a theory of unpleasant symptoms. *Adv Nurs Sci*. 1995;17(3):1–13.

Muhlenkamp A, Parsons J. Characteristics of nurses: An overview of recent research published in a nursing research periodical. *J Vocat Behav*. 1972;2:261–273.

Mullins N. *The Art of Theory: Construction and Use*. New York, NY: Harper & Row; 1971.

Neuman B. The Betty Neuman health-care systems model. In: Riehl JP, Roy C, eds. *Conceptual Models for Nursing Practice*. 2nd ed. New York, NY: Appleton-Century-Crofts; 1980.

Rahe R. Subject's recent life changes and their near future illness susceptibility. *Adv Psychosom Med*. 1972;8:2–19.

Reynolds P. *A Primer in Theory Construction*. Indianapolis, IN: Bobbs-Merrill; 1971.

Roy C. *Introduction to Nursing: An Adaptation Model*. Englewood Cliffs, NJ: Prentice Hall; 1976.

Ruiz M. Open-closed mindedness, intolerance of ambiguity and nursing faculty attitudes toward culturally different patients. *Nurs Res*. 1981;30(3):177–181.

추가 자료
ADDITIONAL READINGS

Greenwood D. *The Nature of Science and Other Essays*. New York, NY: Philosophical Library; 1959.

Hage J. *Techniques and Problems of Theory Construction in Sociology*. New York, NY: Wiley; 1972.

Lerner D, ed. *Parts and Wholes*. New York, NY: Free Press of Glencoe; 1963.

Zetterberg HL. *On Theory and Verification in Sociology*. 3rd ed. New York, NY: Bedminster Press; 1965.

CHAPTER

12

이론분석

Theory analysis

이 장을 읽기 전에

- 연구나 실무에 유용하지만, 얼마나 타당한지 확신이 없는 특정 이론에 관심이 있나요?
- 연구에 이론을 사용할 계획인데, 이론의 어떤 부분이 장점과 단점인지 알아야 하나요?
- 이론에 관심이 있지만, 이론의 일부는 이해가 안되는 것 같나요?

들어가는 말

이 질문들 중 하나라도 해당하는 경우, 이론분석이 문제 해결에 사용할 수 있는 최선의 전략이 될 수 있다. 이론분석은 이론을 구성요소의 부분으로 나누고 일관성, 논리성과 유용성을 검토하는 형식적인 방법이다.

최근 몇 년 동안 많은 이론들이 분석되고 수정되어 온 과정을 보고 놀라고 기쁘게 생각한다. 이는 상당히 고무적인 경향이다. 이와 같은 현상은 과학으로서 간호의 발전을 보여주는 것이다. 많은 중범위이론이 개발되었고, 이론들은 학문으로서 간호가 어떻게 이루어지며, 얼마나 효과적이고 효율적인가에 대한 풍부한 지식을 제공한다. 우리는 연구자, 전문간호사, 일반간호사, 학생들을 가르치며 그들이 실무에서 사용하는 이론을 검토하기를 바란다. 그 이론들이 서술, 설명, 예측, 처방 혹은 통제의 기능을 하고 있는지 확인하기 바란다.

정의

DEFINITION

이론은 어떤 현상을 고유하고 통합된 아이디어로 표현하기 위하여 구성되어 있다. 이론은 이전에 해결되지 않은 질문에 대한 해답과 현상의 본질에 대한 새로운 통찰력을 제공한다. 또한 이론은 현실 세계나 경험 세계를 간결하고 정밀한 예나 모델로 제공해야 한다. 그러므로 이론은 현상을 서술하고, 설명하며, 예측하고, 처방 혹은 통제하는 데 유용한 상호 관련된 관계문장의 집합으로 정의할 수 있다(Chinn & Jacobs, 1987; Dickoff, James, Wiedenbach, 1968a, 1968b; Hardy, 1974; Hempel, 1965; Reynolds, 1971).

어떤 현상을 서술, 설명, 예측하기 위한 목적을 가진 이론은 어떤 현상인지, 어떤 기능을 하는지, 어떤 사건이 그 현상에 영향을 미치는지에 관한 것뿐만 아니라, 그 현상이 다른 현상에 미치는 영향에 대해서도 명확한 논리를 제공한다. 그러므로 이론분석은 이론의 의미, 논리적 적합성, 유용성, 일반성, 간결성, 검증력 등을 체계적으로 검증하는 것이다.

다른 모든 분석전략과 마찬가지로 이론분석에서도 이론을 부분으로 나누어 검토한다. 나누어진 부분이 다른 부분들과 어떻게 관계되어 있는지 검토하고, 관계성을 각각 검증하며, 전체로서 이론적 구조의 타당성과 현실 세계의 근접성 등을 확인하기 위해 분석한다.

목적과 활용

PURPOSE AND USES

이론분석은 이론의 강점과 약점을 규명할 수 있게 하고, 나아가서 원래의 이론을 더욱 발전시키거나 다듬을 수 있도록 해준다.

이론분석은 이론을 체계적이고 객관적인 방법으로 검토하는 것으로, 이를 통해 이론에 대한 통찰과 체계화를 발견할 수 있게 함으로써 결과적으로 간호학문의 지식체를 축적할 수 있게 된다. Popper가 『과학적 발견의 논리(1965)』에서 서술한 대로, 과학은 호기심과 흥미로운 이론에 관심을 가지고 있다. 왜냐하면 과학자의 호기심이나 흥미는 이론을 경험적으로 검증하게 하기 때문이다. 이론분석은 무엇을 해야 할 필요가 있는지 알려주고, 이론을 어떻게 검증할 것인지에 대해 제시해 준다.

이론분석방법은 이론이 교육, 임상실무, 연구분야에서 얼마나 어떻게 유용한지를 결정지어 준다. 만약 이론의 잠재적 유용성이 검증되지 않았다면, 이론분석은 헛된 일이다. 이론을 교육이나 실무에 사용하기 전에 분석을 먼저 하는 주된 이유는 그 이론이 실무를 안내할 수 있는 강점을 가지고 있는지를 알아낼 수 있기 때문이다. 이론분석의 일차적 목적은 실무를 안내할 수 있는 강점을 발견하여 교육과 임상실무에 적용하는 것이다. 만약 이론이 실무에서 쓰여진다면, 그 이론이 잘 지지되고 효과적인 이론인지 확인해야 한다.

그러나 연구를 목적으로 하는 이론분석은 이론의 약점이나 개념들 간의 약점과 취약한 연결에 초점을 둔다. 이와 같이 구분하는 이유는 그 분석이 새롭거나 이전의 이론에서 불명확했던 관계들을 연구자가 연구할 수 있는 타당성에 대한 근거를 제시하기 때문이다.

분석을 하는 주요 목적은 이해하기 위함이다. 무엇인가를 진정으로 이해하기 위해서는 자기 자신의 가치나 편견을 배제하고, 분석 대상을 객관적으로 볼 수 있어야 한다. 이론분석은 체계적이고 객관적이기 때문에 주관적 평가의 개입 없이 이론의 내용과 구조를 검증하는 방법을 제공한다. 이론분석과정에서 개인의 가치를 배제하면 이론을 보다 명확하게 볼 수 있게 하며, 본래 이론가의 가치가 좀 더 분명해질 수 있다.

반면, 평가의 주요 목적은 결정 또는 행동이다. 개인의 가치와 편견은 성과결정에 중요한 역할을 한다. 이론의 평가는 철저한 이론분석이 된 다음에 실시해야 하며, 그래야 이론이 과학적 지식을 형성하는 데 기여할 수 있는 잠재성을 평가하고 어떤 결정을 내리거나 행동을 수행하는 기반으로서의 이론의 가치를 평가할 수 있다(Chinn & Kramer, 2014; Fawcett, 1980, 1989, 1993, 1995, 2000, 2005; Fawcett & DeSanto-Madeya, 2013).

이론분석과정

PROCEDURES FOR THEORY ANALYSIS

이론분석 단계는 Popper(1961, 1965), Reynolds(1971), Hardy(1974), Fawcett(1980, 1989, 2000), Chinn과 Jacobs(1987)의 이론분석방법을 종합하여 정리하였다. 이 저술들이 시대적 차이를 두고 발간되었음에도 저자들은 이론개발을 위한 지식체의 기반을 형성하였다. 이들의 선구자적인 노력이 없었다면, 간호이론개발은 상당히 뒤쳐졌을 것이며, 이 책도 존재하지 않았을 것이다.

이론분석의 단계는 (1) 이론의 기원(origins) 확인, (2) 이론의 의미(meaning) 검토, (3) 이론의 논리적 적합성(logical adequacy) 분석, (4) 이론의 유용성(usefulness) 결정, (5) 이론의 일반성(generalizability)과 간결성(parsimony)의 수준에 대한 정의, (6) 이론의 검증력

(testability) 결정이다. 단계들은 다음에서 우선 간단히 정의하고, 추후에 더 상세히 논의하겠다.

이론의 기원은 이론이 어떻게 시작되었는지를 알아보는 것이다. 분석가는 무엇이 이론개발을 하게끔 만들었는지 알아본다. 즉 이론이 귀납적으로나 연역적 방법으로 형성되었는지, 이론을 지지하거나 반박하는 근거가 있는지 분석한다.

이론의 의미는(Hardy, 1974) 이론을 구성하고 있는 개념이 무엇이며, 각각의 개념들은 어떻게 관계되어 있는지를 보는 것이다. 본질적으로, 의미는 이론의 언어에 반영되어 있으며, 원래의 이론가에 의해 사용된 고유한 언어를 주의 깊게 검토하는 것을 의미한다.

이론의 논리적 적합성은 이론을 구성하고 있는 개념과 문장의 의미와는 별개로 논리적인 구조만을 뜻한다. 분석가는 이론의 구조 속에 어떤 논리적 결함이 있는지를 찾고, 이론으로부터 만들어진 예측의 정밀성을 검토한다.

이론의 유용성은 이론이 관심 현상의 이해를 증진시키거나 예측 가능한 결과를 제공해서 그 이론이 얼마나 실용적이며 분과학문에 도움이 되는지를 살피는 것이다. 예를 들면, A라는 중재가 환자 행위를 B로 일관성 있게 변화시키는 이론이 있다면, 구체적으로 실무를 인도해 주는 이론이기 때문에, 그렇지 못한 이론보다 훨씬 유용성이 크다.

일반화 또는 전환력(transferability)은 이론으로부터 일반화를 얼마나 광범위하게 할 수 있는가에 대한 검토이다. 이론이 넓게 적용될수록 일반화의 가능성이 많아진다.

간결성은 이론이 얼마나 간단명료하게 진술되어 관심 현상을 완전하게 설명하고 있는가를 말한다. 예를 들면, 많은 수학 이론들은 소수의 방정식만으로도 설명이 가능하기 때문에 간결성이 있으나, 사회과학 이론은 복잡한 인간 현상을 다루고 있으며 수학적 표현이 허용되지 않기 때문에 대부분 간결성이 없다.

검증력은 이론이 경험적 자료에 의해 지지되는가를 의미한다. 만약 어떤 이론이 경험적으로 검증을 할 수 있는 가설을 만들어내지 못한다면 검증력이 없는 이론이다.

완전한 이론분석을 위해서는 이상의 여섯 단계가 모두 중요하다. 그러나 모든 저자들이 이에 동의하지 않을 수도 있다. Fawcett와 DeSanto-Madeya(2013)는 마지막 두 단계인 간결성과 검증력이 이론 평가의 중요한 단계라고 하였다. 만약 분석을 완벽하게 완료한 후 이론을 평가하려고 한다면, 어떤 단계는 다른 단계보다 더 비중을 둘 수도 있다. 그러나 이론의 개념이 잘 정의되지 않고 일관성 없이 사용되고 있다면 이론은 검증할 수 없으며, 간결성과 유용성도 기대할 수 없다. 이론의 가치는 일차적으로 분석을 통해 나타나는 것이나 분석가

개인의 느낌이나 주관이 어느 정도 반영될 수도 있다. 이는 어떠한 과학도 완벽하게 객관적이지 않다는 것을 의미한다. 다음부터는 지금까지 정의된 분석 단계를 좀 더 구체적으로 설명하겠다.

기원

첫 번째 단계는 이론이 무엇을 배경으로 하여 개발되었는지 검토하는 것이다. 때때로 이론가가 이에 대해 직접 설명한 경우도 있지만, 분석할 때 이론의 배경에서 찾아야 하는 경우도 있다. 이론의 기원과 개발된 목적을 이해하는 것은 어떻게, 왜 이론이 형성되었는가를 아는 데 도움이 된다. 주의깊게 이론을 읽기 시작하면서 주요 생각이나 개념을 확인하고 관계문장 등을 발췌해야 한다. 개념과 문장을 확인한 후에 이론이 일반적 법칙에서 연역적으로 유도되었는지, 자료를 기반으로 귀납적 방법으로 개발되었는지 확인한다. 만약 이론이 다른 이론이나 가설로부터 구성된 것이라면 연역적으로 개발되었다고 볼 수 있다. 귀납적 방법은 질적 자료나 양적 자료, 문헌, 임상실무에서 일어나는 관계를 관찰하여 만들어진 것이다. 이후에 논리적 적합성을 분석할 때, 이론의 기원이 연역적 또는 귀납적인지에 대한 결정은 중요하다. 마지막으로 이론구성의 기초를 이루는 가정을 확인하는 것이 도움된다. 기본 가정의 검토는 해석과 이론의 유용성을 확인하는 데 중요하다.

의미

이론분석에서 의미와 논리적 적합성을 검토하는 것은 많은 시간이 요구되지만, 가장 의미있는 과정이다. 의미는 언어의 의미론과 관련되어 있다. 분석가는 이론을 구성하고 있는 개념과 문장에 사용된 언어를 확인하면서 의미를 분석해야 한다. 의미를 검토하는 절차는 개념 확인, 개념의 정의와 사용 검토, 문장 확인, 개념 간의 관계 검토이다. 이것은 문장분석을 통해서 만들어진다. 문장의 관계를 어떻게 검토하는지 더 알고 싶다면 제 11장을 참고하기 바란다.

개념 확인. 이론이 기술하고 있는 주요 아이디어를 찾고, 이 주요 아이디어를 반영하고 있는 모든 용어들은 명확히 진술되고 정의되어야 한다. 복잡하게 말로만 서술된 이론에서는 주요 개념을 명확히 확인하는 것이 어려울 수 있다. 이럴 때 주요 개념을 찾는 가장 좋은 방법은 연필과 종이를 준비하여 새로운 용어가 나올 때마다 기록하면서, 만약 정의가 기술되어 있다면 같이 기록하는 것이다. 이 방법은 비교적 시간을 절약할 수 있고, 아울러 어느 부분에 정의가 빠졌는지를 정확히 알게 해준다. 컴퓨터로 작업하는 경우, 개념과 정의를 강조 표시하거나 정보를 캡처할 데이터베이스를 설정하고, 두 방법 모두 나중에 글을 쓰는데 도움이 될 개념과 정의를 찾은 페이지 번호를 반드시 기록해둔다.

각각의 개념이 원시 개념인지, 구체적 개념인지 또는 추상적 개념인지를 확인한다. 제 3장과 제 10장에 설명된 것과 같이 원시 용어는 분과학문 내 일반적인 경험으로부터 의미를 만든 개념으로 예를 들어야만 정의될 수 있다(Wilson, 1969). 구체적 개념은 직접 측정할 수 있어야 하며, 시간과 공간에 제한이 있는 개념이다. 추상적 개념은 시간과 공간에 제한을 받지 않고 직접 측정이 불가능한 개념이다. 이론에 사용된 개념들을 이러한 방법으로 분류하는 것은 전체 이론의 구체성이나 추상성을 결정하는 데 도움이 된다.

정의와 사용의 검토. 정의는 이론적 정의(theoretical definition), 조작적 정의(operational definition), 서술적 정의(descriptive definition), 정의가 없음(no definition)으로 구분할 수 있다.

이론적 정의는 이론의 맥락에서 개념을 다른 이론적 용어를 사용하여 정의한 것이다. 그러나 개념을 분류하거나 측정하기 위한 조작적 규칙을 구체적으로 제시하지는 않는다. 이론적 정의는 대부분 추상성이 높으며, 추상성이 낮은 개념을 사용하여 정의한다. 가장 중요한 기준은 이 정의에도 측정에 대한 구체적인 명시가 없다는 것이다.

이론적 정의는 이론 내의 개념을 풍부하게 표현해 주며, 현상을 개념의 사례로 분류할 수 있게 해준다.

조작적 정의는 관심 개념을 측정할 수 있게 하며 연구를 위해서 필요하지만, 흔히 그 개념을 인위적으로 제한하여 정의한다. 중요한 이론적 개념에 이론적 정의와 조작적 정의가 모두있다면, 이론분석은 용이해진다. 조작적 정의가 이론적 정의를 정확하게 반영하고 있는지를 확인하는 것은 매우 중요하다.

서술적 정의는 단순히 어떤 개념의 속성만을 기술할 뿐이고, 개념이 사용된 배경이나 개념의 조작적 측정방법을 구체화하지 않은 정의이다. 서술적 정의는 정의가 없는 것보다는 낫지만 분석하는 사람에게는 제한적인 자료만 제공한다. 이론에 정의된 문장이 많지 않으면 객관적인 분석이 어렵고 의도한 목적대로 이론을 사용하기 어려울 것이다. 서술적 정의만 있거나 정의가 없는 이론은 이론개발의 초기 단계라고 할 수 있다. 분석가가 앞으로 이 이론이 어떻게 개발되어야 하는지에 대해 신중하게 제언을 할 수 있다면, 이 정의는 의미가 있을 것이다.

개념의 사용방법을 생각할 때 가장 중요한 점은 사용상의 일관성, 즉 이론가가 이론을 전개할 때 개념을 원래 정의한 대로 일관성 있게 사용하고 있는지의 여부이다. 이론을 적용하려는 사람에게는 이런 일관성은 중요한 정보가 된다. 만약 이론가가 어떤 개념을 정의해 놓고 이론의 개발과정에서 그 개념의 의미를 다르게 사용하였다면, 그 개념을 설명하기 위해 사용한 서술들은 개념의 모호성이 명확해질 때까지 신뢰할 수 없다. 일관성을 잃으면 분석가는 이론의 초반부 문장만 가지고 결론을 미리 단정하게 되고, 결국 후반부 문장은 자신이 내린 결론과 모순된다는 것을 발견하게 된다.

이론과 관련된 추가 연구는 개념적 정의가 달라지거나 이론 전체를 바꿀 수 있다. 또한 이러한 과정을 통해 이론을 더 정교화할 수 있다. 그러나 이런 변화가 요구될 때 본래 개념을 이용했던 초기 연구들은 이론을 지지하는 데 유용하지 않을 수도 있다. 새로운 개념을 정의할 때는 타당화를 위한 반복 연구와 초기 관계문장들의 재검증이 필요할 수도 있다.

문장 확인. 이론의 주요 개념과 정의가 일단 분석된 후에는 관계문장에 대해 집중적으로 검토한다. 관계문장은 개념들이 어떻게 상호 관련되어 있는지를 보여준다. 관계문장을 확인하는 것은 특히 복잡한 언어로 구사된 모델에서는 쉽지 않다. 개념 간의 관계를 알아내려면, 이전 단계에서 지적한 주요 개념을 다시 확인해야 한다.

명확한 관계문장을 찾아보는 것이 우선순위이다. 만약 연구 보고서를 검토하고 있다면, 결과 부분에서 관계문장을 찾을 수 있다. 또 다른 한 가지 방법으로 가설에서 시작하여 점차 자료 분석까지 순서대로 검토해보는 것이 좋다. 그리고 다시 돌아가서 연구 논문의 표나 자료분석 부분에서 보고되지는 않았으나, 연구자가 함축하였거나 암시하고 있는 관계문장을 찾아본다. 관계문장을 찾을 수 있는 또 다른 방법은 그림 모델을 검토하는 것이다. 모델은 주된 개념 간의 관계를 그림으로 표현한다. 만약 모델이 있다면 모델이 묘사한 그림과 말로 설명한 이론을 비교해본다. 이 두 곳에 기술된 개념 간의 관계는 완벽하게 일치해야 한다. 만약 일치하지 않는다면, 그 이론은 결함이 있는 것으로 고려되어야 하고, 불일치를 해소하기 위해 추가적인 정련이 필요하다.

연구 보고서가 아닌 서술적 문헌이나 책의 내용을 분석할 때는 한 개념과 밀접히 관련되어 나타나는 개념들을 모두 꼼꼼히 찾아서 개념들 간에 어떤 관련성이 언급되어 있는지를 신중히 고려하면서 읽어야 한다. 때로는 문헌이나 책의 마지막 몇 개의 문단이나 요약 부분에서 관계문장이 발견되기도 한다. 관계문장이 요약 부분에만 있다면 분석을 잘못하게 되거나 이론을 충분히 이해할 수 없게 된다. 문장을 확인하고 관계를 검토하기 위한 좋은 예로 Cooley(1999)의 만성질환관리의 경로 이론분석이나 Linder(2010)의 만성질환자의 UCSF 증상관리 이론분석이 있다.

관계 검증. 문장을 구성하고 있는 개념들의 관계를 검증하기 위해 우선 어떤 형태로 관계가 만들어졌는지를 결정하고 경계가 구분되어 있는지, 문장이 일관성 있게 사용되었는지를 확인해야 한다. 또한 각 문장이 타당성 있게 경험적 검증이 되었는지를 분석해야 한다. 이론분석의 목적은 관계의 형태가 인과적(causal relationship)인지, 연관관계(associational relationship)인지, 선형관계(linearity)인지를 분석하는 것이다(제 11장 참조).

제 11장에서 논의된 인과관계는 하나의 개념이 언제나 다른 개념에 직접적인 영향을 미쳐 결과를 발생시키는 경우이다. 그러나 인과관계가 확률로 나타난다면, 이는 진정한 의미의 인과관계가 아니다(Hardy, 1974).

연관관계는 두 개념이 서로 정적이든 부적이든 어떤 방법으로라도 연결되어 있는 경우를 말한다. 이는 두 개념의 관계가 원인과 결과의 관계는 아니지만 상관관계가 있는 것이다. 정적 관계(+)는 개념 모두가 함께 변화하는 것으로 한 개념이 증가하면 다른 개념도 증가하는 것이다. 부적 관계(−)는 개념이 반대로 변화하는 것으로 한 개념이 증가하면 다른 개념은 감소하는 것을 말한다. 두 개념이 동시에 같이 변하지만 관계가 명확하지 않다면 의문부호(?)로 표시한다.

선형관계는 대부분 관계문장의 관계가 다른 것으로 판정될 때까지 사용된다. 선형관계는 결정하거나 검증하기 가장 쉬운 관계로서, 한 변인이나 개념의 변화가 즉각적으로 다른 변인이나 개념에 산술적 변화를 가져오는 것으로 가정한다. 상관계수가 계산되면, 상관관계는 높고 기울기가 일직선에 가깝게 보여질 것이다.

또 다른 형태 관계의 곡선이나 지수 곡선과 같은 자료분석 방법을 사용하거나 연역적 방법에 의해 확인할 수 있다(Hage, 1972). 곡선관계(curvilinearity)는 분석으로 결정하기 가장 어려운 형태 중 하나이다. 곡선은 한 개념이 증가함에 따라 다른 개념이 같이 증가하다가, 일정 지점에 도달하면 한 개념은 감소되는 형태의 관계이다. 곡선관계의 전형적인 예는 제 5장에서 논의된 U자 모양의 반대 양상인 역 U자 곡선에서 볼 수 있다. 곡선관계는 공식화된 이론과 관계문장의 검증을 통해 추론되거나 자료를 통계적으로 분석함으로써 결정된다. 이것은 자료 간의 상관계수가 작지만 의미 있게 나타났을 때, 그 관계가 비선형(nonlinear)

관계인지 아닌지를 확인하기 위해 비선형분석방법을 쓴다. 그림 12.1은 U자 모형, 역 U자 모형, power 곡선의 예다.

Power 곡선은 개념들 간의 증분적 관계를 나타낸다. 한 개념이 일정량 증가되거나 감소될 경우, 다른 개념이 정적 또는 부적 방향으로 기하급수적 변화를 나타내는 것이다. Power 곡선은 지수 곡선이라고도 불리는데, 이는 두 번째 개념의 변화가 흔히 지수로 표현되기 때문이다. '투입'과 '산출'을 많이 이용하는 체계 이론에서 power 곡선이 사용되며, 발달이론과 학습이론에서도 사용된다. 대부분의 power 곡선은 장기간(20년 혹은 그 이상)의 변화를 나타내기 위해 미세한 변동과 개인적 차이를 계산해야 한다. Power 곡선은 체중감소와 같은 중재에서의 변화를 설명하는 데도 사용될 수 있다. 예를 들어, 운동강도의 수준이 증가하면, 초기 체중감소 이후에 흔한 체중 정체기는 다시 내려갈 것이다(Chapur et al., 2007).

다음으로 이론의 경계나 범위를 확인하는 것이다. 경계는 이론의 실제적 내용을 말한다. 어떤 이론은, 예로 제시했던 실무 이론과 같이 초점이 매우 좁고, 경계가 제한되어 있어 명확히 알 수 있다. 요컨대, 범위가 좁은 이론은 구체적 현상을 어느 정도까지 설명할 수 있는지 분명히 제시하며, 이론이 어디서 시작하고 끝나는지 확실하게 보여준다. 예를 들어, 미국의 한 병원에서 복부 수술을 앞두고 있는 성인을 대상으로 한 수술 전 교육을 설명하는 이론이

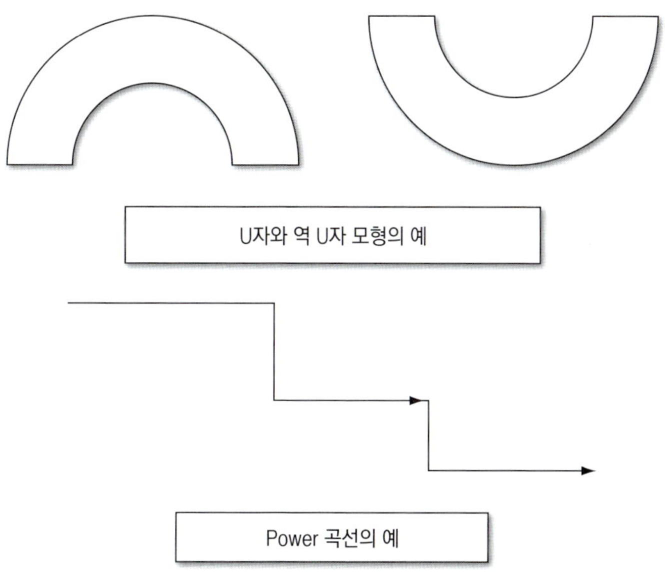

그림 12.1 U자 모형, 역 U자 모형, power 곡선

라면 이는 좁은 경계를 가진 이론이다.

중범위이론(middle-range theory)은 소범위이론(narrow theory)보다 범위가 좀 넓으며, 더 추상적이다. 중범위이론은 소범위이론에 비해 내용이 매우 구체적이나 좀 더 폭넓은 현상에 사용할 수 있다. 어떤 이론이 성인 수술환자를 대상으로 한 두 가지 수술 전 교육을 실시하여 그 결과로 인한 여러 개의 영향 요인을 예측한다면 중범위이론이 된다.

경계가 넓은 이론은 매우 추상적이며, 많은 내용을 포함하고 다양한 사례에 적용할 수 있다. 앞에서 예로 들었던 수술 전 교육을 확대해 보면, 거대이론이나 중범위이론과 같은 광범위이론은 연령이나 진단에 상관없이 어떤 문화적 배경에 있는 환자를 대상으로 하든지 수술 전 교육 전략이 효과 있다는 것을 알 수 있다.

다음은 문장이 일관성 있게 사용되었는지를 확인한다. 관계문장뿐만 아니라 존재문장과 정의를 모두 확인한다. 이론가는 한 이론 안에서 사용하는 문장을 항상 똑같은 방법으로 일관성 있게 사용해야 한다. 만약 그렇지 않으면 이론은 진실성이 떨어지고 체계적인 사용서에는 실효성이 없어지며, 독자들을 매우 혼란스럽게 한다.

마지막으로 문장의 경험적 지지를 확인한다. 이론을 구성하고 있는 문장이 경험적 지지가 없다면 경험적 지지가 있는 이론보다 타당성이 낮을 것이다. 만약 문장을 지지하고 있는 연구나 경험적 근거가 있다면 분석가는 근거의 강도를 평가해야 한다. 만약 근거의 강도에 대한 평가가 불확실하다고 느껴진다면, 근거기반실무 연구의 평가기준을 사용하는 것이 도움이 될 수도 있다. 만약 관련된 연구가 아주 많다면, 편견 없이 무작위로 표본을 추출해서 검토할 수도 있다.

문헌을 읽으면서 연구결과가 얼마나 지지되었는지, 반증되었는지 확인하기 위해 연구의 가설을 검토한다. 영(null)가설은 변인들 간에 관계가 없다고 주장한 것이며, 연구가설이 기각될 때 영가설은 이론을 지지한다(Kerlinger, 1986). 영가설이 지지되었다면 관계가 없음을 의미하며, 이론을 반증한다. 이와 같은 설명이 혼동될 수도 있지만 이는 논리적인 작업이다. 영가설의 기각은 영문법의 이중 부정과 같다. 두 번 '아니오'의 부정은 긍정을 나타낸다. 그러나 만약 가설이 영가설이 아니라 실제로 구체적인 관계가 있다고 서술된 연구가설에서 가설이 기각된다면 이는 이론을 반박하는 것이며, 지지된다면 이론이 맞다고 지지하는 것이다.

문장을 지지하는 근거는 양적 방법뿐만 아니라 질적 방법으로도 평가되어야 한다. 다음에 제시된 간단한 질문을 해본다면, 분석가가 연구의 타당성에 대한 전반적인 아이디어를 얻

기에 충분하다(Kerlinger, 1986);

1. 연구질문이나 가설은 이론적 개념들을 정확하게 반영하고 있는가?
2. 연구방법에서 표본추출과 표본크기가 적합한가?
3. 연구방법은 제시된 연구문제나 가설 검증을 위해 적절한가?
4. 자료분석은 정확하고 적절한가?
5. 결과는 정확하게 보고되었는가?
6. 결론은 타당성이 있는가?
7. 반복 연구가 가능한가?

위의 질문에 대한 대답을 충족시킨다면, 경험적 지지는 충분하다. 그러나 만약 좋은 연구 하나에서 한 문장만을 지지하고 있어도 좋겠지만, 네 개 혹은 열 개의 좋은 연구가 있다면 더 좋을 것이다.

논리적 적합성

이 책은 기본적으로 이론개발의 전략에 관한 것이기 때문에 이론의 논리적 적합성을 결정하기 위해 언어적 철학까지는 논하지 않았다. 언어 철학 분석은 형식 논리학을 기본으로 하고 있으므로 매우 복잡하다. 이 책에서는 다음과 같은 몇 가지 점만 고려하겠다. (1) 이론의 내용과 관계 없이 이론으로부터 예측 가능한 체계가 있는가? (2) 이론을 활용하는 분과학문의 과학자들이 예측에 동의하는가? (3) 실제로 내용이 이해 가능한가? (4) 명백하게 논리적으로 잘못된 추론이 있는가?

내용의 독립성 예측. 앞의 여러 장에서 개념들 간의 상호관련성을 상징적으로 표현하기 위하여 알파벳이나 화살표 또는 +, − 등의 문자를 사용하였다. 이것은 이론의 내용과는 관계 없이 이론으로부터의 예측이 가능한지를 결정하기 위해 사용된 방법이다. 즉, 각각의 개념에 A, B, C와 같은 부호를 붙인 후 예측관계를 도식화하였다. 이 단계는 이론의 논리적 구조를 규명하고자 할 때 매우 중요하다. 만약 구조가 논리적이지 않다면 예측관계는 잘못된 것이다. 그렇다고 이론의 내용 자체가 중요하지 않다는 뜻은 아니다. 단지 이 단계에서는 내용을 보지 않는다는 것이다.

내용은 의미를 검토하는 단계와 논리적 적합성의 세 번째 질문에서 이미 분석된다. 만약 이론이 이러한 방법으로 분석될 수 없다면, 논리적 적합성은 기대할 수 없다. 이런 도식화 작업을 통해 개념들 간의 불분명하고 언급되지 않은 관계가 나타나면 추후에 이론개발이나 연구를 더 해야 된다는 뜻이다. 다음의 관계문장들은 올빼미의 공격 정확성에 대한 이론에서 발췌한 것이다(Knudsen, 1981).

1. 소리의 근원(음원)과 머리 방향의 각도가 증가할수록 올빼미의 공격 정확성은 감소한다.
2. 올빼미가 소리의 근원지를 알아내는 능력은 고주파가 있느냐에 따라 달라진다.
3. 목둘레의 깃털로 만들어지는 소리 증폭의 양은 소리 주파수에 따라 변한다.
4. 올빼미의 공격 정확성은 주파수가 증가함에 따라 급격하게 증가한다.

원래 이 이론에 따르면, 결과는 공격 정확성이다. 함축된 관계를 주의해서 확인해야 한다. 예를 들어, 논리적으로 말하면 올빼미는 공격 정확성을 높이기 위해 음원의 위치를 찾을 수 있어야 한다. 위의 문장은 다음과 같이 재진술할 수 있다.

1. 소리의 근원(음원)과 머리 방향의 각도(Angle of Sound source and Head orientation, ***ASH***), 공격 정확성(Strike Accuracy, ***SA***)

$$(\boldsymbol{ASH}) \xrightarrow{-} (\boldsymbol{SA})$$

2. 고주파 소리(High Frequencies in the sound, ***HF***), 소리 근원지 위치(Location of Origin, ***LO***)

$$(\boldsymbol{HF}) \xrightarrow{+} (\boldsymbol{LO})$$

3. 소리 증폭량(Amount of sound amplification, ***AMP***), 소리 주파수(Sound Frequency, ***SF***)

$$(\boldsymbol{AMP}) \xrightarrow{+} (\boldsymbol{SF})$$

4. 소리 주파수(Number of sound frequencies, ***SF***), 공격 정확성(Strike Accuracy, ***SA***)

$$(\boldsymbol{SF}) \xrightarrow{+} (\boldsymbol{SA})$$

일단 문장들을 쓰고 부호를 붙였을 때, **그림 12.2**와 같은 도식이 그려질 수 있다. 이론 내에서 구체화된 관계는 실선으로, 추론된 관계는 점선으로 나타낸다. 위의 내용 외의 모든 관계는 알 수 없다.

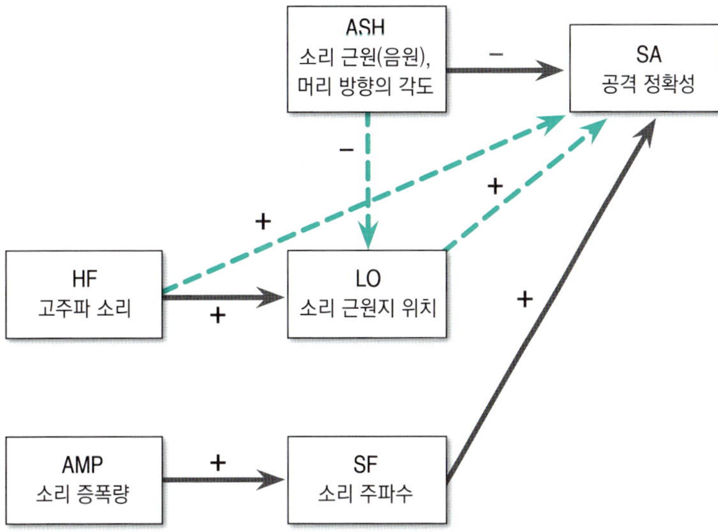

그림 12.2 1~4 문장의 도식

그림 12.3은 상관관계 표와 유사한 것으로 여기에는 모든 변인이 가로와 세로로 나열되고 있고, 개념의 관계 부호가 각 칸에 표시되어 있다. 추론된 관계는 괄호로 묶여있다.

이 매트릭스(matrix)는 그림 12.2보다 관계를 보다 명확하고 쉽게 읽을 수 있다. 만약 그림이 도움이 안되고 혼란스럽게 느껴져서 추가적인 도움이 필요하다면, 제 11장의 문장분석을 참고하기 바란다.

	SA	LO	AMP	ASH	HF	SF
SA	+	(+)	?	–	(+)	+
LO		+	?	(–)	+	?
AMP			+	?	?	+
ASH				+	?	?
HF					+	?
SF						+

그림 12.3 그림 12.2를 매트릭스로 정리한 것

과학자 간의 합의. 이론은 이론에서 도출될 수 있는 예측에 대해 다른 과학자들이 충분히 합의할 만큼 정확하게 표현되어야 한다. 만약 과학자들이 도출된 예측에 동의할 수 없다면, 그 이론은 과학적 의미에서 전혀 쓸모가 없게 되며, 따라서 과학적 지식체로서 축적될 수도 없다. 과학자들이 어떻게 합의하였는지에 대한 좋은 예로, Carter와 Kulbok(1995)의 건강행위 상호작용 모델의 평가에서 볼 수 있다.

이해력. 이론은 한 분야의 과학자에게는 충분히 이해되지만, 다른 배경을 가진 과학자에게는 이해가 안되기도 한다. 예를 들어, 산과병동 간호사에게는 의미가 있는 이론이 심장혈관병동 간호사에게는 이해가 안될 수도 있다. 관련 분야에 있는 학자들이나 비슷한 배경을 가진 과학자들 모두가 이해가 안된다고 말한다면, 아마도 그 이론은 이해가 되지 않는 것이다. 이론이 이해되기 위해서는 현상에 대한 이해와 통찰력을 제공해야 한다. 만약 그렇지 못한다면 이론이 주장하는 바를 간결하고 명확하게 하기 위해 이론가는 좀 더 많은 시간을 투자해야 한다.

논리적 오류. 논리적 적합성을 결정하는 마지막 과정은 논리적 결함을 찾는 것이다. 이 과정에서는 이론의 시작이 연역적 방법인지 귀납적 방법인지를 파악하는 것이 중요하다. 연역적 방법은 모든 전제가 참이면 그 전제로부터 도출된 결론이나 추론도 역시 참이다(Toulmin, 1958). 그러므로 분석가는 이론의 전제가 참인지를 확인해야 한다. 이것은 문헌고찰이나 그 전제의 '참'을 규명해 주는 경험적 지지를 평가함으로써 가능하다. 이런 경우 '참'은 원 이론의 본래 전제가 기반이 된 연구의 타당성에 의해 결정된다. 만약 전제가 정확하면 결론도 정확할 것이다.

전통적인 철학적 분석에서 귀납적 이론은 세 가지 문제를 초래할 수 있다. (1) 전제가 정확하나 결론은 부정확할 수 있다. (2) 전제가 부정확하나 결론은 정확할 수 있다. (3) 전제와 결론 모두가 부정확할 수 있다(Toulmin, 1958). 따라서 분석가는 그 전제를 지지하거나 반박하는 문헌과 근거로 다시 돌아가야 한다. 이러한 경우, 이론은 귀납적이기 때문에 근거는 논리적으로 결론을 내릴 수 없다. 분석가는 전제의 상대적 참을 확인하기 위하여, 근거 우선의 개념을 사용해야 할 것이다. 즉, 근거가 전제를 강하게 지지하고 있다면 분석목적을 위하여 참이라고 가정할 수 있다.

전제가 '참'일 때 결론의 '참'을 보장해 주지 못하기 때문에 귀납적 방법에서 결론이 정확한가를 결정하는 것은 매우 어렵다. 분석가가 여기서 할 수 있는 전부는 타당성을 위해 결론을 지지하는 연구를 검토하고, 결론이 이해가 되는지를 확인하기 위해 언급된 전제와 연구 증거를 확인하는 것이다. 만약 결론이 이해가 되며, 연구가 타당하고, 좋은 연구의 모든 조건을 갖추고 있다면, 그 결론은 '참'이라고 가정할 수 있다. 그러나 결론이 이해가 안되고 미흡하면 결론에 대한 어떠한 가정도 만들 수 없다. 결론이 정확한지를 아는 것은 단순하지 않다.

포스트모더니즘 철학은 이론의 타당성에 대해 귀납적 근거의 문제를 덜 강조한다. 많은 근거이론은 질적연구와 귀납적 방법으로 일반화하기 때문에 연구의 타당성 기준을 다르게 사용한다. 이 문제에 대한 더 자세한 내용은 Sandelowski(1986)의 고전적인 글을 참고하기 바란다. 이 책에서 언급한 질적연구에 관한 교과서 같은 다른 자료들도 좋다. 이론분석의 목적을 위해서 연구 근거의 타당성을 평가하면 도움이 된다.

귀납적 이론은 언제나 논리적 결론에 이르지 못하기 때문에 이론의 타당성에 대해서는 어느 정도의 의심이 있을 수 있다. 이러한 의심이 있다고 해서 잘 지지된 이론의 사용이 문제가 되지는 않는다. 단지 아직 발견되지 않은 부분을 더 잘 설명할 수 있는 여지가 있다는 점을 명심해야 한다.

이론분석의 마지막 단계는 매우 엄격하거나 많은 시간을 필요로 하지는 않지만, 완벽한 분석을 위해 중요하다. 이론분석의 예는 Haigh(2002), Henderson(1995), Jacono(1995), Jezewski(1995), Linder(2010)에서 볼 수 있다.

유용성

만약 이론이 현상에 대한 새로운 통찰력을 제공하고, 과학자가 현상을 더 잘 설명하거나 다르게 설명하도록 돕고 예측을 좀 더 잘 할 수 있도록 한다면, 이는 유용한 이론이다(Berthold, 1968). 이런 조건이 맞으면 그 이론은 지식체계의 중요한 일부로서 축적되게 된다. 만약 이론이 이러한 조건을 갖추지 못했다면 이론은 유용하지 않다. 따라서 이론의 유용성은 과학자들이 의문을 가지는 현상의 이해에 이론이 얼마나 도움을 주느냐에 대한 것이다(Reynolds, 1971). 예를 들어 Skelly, Leeman, Carlson와 Soward(2008)는 UCSF에서 개발한 증상관리모델이 당뇨병이 있는 흑인들의 요구에 관련 있고 유용한지를 검토했다.

분석가는 이론의 유용성을 결정하기 위해 다음의 세 가지 문제를 확인해야 한다. (1) 얼마나 많은 연구가 이론을 생성했는가(Reynolds, 1971)? (2) 이론이 임상적 문제와 얼마만큼 관련이 있는가(Barnum, 1998)? (3) 이론이 간호실무, 교육, 행정, 연구 등에 영향을 미칠 가능성이 있는가(Meleis, 1990)? 유용성에 대한 분석에서는 이론의 내용에 대한 검토가 중요하다. 이론의 내용을 고려하지 않고서는 위의 세 가지 문제에 답을 할 수 없다. 만약 이론이 학문분야의 주제를 다루고 있다면, 어떤 현상에 대한 새로운 견해를 제시하거나 명확하게 하고, 새로운 예측이나 이전에 없었던 통제를 할 수 있는 정보를 제공해야 한다. 만약 이론이 학문분야 밖의 문제를 다룬다면, 이론이 개발된 학문분야에서 의미있는 차이를 만들 수 있어야 한다. 이론이 유용하다면, 이론은 매우 많은 수의 연구를 산출해야 한다. 이론은 임상실무와 관련성이 있든지, 잠재적 연관성이 있어서 간호실무, 교육, 행정이나 연구에 영향을 줄 수 있거나 잠정적 영향력을 가지고 있어야 한다(Meleis, 1990). 위에서 언급했던 예에서, Skelly 등(2008)은 UCSF 증상관리모델이 당뇨병 환자의 자가간호능력을 증가시키기 위해 문화적으로 민감한 중재를 조정할 수 있는 혁신적인 모델이라고 판단했다.

일반화

일반화나 전환력의 기준은 이론이 현상을 얼마나 광범위하게 설명하고 예측할 수 있는지에 따른다(Lincoln & Guba, 1985). 일반화는 이론의 지지와 연구 평가를 통해 이론의 경계를 검증함으로써 확인될 수 있다. 이 장의 초반부에서 언급한 대로 이론의 경계는 이론의 내용과 관련된 것으로 내용의 초점이 얼마나 광범위한가와 관련이 있다. 이론의 초점이 광범위할수록 일반화를 더 많이 할 수 있으며, 더 광범위하게 적용될 때 좀 더 넓게 일반화할 수 있다. 페미니스트 이론가와 사회비판 이론가들은 이론의 전환력을 평가하는 데 약간 다른 기준을 사용한다. 좀 더 상세한 이론과 이론 평가기준에 관한 논의는 Lincoln과 Guba(1985), Hall과 Stevens(1991)의 책을 찾아보기 바란다.

이론적 지지가 적절한지를 평가하기 위해 이론가는 연구를 비판할 수 있는 능력이 있어야 한다. 왜냐하면 이론을 지지하는 연구의 근거가 일반화를 결정하는 데 중요하기 때문이다. 다양한 집단에서 추출된 표본의 크기가 적절하고 타당하며, 반복연구가 가능하여 연구근거가 충분하다면 연구의 지지가 거의 없거나 연구의 지지가 낮은 근거를 가진 이론보다 일반화를 더 많이 할 수 있을 것이다. 연구 비평 방법에 대한 설명이 이 책의 목적이 아니므로 보다 상세한 정보가 필요한 독자는 연구에 관한 교과서를 참고하기 바란다.

간결성

간결한 이론은 내용이 광범위하더라도 간단하게 표현되는 이론이다. 간결성의 대표적인 이론은 아인슈타인의 상대성이론인 $E-MC^2$이다. 물리학의 혁명을 기져온 상대성이론은 매우 광범위하나 아주 간단하게 표현되었다. 이렇게 간결한 이론은 복잡한 현상을 이론의 내용, 구조나 완성도를 그대로 표현하면서 간결하게 나타내는 것이다.

그러나 행동과학 분야의 이론은 대부분 수학적 모델과 같이 나타낼 수 없다. 분석가는 이론이 간결하고 명확하게 기술되어 있는지를 확인해야 한다. 명제나 관계문장은 정확해야 하지만 중복되어서는 안 된다. 만약 여러 개의 문장이 있다면, 그들 중 어떤 것은 한두 개의 더 광범위하고 좀 더 일반화된 문장으로 축소시킬 수 있는가를 검토해야 한다.

많은 이론가들이 개념들 간의 관계를 시각화하기 위해 그림이나 모델을 사용한다. 이미 언급했듯이, 모델은 글로 설명하는 내용을 정확하게 반영해야 하며 실제로 이론을 더 명확하게 나타내는 데 도움이 되어야 한다. 언어로 표현된 것보다 명확성이 떨어지면 유용한 모델이라 할 수 없으며, 이론의 간결성을 높이는 데 도움이 되지 않을 것이다.

검증력

어떤 이론이 '참'인 것을 실제로 타당하게 하기 위해서는 원칙적으로 검증이 가능해야 한다. 이는 이론으로부터 가설이 추론되고 연구가 실행되어 근거에 의해 이론이 지지되거나 근거 때문에 이론이 수정되어야 함을 의미한다. 아주 강력한 경험적 근거가 있는 이론은 그렇지 않은 이론보다 더 좋은 이론이다. 만약 이론이 가설을 도출할 수 없다면 그 이론은 과학자에게 쓸모가 없으며 지식체의 축적에도 도움이 안 된다. Thompson, Fazio, Kustra, Patrick, Stanley(2016)는 건강 서비스 연구에서 복잡성 이론의 사용 범위 검토 및 이론 분석을 실시했다. 그 결과에서 복잡성이 여러 가지 방법으로 정의되었고 연구에서 매우 다르게 조작화되었다는 것이 드러났다. 따라서 일반화하는 것은 제한적이라는 결론을 내렸다. 이 결론은 이론이 건강 서비스 연구에서 매우 유용하게 사용되기 전에 일관되게 사용될 수 있는 정의들에 대해 명확하고 합의된 개념이 필요하다는 것이다.

검증력의 기준이 이론에 중요한가에 대해 과학 철학자들 사이에서 여러해 동안 논란이 있었다(Hempel, 1965; Hempel, 1966; Popper, 1965; Reynolds, 1971). 이 논쟁의 핵심은, 이론은 이해를 더 잘 할 수 있게 해 주는 것이지만 본질적으로 검증이 불가능하더라도 진정한 이론이라고 할 수 있는가에 대한 것이다. 이론 전체를 다 검증할 수 없더라도 검증할 수 있는 가설과 관계문장을 만들 수 있고, 이것들이 전체 이론을 지지할 수도 있다.

장점과 제한점

ADVANTAGES AND LIMITATIONS

이론분석의 주요 이점은 개념들 간의 관계나 그들 상호 간의 연결에 대한 통찰력을 제공하며, 이론의 강점과 단점을 알게 한다. 이론가는 이론이 실무나 연구에 유용한지 아닌지, 또는 사용하기 전에 타당화와 검증이 더 필요한지에 대해 자유롭게 판단한다. 분석을 통해 아직 검증되지 않은 연결이 있으면 이론가가 그 연결을 검증할 수 있도록 한다. 이것은 이론을 강하게 하며, 지식체를 축적하게 한다. 이론분석의 주된 제한점은 분석이 이론의 부분과 전체에 대한 부분의 관계만을 검토하는 것이다. 이 과정은 빠진 부분만을 보여주고 새로운 정보를 주지는 못한다. 아울러 이론분석은 이론을 지지하는 근거의 비평과 평가가 필요하다. 분석가의 연구평가에 대한 비평적 기술이 부족하다면, 이론의 완전성에 대한 중요한 정보가 무시되거나 잘못 해석될 수도 있다. 만약 이렇게 된다면 분석결과가 제한되고, 만족스러운 결과가 나올 수 없다.

이론분석 결과의 활용

UTILIZING THE RESULTS OF THEORY ANALYSIS

이론분석은 이론의 구조와 내용을 체계적으로 검토할 수 있는 도구이다. 이를 통해 현상에 대한 새로운 통찰력이나 이론의 강점과 약점을 알 수 있다. 그러나 분석을 완료하였을 때 무엇을 할 수 있는가? 이론분석 결과는 교육, 실무, 연구와 이론개발에 매우 유용하다.

이론분석은 학생 교육에도 적용할 수 있다. 이는 이론을 어떻게 검증할 수 있는지에 대해 가르칠 수 있는 매우 효과적인 방법이다. 학생들을 집단으로 나누어 한 이론을 분석하도록 과제를 주고 수업시간에 토의하는 활동은 의미 있는 경험이 된다. 또한 이론분석방법의 활용은 학생들이 논문의 개념적 기틀을 마련하는 데 이용할 수 있다. 학생들은 이론분석이 자신의 관심 현상에 대한 지식의 차이나 불일치한 점을 확인하는 아주 좋은 방법인 것을 알게 된다. 세 번째로 이론분석 결과는 교수개발에 이용할 수 있다. 제 8장의 문장분석과 마찬가지로 관심 있는 하나의 주제에 대한 이론분석의 결과를 토의하면서 교수들은 교과과정 설계나 교수연구에 활용할 수 있는 많은 유용한 아이디어를 개발하게 된다.

이론분석의 결과는 임상실무자가 임상적용을 위해 고려 중인 어떤 이론이 있을 때, 이에 대한 적합성을 결정할 수 있는 지식을 제공해 줄 수 있다. 아울러 어떤 이론적 관계가 잘 지지되고 있는지 알게 되어 보다 적절한 간호중재를 선택하고 효율적 지표를 선택하는 지침을 제공할 수 있다. 최근 근거기반실무의 강조와 함께 이론평가의 결과는 임상실무자가 어떤 이론이 실무에 도움이 되는지를 결정하는 데 도움이 된다.

이론분석은 어떤 이론의 형태와 구조에 대한 명확한 개념을 주고, 그 내용의 관련성과 불일치나 차이를 알게 함으로써 연구분야에 도움을 준다. 빠진 연결이나 불일치 등은 새로운 연구 아이디어를 제공하며, 이것은 검증이 필요한 새로운 가설도 된다. 이론개발에서 불일치, 차이, 빠진 연결 등은 이론가가 계속 이론을 개발할 수 있는 자극을 주고, 그 결과들은 이론의 정련화를 위해 필요한 다음 단계에 대한 단서를 제공한다.

요약
SUMMARY

이론분석은 어떤 이론의 기원, 의미, 논리적 적합성, 유용성, 일반화와 간결성, 검증력을 체계적으로 분석하는 과정이다. 이론분석의 여섯 단계들은 독립적으로 따로따로 분석을 하게 되지만 분석의 결과는 상호관련이 있다. 분석 그 자체가 이러한 역설적인 관계를 만들어낸다. 완벽한 분석을 하기 위해, 각각의 단계를 철저히 시행해야 한다. 각 단계의 결과는 다른 결과들과 상호의존적 관계에 있다.

다른 전략들과 마찬가지로, 이론분석도 전 · 후 단계를 반복하면서 분석해야 한다. 예를 들면, 개념은 정의되어 있지 않고 문장으로만 정의를 하게 된다면 논리적 적합성, 유용성, 일반화, 간결성, 검증력 등에 영향을 주게 된다. 의미는 적절하게 다루어졌지만 논리적 구조가 미흡하거나 오류가 있으면 유용성, 일반화, 간결성, 검증력도 크게 제한을 받게 된다. 이론을 검증할 수 없고 가설을 만들어내지 못하면 유용성, 일반화, 간결성에 영향을 주며 특히 의미를 주지 못한다. 그러므로 각 단계는 독립적이기도 하면서 상호의존적이기도 하다. 이와 같은 상호의존성은 이론구성의 전략에 아주 유용하다. 이론분석의 전략은 연구나 실무의 안내로 사용하기 전에 그 이론의 장 · 단점을 확인해 주는 방법을 제공한다.

이론분석은 개념의 연결이 검증되지 않은 것이 분명해지면, 이를 검증하도록 유도해야 하며 따라서 이론을 더욱 지지하게 하거나 수정이 필요한 부분을 지적해 준다. 전 과정은 복잡하지만 결과는 매우 가치 있다. 이는 이론검증에 대한 새로운 통찰력과 지식체 축적에 도움을 준다.

다른 모든 분석전략과 같이 이론분석도 힘이 들고 시간이 걸린다. 또한 이론에서 확인된 부분 이외의 새로운 정보를 제공해 주지도 못한다.

마지막으로 이론분석은 어떤 부분에 이론적 작업이 더 필요한지를 지적해 줌으로써 이론개발을 촉진시키는 하나의 방법이 된다. 그러나 추가적인 작업이 필요한 부분을 지적할 때, 이상적인 상태와 비교하게 되면 개발해야 할 의욕이 사라질 수 있음을 기억해야 한다(Zetterberg, 1965). 분석 중인 이론을 유사한 이론과 비교해보는 가장 좋은 방법은 비슷한 개발 단계에 있는 이론과 비교하는 것이다. 이 이론을 다른 비슷한 이론과 비교하여 무엇을 확장할 수 있는가? 대부분의 이론은 발견의 상황에서 만들어지기 때문에 엄격한 비판보다는 격려가 도움이 된다.

연습문제 1

PRACTICE EXERCISE 1

Read Younger(1991)의 '숙달이론(Theory of Mastery)'은 심리사회적인 간호이론이며, 실제로 초점을 중범위이론에 맞추고 있다. 이 이론으로 이론분석을 연습해 보자.

연습으로 분석을 모두 했으면, 다음에 제시된 내용과 비교해 보자. 여러분의 분석이 여기에 제시된 것보다 훨씬 포괄적일 수도 있고, 다른 사람의 분석과 차이가 있더라도 둘 다 타당하다는 것을 알기 바란다.

기원

Younger는 "질병이나 스트레스를 주는 건강상태에 있는 사람들이 어떻게 사기가 저하되거나 취약한 상태가 되지 않고 건강하며, 어쩌면 더 강한 상태"의 스트레스 상태로 되는가를 설명하고자 숙달 이론을 개발했다. 두 번째 목적으로 그녀는 개발한 새로운 도구의 이론적 기틀을 설명하고자 하였다. 이론은 다양한 철학과 경험적 자료를 근거로 한 연역적 합성으로 보이지만, Younger는 연역적 체계인지 아닌지에 대해서는 구체적으로 기술하고 있지 않다.

의미

1. 주요개념: 숙달, 확실성, 변화, 수용, 성장

   이 다섯 개의 주요 개념 외에도 Younger는 여러 개의 관련된 개념을 더 언급하였다. 또한 각 사례마다 대처, 조절, 효능, 회복력, 강인성, 통제가 숙달과 어떻게 다른지를 설명하였다.

관련된 개념과 이론을 확인할 뿐만 아니라 숙달을 정의하면서 단절감, 수동성, 두려움, 수면장애, 강박적 반복, 과잉경계, 자기 간호, 자기 치유, 스트레스, 다른 사람과의 유대감, 삶의 질과 같은 개념에 대해서도 논의하였다. 이러한 개념들은 숙달의 선행요인과 결과나 숙달 성취가 잘 안될 때에 대하여 논의할 때 쓰여졌다.

2. 주요 개념은 모두 잘 정의되었다. 논의에서 이 개념들을 개념분석하였다. 결과적으로 다섯 개의 개념은 잘 기술되어 있고, 이론적 정의가 일관성 있게 사용되고 있다. 조작적 정의는 다루고 있지 않지만, 새로운 도구개발을 위한 이론적 기반을 제시하는 것이 이 논문의 목적 중 하나였다.
3. 개념을 찾아내는 것보다 관계문장을 진술하는 것이 더 어렵다. 이론의 개념은 숙달이 성취되기 전에 완성되어야 할 과정으로 기술될 수 있다. Younger는 다음의 관계문장과 같이 개념들 간의 관계를 연결지었다.
   a. 변화와 수용을 위해서는 일정량의 확실성이 필요하다.
   b. 변화와 수용은 성장을 위해 필요하다.
   c. 변화, 수용, 성장은 확실성을 증가시키기 위한 피드백 작용을 한다.
   d. 변화는 성장을 위한 충분조건이다.
   e. 변화와 수용은 역동적으로 상호 관련되어 있다.
   f. 조건부 수용은 성장을 위한 충분조건이다.
   g. 스트레스는 숙달과정의 시작이다.
   h. 숙달은 삶의 질과 안녕에 영향을 미친다.

위의 문장은 전부 정적인 관계를 나타낸다. 이 이론의 범위는 중간 정도로 볼 수 있다. 이론은 추상적이지만, 충분히 중범위이론 정도로 볼 수 있다.

문장들은 논문의 마지막 부분에 기술되어 있지만, 문장이 다시 사용되지 않았기 때문에 저자가 일관성을 갖고 사용하였는지를 판단할 수는 없다. 판단을 위해 이후의 작업을 지켜보아야 한다.

이론에 사용된 문장들은 경험적 지지가 없다. 철학적 · 역사적 배경의 설명으로 논리적 근거가 주어졌지만, 이 새로운 이론의 검증은 없었다.

논리적 적합성

1. 독립적으로 내용을 예측할 수 있다. 그림 12.4는 예측의 방향을 검토하기 위한 매트릭스를 보여준다. 이론의 주요 개념이 포함되어 있으며 관련된 다른 여러 개의 개념들도 언급되어 있다.

   확실성(CT), 수용성(A)
   스트레스(S), 안녕(W)
   변화(CG), 성장(G)
   삶의 질(QOL)

   이론에는 많은 내용이 함축되어 있지만, 이론 내에서 관계가 구체적으로 제시되어 있지는 않다. 이론에서 암시된 관계들은 다른 연구에서는 지지되었지만 Younger의 논문에서는 제시되지 않았다. 또한 숙달이론이 유기적 통합이론과 결합되었을 때 숙달이론 분석에 흥미를 가질 수도 있다(Fearon−Lynch & Stover, 2015).

2. 그 이론에 대한 어떤 직접적인 검증도 발견되지 않았기 때문에 연구자들의 동의는 가능하지만 지금까지의 다른 연구들에서 이론에 의해 확인되지는 않았다. 그러나 이 이론은 이론의 개념, 변화, 수용, 성장을 측정하는 스트레스의 숙달(Mastery of Stress) 측정도구의 개발에 성공적으로 적용되었다(Younger, 1993). 비록, 이론이 아직 검증되지는 않았지만, 테스트가 가능하다. 이 기준은 실제가 아니라 원칙적으로 맞다.

	SA	LO	AMP	ASH	HF	SF
SA	+	(+)	?	−	(+)	+
LO		+	?	(−)	+	?
AMP			+	?	?	+
ASH				+	?	?
HF					+	?
SF						+

그림 12.4 숙달이론에서 개념의 매트릭스

3. 이 이론은 여러 가지의 철학적이고 과학적인 전통에 기반을 두고 구성되었기 때문에 이해가 된다. 이는 단순해 보이지만, 다른 비슷한 이론들과 중복될 수 있다. 예를 들어 다양한 자기효능이론들과 매우 유사하다.
4. 논리적 관계가 이론에서 구체적으로 언급되지 않고 단지 함축되어 있지만 논리적 오류는 없다.

유용성

이 이론은 잠재적으로 유용하다. 자기효능이론이나 대처이론과 유사하지만, 구체적으로 일차적 스트레스원으로서 건강의 위협에 초점을 두었다. 이것만으로도 간호 연구자와 실무자에게 도움이 될 수 있다고 볼 수 있다.

일반화 또는 전환력

이론은 상대적으로 광범위한 경계를 가지고 있으나, 연구를 통해서 검증되거나 입증되지는 않았다. 그러나 건강과 관련된 스트레스를 경험한 사람에게 적용할 수 있다. 따라서 잠재적인 설명력이 아주 좋다고 할 수 있다.

간결성

이 이론은 비교적 새로운 이론이며 따라서 너무 간결하다. 작고 간결한 새 이론은 자연적 발달과 향상을 하게 되며, 정당화하는 동안에는 오히려 커진다. 이러한 단계를 거치는 동안 이론은 보다 작고 간결한 모델로 만들어진다. 이 이론이 잘 발달된 이론이 되기까지는 좀 더 변화되고 수정되어야 할 것 같다.

검증력

이론에서 정의된 대로 개념을 측정할 수 있는 적절하고 신뢰성이 있으며 타당한 도구가 있다면, 이 이론은 검증될 수 있다. 개념들은 매우 상세하게 정의되었으므로 각각의 개념 속성을 잘 반영하는 도구를 통해 검증될 수 있을 것이다.

연습문제 2
PRACTICE EXERCISE 2

흥미가 있거나 연구와 관련이 있는 이론, 가급적이면 중범위이론을 선택해서, 이론분석을 수행해보자.

이론분석은 얼마나 잘 수행되었나요?
의미가 명확하고 일관적이었나요?
논리적으로 적절했나요?
이해 가능하고 일반화될 수 있었나요?
잠재적으로 유용한가요?

그 분석으로 이론을 다르게 이해하게 되었나요?
당신은 분석 전처럼 아직도 이론에 관심이 있나요?

참고문헌
REFERENCES

Barnum B. *Nursing Theory: Analysis, Application, and Evaluation*. 5th ed. Philadelphia, PA: Lippincott Williams & Wilkins; 1998.

Berthold JS. Symposium on theory development in nursing. *Nurs Res*. 1968;17(3):196–197.

Carter KF, Kulbok PA. Evaluation of the Interaction Model of Client Health Behavior through the first decade of research. *Adv Nurs Sci*. 1995;18(1):62–73.

Chaput JP, Drapeau V, Hetherington M, Lemieux S, Provencher V, Tremblay A. Psychobiological effects observed in obese men experiencing body weight loss plateau. *Depress Anxiety*. 2007;24(7):518–521.

Chinn P, Jacobs M. *Theory and Nursing: A Systematic Approach*. 2nd ed. St. Louis, MO Mosby; 1987.

Chinn P, Kramer M. *Integrated Theory and Knowledge Development in Nursing*. 8th ed. St Louis, MO: Mosby; 2014.

Cooley ME. Analysis and evaluation of the Trajectory Theory of Chronic Illness Management. *Sch Inq Nurs Pract*. 1999;13(2):75–95.

Dickoff J, James P, Wiedenbach E. Theory in a practice discipline, part I. *Nurs Res*. 1968a;17:415–435.

Dickoff J, James P, Wiedenbach E. Theory in a practice discipline, part II. *Nurs Res*. 1968b;17:545–554.

Fawcett J. A framework for analysis and evaluation of conceptual models of nursing. *Nurs Educ*. 1980;5(6):10–14.

Fawcett J. *Analysis and Evaluation of Conceptual Models of Nursing*. 2nd ed. Philadelphia, PA: Davis; 1989.

Fawcett J. *Analysis and Evaluation of Nursing Theories*. Philadelphia, PA: Davis; 1993.

Fawcett J. *Analysis and Evaluation of Conceptual Models of Nursing*. 3rd ed. Philadelphia, PA: Davis; 1995.

Fawcett J. *Analysis and Evaluation of Contemporary Nursing Knowledge: Nursing Models and Theories*. Philadelphia, PA: Davis; 2000.

Fawcett, J. *Contemporary Nursing Knowledge: Analysis And Evaluation of Nursing Models and Theories*. 2nd ed. Philadelphia, PA: F. A. Davis; 2005.

Fawcett J, DeSanto-Madeya S. *Contemporary Nursing Knowledge: Analysis and Evaluation of Nursing Models and Theories*. 3rd ed. Philadelphia, PA: Davis; 2013.

Fearon-Lynch JA, Stover CM. A middle-range theory for diabetes self-management. *Adv Nurs Sci*. 2015;38(4):330–346.

Hage J. *Techniques and Problems of Theory Construction in Sociology*. New York, NY: Wiley; 1972.

Haigh C. Using chaos theory: The implication for nursing. *J Adv Nurs*. 2002;37(5):462–469.

Hall JM, Stevens PE. Rigor in feminist research. *Adv Nurs Sci*. 1991;13(3):16–29.

Hardy M. Theories: Components, development, evaluation. *Nurs Res*. 1974;23(2):100–106.

Hempel CG. *Aspects of Scientific Explanation*. New York, NY: Free Press; 1965.

Hempel CG. *Philosophy of Natural Science*. Englewood Cliffs, NJ: Prentice Hall; 1966.

Henderson DJ. Consciousness raising in participatory research: Method and methodology for emancipatory nursing inquiry. *Adv Nurs Sci*. 1995;17(3):58–69.

Jacono BJ. A holistic exploration of barriers to theory utilization. *J Adv Nurs*. 1995;21(3):515–519.

Jezewski MA. Evolution of a grounded theory: Conflict resolution through culture brokering. *Adv Nurs Sci*. 1995;17(3):14–30.

Kerlinger F. *Foundations of Behavioral Research*. 3rd ed. New York, NY: Holt, Rinehart & Winston; 1986.

Knudsen EL. The hearing of the barn owl. *Sci Am*. 1981;245(6):113–125.

Lincoln YS, Guba EQ. *Naturalistic Inquiry*. Beverly Hills, CA: Sage Publications; 1985.

Linder L. Analysis of the UCSF symptom management theory: Implications for pediatric oncology nursing. *J Pediatr Oncol Nurs*. 2010;27(6):316–324.

Meleis A. *Theoretical Nursing: Development and Progress*. Philadelphia, PA: Lippincott; 1990.

Popper KR. *Conjectures and Refutations: The Growth of Scientific Knowledge*. New York, NY: Harper & Row; 1965.

Popper KR. *The Logic of Scientific Discovery*. New York, NY: Science Editions; 1961.

Reynolds PD. *A Primer in Theory Construction*. Indianapolis, IN: Bobbs-Merrill; 1971.

Sandelowski M. The problem of rigor in qualitative research. *Adv Nurs Sci*. 1986;8(3):27–37.

Skelly AH, Leeman J, Carlson J, Soward AC, Burns D. Conceptual model of symptom-focused diabetes care for African Americans. *J Nurs Scholarsh*. 2008;40(3):261–267.

Thompson DS, Fazio X, Kustra E, Patrick L, Stanley D. Scoping review of complexity theory in health services research. *BMC Health Serv Res*. 2016;16:87.

Toulmin S. *The Uses of Argument*. London, England: Cambridge University Press; 1958.

Wilson J. *Thinking with Concepts*. New York, NY: Cambridge University Press; 1969.

Younger JB. A theory of mastery. *Adv Nurs Sci*. 1991;14(1):76–89.

Younger JB. Development and testing of the mastery of stress instrument. *Nurs Res*. 1993;42(2):68–73.

Zetterberg HL. *On Theory and Verification in Sociology*. Totowa, NJ: Bedminster Press; 1965.

추가 자료
ADDITIONAL READINGS

Aldous J. Strategies for developing family theory. *J Marriage Fam*. 1970;32:250–257.

Blalock HM. *Theory Construction: From Verbal to Mathematical Formulations*. Englewood Cliffs, NJ: Prentice Hall; 1969.

Copi I, Cohen C, McMahon K. *Introduction to Logic*. 14th ed. New York, NY: Routledge; 2011.

Hanson NR. *Patterns of Discovery*. London, England: Cambridge University Press; 1958.

Hutchinson SA, Wilson HS. The theory of unpleasant symptoms and Alzheimer's disease. *Sch Inq Nurs Pract*. 1998;12(2):143–158.

Kaplan A. *The Conduct of Inquiry*. New York, NY: Chandler; 1964.

Lenz ER, Gift AG. Response to "The theory of unpleasant symptoms and Alzheimer's disease." *Sch Inq Nurs Pract*. 1998;12(2):159–162.

Lenz ER, Pugh LC, Milligan RA, Gift A, Suppe F. The middle-range theory of unpleasant symptoms: An update. *Adv Nurs Sci*. 1997;19(3):14–27.

Lenz ER, Suppe F, Gift F, Pugh LC, Milligan RA. Collaborative development of middle-range nursing theories: Toward a theory of unpleasant symptoms. *Adv Nurs Sci*. 1995;17(3):1–13.

Paley J. Benner's remnants: Culture, tradition and everyday understanding. *J Adv Nurs*. 2002;38(6):566–573.

Roberson MR, Kelley JH. Using Orem's theory in transcultural settings: A critique. *Nurs Forum*. 1996;31(3):22–28.

Silva MC. Response to "Analysis and evaluation of the trajectory theory of chronic illness management." *Sch Inq Nurs Pract*. 1999;13(2):96–109.

PART

5

이론에 대한 전망과 신뢰

PERSPECTIVES ON THEORY AND ITS CREDIBILITY

이 책의 마지막 부분에서는 이론개발에 대한 작업에서 한 걸음 더 나아가 이론의 타당화(validating)와 검증(testing) 및 정련(refining)하는 과정으로 시야를 넓히고자 한다. Rudner(1966)는 아이디어를 개발하고 평가하는 과정을 논리적으로 구별하기 위해서 발견의 맥락(context of discovery)과 정당화의 맥락(context of justification)이라는 용어를 사용했다. 이는 이론개발 과정과 이론의 건전성을 평가하는데 도움이 되는 검증 및 타당화하는 과정을 구별하는 방법으로 유용할 수 있다고 확신한다. 예를 들어, 이론적 아이디어들은 종종 궁극적인 유용성이나 정확성에 대한 직접적인 지식(immediate knowledge)이 없어도 만들어진다. 이러한 예비 이론 작업(preliminary theoretical work)을 너무 서둘러 평가하는 것은 좋은 아이디어를 없애고 창조적인 과정을 억제할 수도 있다. 반대로 잘 발달된 이론(mature theory)의 검증과 논리적 일치성과 같은 다른 기준으로 이론을 비교하면 이론의 강점과 약점이 드러난다. 이론이나 관련 개념 및 문장 평가에서 필수적인 부분은 이러한 작업을 타당화하고 검증하는 것이다. 개발하고, 검증하고, 정련하고, 더 나은 이론적 아이디어들을 개발하는 과정은 계속되는 일련의 과정이므로 주어진 이론개발 프로젝트에서 발견의 맥락과 정당화의 맥락 간에 반드시 지켜야 하는 명확한 최종적인 구별 선은 없다.

그럼에도 검증하고 타당화하는 이론적 작업을 벤치마킹하는 것은 유용할 수 있다. 그래서 제 13장에서는 개념과 문장, 이론을 검증하는 데 중점을 두었다. 검증은 간호학문을 위한 이론적 기초의 발전을 위해 중요한 활동이다. 이론검증은 논리적 작업과 경험적 연구, 결과에 대한 깊이 있는 해석을 포함한다. 이러한 내용은 다음의 마지막 장에서 간략하게 설명하였고, 이론검증 과정에서 명심해야 할 네 가지 원칙을 언급하였다. 이론검증의 결과는 연이어 또 다른 이론개발 작업을 하게 하므로 작업은 다시 시작된다. Smith(2005)에 따르면, "어떤 이론도 완전히 입증되거나 부정된 적은 없다."

참고문헌

REFERENCES

Rudner R. *Philosophy of social science*. Englewood Cliffs, NJ: Prentice Hall; 1966.

Smith GT. On construct validity: Issues of method and measurement. *Psychol Assess*. 2005;17:396-408.

CHAPTER 13

간호지식체 개발의 범위와 신뢰성 평가: 개념, 문장, 이론

Assessing the credibility and Scope of Nursing Knowledge Development: Concepts, Statements, and Theories

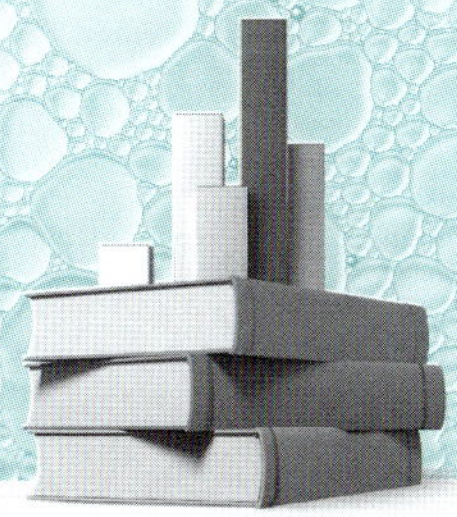

이 장을 읽기 전에

- 개념이나 문장 또는 이론적 모델을 개발하고 나서, 스스로의 작업을 평가하기 위해 다음 단계를 고민하나요?
- 간호에 대한 아이디어 검증이 실무에서 활용하는 것을 통해 수행되어야 하는지, 아니면 구조화된 연구를 통해 수행되어야 하는지에 대해 혼란스러운가요?
- 연구수업에서 알고있는 것을 간호지식과 실무에 기여하는 근거를 생성하는 것과 연결시키려고 하나요?
- 간호학 연구가 70주년을 맞이하고 있다는 점을 감안할 때, 어떤 발전과 이해가 이루어졌는지 궁금한가요?

들어가는 말

이론개발에서부터 이론검증까지의 과정에는 생동하는 기쁨과 고통이 따른다. 즉, 발견의 상황에서 타당화까지는 기쁨과 노력의 과정이다. 독자들은 망망한 바다 한가운데 서 있는 것 같은 느낌을 경험할 수 있다는 것을 알고 있어야 한다. 대학원생들은 학교에서 연구방법론 과목을 배웠음에도 개념, 문장, 이론검증에 대한 구체적인 방법은 쉽게 이해되지 않는다고 할 것이다.

본 장에서는 연구방법과 개념, 문장, 이론개발의 결과인 연구방법과 검증방법의 연결고리를 제공하는 것이 목적이다. 이러한 지적 산물은 매우 광범위하기 때문에 한 가지 방법을 모든 사례에 적용할 수는 없다. 항상 그렇듯이 작업하는 사람의 판단에 따를 뿐이다. 마지막으로 간호학 분야의 학문적인 지식개발이 70주년을 맞이하고 있다는 것을 언급한다. 따라서 이 장은 학문적으로 실무학문으로서 간호의 범위와 주요 관심사에 대한 간략한 논의로 이 장을 마친다.

개념, 문장, 이론검증에 대한 개요

A GLANCE AT CONCEPT, STATEMENT, AND THEORY TESTING

지금까지는 맥락, 용어, 이론개발의 전략을 다루었다. 본 장에서는 개념과 문장, 이론의 초기 개발, 이후에 거쳐야 할 중요한 다음 단계를 강조하고 있다. 검증과 경험적 타당화(empirical validation)는 유사한 용어이기는 하지만 그 사용법은 다양할 수 있다. 타당화는 개념을 실증하고 개념의 속성을 정의하기 위한 노력의 일환으로 사용되는 반면, 검증은 문장과 이론을 실제 상황에서 입증하는 노력에 사용된다. 그러나 두 용어를 이론검증 과정에서 개념을 타당화하는 것과 같이 작업의 순서를 바꾸는 것은 불가능하다. **그림 13.1**은 간호 과학의 발전 단계를 제시한 모델이다. 모델의 첫 번째 단계는 간호의 개념, 문장, 이론개발이고 그 다음 단계는 이론의 검증과 재검증, 수정을 포함하며 간호이론의 기초를 구축하는 계속적인 특성을 설명한다.

본 장에서는 이론가의 개발활동의 핵심인 개념, 문장, 이론은 정당한 검증의 과정을 거쳐야 함이 매우 중요하다고 가정한다. 이와 관련하여, 저명한 방법론학자인 Marx(1963)는 다음과 같이 설명하였다.

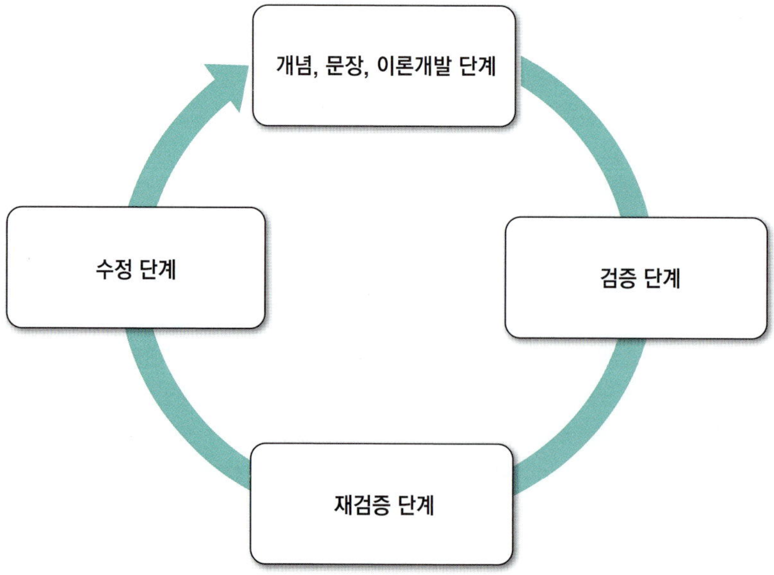

그림 13.1 간호의 이론개발 단계

> 발견과 확증은 효과적인 과학적 작업을 위해 필요하다는 점을 확실하게 알고 있어야 한다. 가장 독창적인 이론은 경험적 검증이 이루어질 때까지는 가치가 제한된다. 가장 잘 확증된 명제라도 의미 있는 변인으로 다루어질 때까지는 별로 가치가 없다(p. 13).

뿐만 아니라 개념과 문장, 이론검증의 주제가 과학과 과학적 지식, 연구방법론의 특성에 대한 다양한 철학적 쟁점과 맞물리게 된다는 것을 기억하는 것이 중요하다. 이러한 쟁점은 제 1장에서 간략하게 다루었으며 본 장에서 이러한 문제를 구체적으로 더 설명하는 것은 불가능하므로, 관심 있는 독자들은 다음을 참고하기 바란다. Coward(1990)의 과학적 탐구 세계관; Schumacher와 Gortner(1992)의 전통적인 과학에 대한 간호에서의 오해; Silva와 Sorrell(1992)의 간호이론검증을 위한 대안적 접근법: 비판적 추론, 개인적 경험 및 실무 적용; Weaver와 Olson(2006)의 간호 과학에서 통합적 접근에 대한 더 큰 프로그램에서의 다원적 방법 등이다.

마지막으로 개념과 문장, 이론검증에 대해 어떻게 검증할 것인지를 설명했지만 이러한 활동의 절차들 간에는 겹치는 부분이 많이 있다. 결론적으로, **표 13.1**은 개념과 문장, 이론

표 13.1 이론개발검증을 위한 일반적 원칙

원칙	원칙의 영향		
	개념검증	문장검증	이론검증
1. 보통 이론적인 용어는 이론의 개념 연결망 내에서 상호 연결되어 있으므로 개념과 이론검증 간의 확연한 구별은 쉽지 않다(Hempel, 1966).	×	×	×
2. 문장이나 이론적 모델에서 보조 가설을 포함해서 가설 검증의 논리는 모두 잠정적인 결론이다(Hempel, 1966; Smith, 2005).		×	×
3. 이론검증의 과정과 이론검증을 위해 사용된 도구의 구성타당도 결정은 서로 관련되어 있다(Cronbach & Meehl, 1967; Smith, 2005).	×	×	×
4. 이론검증은 단지 한 가지 자료 유형이나 검증방법에만 의존하는 것이 아니라 연구의 목적에 따라 질적 및 양적 접근법을 모두 사용할 수 있다.	×	×	×

검증과 관계가 있는 4대 원칙을 제시하였다. 몇몇 원칙들은 개념과 문장, 이론검증의 상호 관계를 다루었다. 예를 들어 원칙 1에 따르면, 이론에서의 개념의 타당화는 이론적 연결망(theoretical network) 전체에 영향을 미친다. 개념을 타당화하는 동안 이론에서 개념의 위치와 연결이 변할 수 있으며, 결과적으로 이론 전체가 바뀔 수도 있다. 이 같은 예는 Stuifbergen과 Rogers(1997)의 만성질환자의 건강증진 이론에서 개념 타당화를 하는 방법에서 볼 수 있으며, 본 장의 후반부에서 이에 대하여 좀 더 설명할 것이다. 또한 Stuifbergen과 Rogers의 연구는 단지 양적 방법만이 아니라 질적 방법으로도 이론의 검증과 타당화를 실시할 수 있다는 것을 보여준다(원칙 4). **표 13.1**에 제시된 다른 원칙들은 문장검증에 기초하여 잠정적인 결론을 내릴 수 있는 특성(원칙 2)과 이론검증의 반복적이고 상호교환적인 특성(원칙 3) 및 이론검증을 위해 구성타당도를 사용하는 방법을 포함한다(Smith, 2005).

개념검증
CONCEPT TESTING

개념은 임상실무 문제와 현상을 묘사하는 데 중요하기 때문에 이론개발 활동의 중요한 초점이 된다. 부족한 모유공급(Gatti, 2008; Hill & Humenick, 1989), 만성피로(Bryant, Walton, & Phillips, 2015; Potempa, Lopez, Reid & Lawson, 1986; Renner & Saligan, 2016)와 만성 호흡곤란(Bull, 2014; McCarley, 1999)과 같은 개념들은 간호학문과 실무에서 오랫동안 계속해서 관심을 가져온 개념이었다. 개념이 관찰로부터 합성되거나 다른 분야로부터 유도되었거나 이미 가지고 있던 아이디어를 분석하거나 혹은 기타 다른 방법으로부터 만들어졌다 하더라도, 그 개념과 속성이 실제로 존재하며 임상적으로 관련성이 있는지 경험적으로 타당화하는 것은 필수적이다. 비록 개념들 간의 연결이 엉성할지라도 우선은 경험적 타당화에 중점을 두는 것이 때로는 필요하다. 특히 그 개념이 계속적으로 프로그램을 개발하는 연구에 중요하다면 경험적 타당화는 필수적이다. 그러나 더 큰 연결망에 있는 개념을 바꾸는 것은 연결망 자체의 수정이 필요할 수도 있다. 예를 들면, 질적연구의 인터뷰에 기초해서 Stuifbergen과 Rogers(1997)는 만성질환자의 건강증진모델에서 '질병요구'의 개념을 지각요인의 구성요소에서 '장애'로 바꾸었다.

개념의 실증적 타당성은 **박스 13.1**과 같은 질문으로 확인하게 된다. 각각의 질문에 대한 근거를 수집하고 근거의 경중에 따라 개념의 신뢰성, 연관성, 명확성이 지지되는지 지지되지

박스 13.1 개념 타당화를 위한 세 가지 질문

질문 1: 개념이 실제 현상을 나타내는 근거가 있는가?(만약 있다면 얼마나 명확하게 나타내는가?)

질문 2: 개념은 경험적 근거를 가지고 있는가? 그 근거는 대상자 요구, 임상적 성과, 혹은 다른 의미 있는 임상적 기준과 같은 실무와 관련 있는가?

질문 3: 개념의 속성을 지지하는 근거는 무엇인가?[Pedhazur와 Schmelkin은 이와 같은 내용을 "반영적 지표"라고 불렀다(1991, p. 54)].

않는지에 대한 것은 흑백논리처럼 단 한 번의 판단으로 결정할 수는 없다. 새로운 근거는 초기 판단에 의문을 가져올 수 있으며 이 질문은 일반적인 개념에 적용될 수 있으나 모든 형태의 개념에 적합한 것은 아니다. 검증하려는 사람의 판단에 따를 수 밖에 없다.

첫 번째, 개념이 실제로 현상을 나타내는 근거가 있는지를 판단하기 위해서는 작업 정의(working definition)[1)]가 필요하다. 가능하다면, 작업 정의는 미리 결정해 놓은 개념의 예비 개념 속성을 구체적으로 나열할 뿐만 아니라, 지표도 있어서 개념이 보여지는 사례가 명시될 수 있다. 이러한 정의는 개념의 타당성에 대한 연구뿐만 아니라 지지되는 근거를 문헌에서 탐색하는 데 필요하다[Waltz와 Strickland, Lenz(2010)의 개념을 조작화 하는 방법에 대한 사례와 Pedhazur와 Schmelkin(1991)의 구성 타당도 참조].

간호에 큰 영향을 준 역사적 이론을 예로 든다면, 현실에서 한 개념이 얼마나 구체적인 현상을 잘 나타내는지를 알기 위해 어떤 타당화 방법을 썼는지 알 수 있을 것이다. Klaus와 Kennell(1976), Klaus 등(1972)은 생물학적 모성 행위에 근거한 유대감(bonding)의 개념을 동물에서와 마찬가지로 인간에게서도 볼 수 있다고 제안하였다. 동물의 새끼가 태어난 후 즉시 어미와 떨어지게 되면 '이상행동(deviant behavior)'이 나타난다고 하였다(Klaus et al., 1972, p. 460). 그 당시에는 '유대감(bonding)'이 사람의 어머니와 아기에서도 나타나는 현상인지에 대해 알려져 있지 않았다. Klaus 등은 유대감이 생기려면 일정기간 모아관계가 유지되어야 한다고 믿고, 이를 조작적 정의(operational definition)로 하여 출생 직후 모아관계를 유지시켜 유대감이 생기는지 검증하였다. 추후 아기와 접촉을 더 많이 한 어머니가 아

1) 작업 정의(working definition): 경우에 따라 선택되며, 정해진 정의(established definitions) 또는 권위있는 정의(authoritative definitions)와 완전히 일치하지 않을 수 있다. 정해진 정의를 모르는 것은 작업 정의를 선택하거나 고안하는 근거가 된다. 정의가 개발되고 있거나 권위있는 정의를 만들기 위해 조정될 수 있는 잠정적인 정의(tentative definition)로서, 조작적 정의(operational definition)와는 다르다.

기를 대하는 반응을 적게 한 어머니의 반응과 다른 것을 보고 모아 유대감의 개념을 지지하는 근거로 삼았다(Klaus & Kennell, 1976). 그러나 인간에게 유대감이 존재한다는 Klaus와 Kennell(1982)의 주장은 추후에 축적된 연구의 근거와 여러 학자들의 비판적 평가에 도전을 받았으며, 생물학적인 것보다 더 광범위한 출처들을 포함하는 것으로 사람에서의 유대감 존재에 대한 주장을 수정하였다. 그래서 Klaus와 Kennell의 최초의 유대감 개념은 근거가 축적됨에 따라 변경되었다.

개념 타당화는 이론검증의 더 큰 계획의 일부분이 될 수 있다. 예를 들어, Lee와 Winters(2004)는 질적연구에서 농촌 간호이론(rural nursing theory) 검증을 위해 개념 타당화를 실시하였다. 이들은 질적연구인 농촌 근로자들의 "건강인식과 요구의 탐색"에 개념 타당화를 포함하였다. "이 연구에서 나온 개념들을 농촌 간호이론의 기초 개념들과 [비교했다] (p. 51)." 따라서 개념 타당화가 이루어지면 개념과 개념이 포함된 이론의 일부 수정도 불가피하다고 할 수 있다(**표 13.1**에서의 원칙 1).

두 번째, 개념이 현실에서 어떤 현상을 나타내는 표상이라고 하더라도 그것이 꼭 간호실무와 관련성이 높은 개념이라고 할 수는 없다. 즉, 개념이 과학자들에게 소개될 때는 유용성이 있는, 만족할만한 목적이 있어야 한다. 간호학문은 실무가 목적이다. 따라서 실무에 적용할 수 있는 개념인지 아닌지를 확인해야 한다. 이를 위해서는 다음과 같은 질문을 할 수 있다.

1. 개념이 환자의 요구를 나타내는가?
2. 개념이 간호 행위를 안내하는가?
3. 개념에 의해 임상적 성과가 명료해지거나 강화되었는가?
4. 개념이 간호지식개발에 어떻게 기여하는가?

개념이 실무와 관계가 있는지에 대한 확인은 많은 자료에서 찾을 수 있다. 개념적 해결이 필요로 되는 문제를 제기한 문헌들, 개념이 관계 있는 분야의 임상전문가의 의견, 간호대상자의 의견 등이 그 예가 된다. 본 장의 앞 부분에서 인용된 부족한 모유 공급, 만성피로 및 만성 호흡곤란 오랫동안 계속 유지하는 개념의 영속성은 그 개념들이 실무와 지속적인 관련성이 있음을 증명한다.

세 번째, 개념의 속성에 관한 근거는 개념의 본질이 되는 차원, 구성요소 또는 다른 특성들을 명료하게 한다(개념의 정의적 속성은 제 10장 참조). 개념의 속성을 검증하기 위한 과정과 방법은 측정과 검증(Pedhazur & Schmelkin, 1991; Waltz et al., 2010), 간호진단 개발 및 타당성(Appoloni, Herdman, Napoleao, de Carvalho, & Hortense, 2013; Avant, 1979; Fehring, 1986; Gordon & Sweeney, 1979)과 관련되어 광범위하게 개발되었다. 여기서는 개념의 속성을 검증하기 위한 전반적인 안내를 제공하는 것이 목적이기 때문에 구체적 예시는 위에서 제시한 관련문헌을 참고하여 개념 속성의 타당성을 어떻게 심층 분석했는지 참고하기 바란다.

개념검증을 하기 위해서, 이론가는 (1) 제시된 모든 속성이 개념에 같은 수준으로 동등하게 중심에 있는지, (2) 속성이 계층적 구조를 가지고 있는지를 파악해야 한다. 개념의 속성이 명확하게 제시되면, 검증 결과는 더 쉽게 해석할 수 있다. 만약 이론가가 구체적으로 지적한 개념의 선행요인들을 정의된 속성과 대조해 본다면, 검증과 해석의 결과가 더 명확해진다[Pedhazur와 Schmelkin은 선행요인을 '형식적 지표(formative indicators)'라고 했다(1991, p. 54)]. 미리 개념의 경계와 속성을 그 개념이 관찰되는 대상 집단과 함께 명시해 두면 나중에 도움이 된다(제 10장의 개념분석 참조). 개념을 여러 집단에 넓게 적용할 수 있으면 개념의 유용성은 더 넓어진다. 그러나 처음에 한정된 집단에서 개념을 조심스럽게 검증하는 것은 나중에 다른 집단에서 다르게 나타나는 차이를 알게 하므로, 개념의 잘못된 속성을 재정리하는 데 도움이 된다. Whitley(1997)는 간호진단 "불안과 공포"의 타당성을 확인하기 위하여 내 · 외과 환자와 정신과 환자를 대상으로 하여 조사하였다. 마찬가지로 Alfradique de Souza, Santana와 Cassiano's(2015)의 기억장애(impaired memory)와 만성 혼돈(chronic confusion) 진단 간의 차이에 대해 검증하였다. 그 후에 제시된 속성의 또 다른 부분은 다른 집단에서 검증될 수 있다[Fry & Nguyen(1996)의 호주인과 베트남인 집단의 우울 증상 검증 참조].

속성 검증에는 많은 방법이 있다. 가장 일반적인 것 중 하나는 개념의 다양한 속성의 예를 만들어 내고, 그 후 요인 분석과 같은 통계적 과정을 통해 각각의 항목을 분석하는 것이다. 이러한 분석은 알려진 속성이 실제로 경험적으로 입증될 수 있는지 여부를 결정하는데 도움이 된다. 여러 가지 면에서 개념검증과 도구개발은 중복된다. 혼돈(confusion)과 같은 실무기반의 개념은 임상적으로 더 적절한 검증 방법이 필요로 한다(Nagley & Byers, 1987). Nagley와 Byers는 임상적 구성타당도에 대하여 "검증은 간호 상황에서 간호학적 견해로 바라본 현상으로 임상과 연계하여 시행해야 한다(p. 619)."라고 하였다. 호흡기능과 관련된 간호진단의 속성을 검증한 예는 Carlson-Catalano 등(1998)을 참고하기 바란다.

본 장의 서두에서 언급한 바와 같이 개념, 문장, 이론검증의 방법을 각각 나누어 다루었으나, 검증 방법들은 다소 중복되는 면이 있다. 개념은 이론 작업의 중심이지만, 개념 그 자체는 이론 내의 다른 개념들과 연결되어 있는 것으로 이론가에게 보여질 수 있다. 학문적 · 이론 프로그램의 발달 단계에 따라 개념, 문장, 이론에서 어느 검증이 더 시급한지, 얼마나 더 유용한지에 따라 우선순위를 결정하고 실시한다.

문장검증

STATEMENT TESTING

문장의 경험적 타당성 검증은 독자들에게 가장 익숙할 것이다. 연구방법 교과서에 의하면, 가설은 두 개 또는 그 이상의 변인들 간의 관계 문장으로 검증되어야 한다(Polit & Beck, 2008). 문장을 구성하고 있는 개념들이 어떻게 관계되어 있는지에 따라 그 문장들은 기술-상관관계나 실험설계로 검증된다. 일반적으로 근거가 개념들의 관계성을 지지한다고 서술하는 것이 관계가 인과관계라고 서술하는 것보다 찾기에는 더 쉽다. 다시 말하자면, 개념 간의 관계(association)를 입증하는 근거 제시가 인과관계(causal relationship)의 입증 근거보다 쉽다는 뜻이다. 왜냐하면 인과관계에서는 원인과 결과가 아니라는 설명논리가 필요하기 때문이다. 그러한 관계를 확인하기 위한 방법은 비용이 들기도 하고, 경우에 따라 윤리적 이유로 불가능할 수도 있다. 가설-검증을 위한 연구설계와 검증 방법은 연구방법 교과서에 잘 설명되어 있으므로 참고하기 바란다.

문장을 검증할 때, 개념의 측정과 지표를 잘 선택해야 한다. 만약 측정이 개념을 잘 반영하는 지표가 아니라면(Pedhazur & Schmelkin, 1991), 문장을 검증할 때 신뢰성에 대해 잘못된 결론을 내릴 수 있다. 반면, 연구에서 검증하고 있는 문장을 지지하는 근거가 확실하다면 문장은 신뢰성이 클 뿐만 아니라 검증 과정에서 사용된 측정의 타당도에 대한 과학자들의 신뢰도 증가한다(**표 13.1**의 원칙3 참조). 전반적인 문장의 신뢰성 판단은 누적된 근거의 양과 질에 달려있다는 것을 기억하는 것 또한 중요하다. 따라서 문장의 신뢰도는 하나의 연구에 의한 것이 아니고, 많은 연구에서 누적된 근거를 기반으로 하여 결정해야 한다.

다양한 종류의 연구에서 문장의 신뢰성에 대해 검증된 결론을 도출하는 것은 간호학이나 건강관련 학문에서의 탐구에서는 전혀 새로운 것이 아니다. 예를 들면, Susser(1991)는 간호사와 다른 건강전문가들이 오랫동안 관심을 가져 온 임신부의 영양과 아기의 출생 시 체중 간의 인과관계에 대한 근거의 완전성과 질에 대해 철저하게 검토하였다. 그 결과 얻은 결론의 하나는 "임부의 산전식이는 신생아 체중에 영향을 준다. 마찬가지로 임신 3기에 안 먹고 갑자기 허기지는 것과 같이 임부의 체중에도 영향을 준다… 그러나 그 영향은 그리 크지 않으며 조건 관계이다(p. 1394)." Longo(2009)는 대기오염에 관한 가장 최근의 간호연구(nursing research)에서 "역학연구 결과는 최근 [가설], 대기오염이 심혈관기능 저하와 관계가 있다는 것을 지지한다(p. 29)."고 하였다. 이러한 가설은 추후에 새롭고 질적으로 더 확실한 근거가 발견된다면, 문장의 신뢰성이 높아질 수도 있고 반대로 감소될 수도 있다. 문장검증에서 무엇이 더 질적으로 확실한 근거라고 할 수 있는지는 단적으로 말할 수 없다. 예를 들어, 무작위배정임상시험(RCT)은 임상중재의 효능을 검증하는 문장으로는 적절하지만, 어떤 집단의 건강불평등에 대한 예측을 하는 문장검증에는 부적절하다.

문장의 검증은 근거기반실무 개발을 위해 필수적인 부분이다. 반복적으로 문장이 긍정적 검증(대개 연구에서 연구가설로 표현되는)으로 축적된다면, 그 문장의 타당성은 높아진다. 예를 들어, 체중 관리와 관련된 연구의 체계적인 고찰에서 미국의 심장 · 폐 · 혈액 연구소[National Heart, Lung, and Blood Institute(NHLBI), 2013]의 전문가 패널 보고서는 다음 문장이 근거가 높은 문장이라고 평가하였다.

> 과체중 및 비만 성인에 대한 식이 중재(dietary intervention)로 평균 체중감량은 6개월이 최대이며, 치료 및 사후관리가 줄어들면 최대 2년 동안 더 적은 감량이 유지된다. 하루 에너지 섭취량을 줄이는 것을 목표로 하는 식이요법에 의해 얻어지는 체중감량은 6개월의 추적조사에서 4~12kg까지 다양하다. 이후 체중이 천천히 회복되어 1년에 4~10kg, 2년에 3~4kg의 체중감량이 관찰된다(p. 56).

반면, 다음 문장은 근거의 강도가 낮은 것으로 평가되었다.

> 과체중 및 비만 성인의 경우, 일반적인 단백질 식단(전체 칼로리의 15%)과 비교했을 때 체중감소 등 거시영양소(macronutrient) 변화가 있는 상황에서 고단백 식단(전체 칼로리의 25%)은 심혈관질환(CVD) 위험요인에 더 유익한 영향을 미치지 않는다(p. 58).

지지하는 근거들의 증가는 문장의 신뢰성에 강한 확신으로 이어진다. 임상지침(clinical guideline)에 포함된 근거 문장(evidence statement)은 건강 및 건강관리와 관련된 관계 및 그것들을 뒷받침하는 근거 수준에 대한 문장의 예이다.

병원기반간호에서 두드러지는 또 다른 예로 미국 보건의료 연구 및 질관리 기관(Agency of Healthcare Research and Quality, AHRQ)에서 공개한 간호인력 관리와 환자 간호의 질에 대한 근거 보고서에서는 타당한 연구를 발췌하고 근거를 검토한 후에, 다음과 같은 문장으로 결론을 요약했다. "양호한 간호인력 관리는 중환자실과 외과 환자들의 더 좋은 성과(outcomes)와 관계가 있다(Kane, Shamliyan, Mueller, Duval, & Wilt, 2007, p. v)." 이러한 예에서 보여지는 것과 같이, 근거 보고서는 많은 연구에서 요약된 근거의 유형을 기반으로 한다. 보통 개별 연구로는 근거 문장의 신뢰성을 확립하기가 충분하지 않지만, 개별 연구가 누적되면 근거기반의 결론을 내릴 수 있고, 이는 간호실무나 정책의 지침이 된다.

마지막으로 개념, 문장, 이론검증에서 이론검증 이전에 개념을 먼저 검증해야 한다든지 하는 일정하게 정해진 순서는 없다는 것을 항상 명심해야 한다. 예를 들어, 어떤 경우는 전체적으로 이론을 검증할 수 있지만, 때로는 이론에서 문장을 선택하여 먼저 검증하는 것이 더 적절한 방법일 수 있다. 그러므로 문장검증은 커다란 이론검증 작업의 한 부분이다. 따라서 다음에서 설명하려는 이론검증에서 유의할 점은 이론적으로 도출된 문장의 검증에도 적용할 수 있다는 점이다.

이론검증
THEORY TESTING

이론검증의 범위와 기준

이론검증 연구는 간호에서 다양한 대상자와 건강문제를 주제로 하여 수행되었다. 이 연구들을 살펴보면 다음과 같다: 건강증진(Shin, Kang, Park, Cho, & Heitkemper, 2008), 여성(Ehrenberger, Alligood, Thomas, Wallace & Licavoli, 2002)과 남성(Nivens, Herman, Weinrich & Weinrich, 2001)의 예방적 간호, 아동(Yeh, 2002), 청소년(Verchota & Sawin, 2016)과 노인들(Zauszniewski, Chung & Krafcik, 2001)의 건강, 암환자(Berger & Walker, 2001), HIV(Bova, 2001), 심장질환(Beckie, Beckstea & Webb, 2001)과 관련된 만성질환간호, 간호수행(Doran, Sidani, Keatings & Doidge, 2002), 다양한 민족집단(Jennings–Dozier, 1999; Villarruel & Denyes, 1997), 다양한 국가(Demerouti, Bakker,

Nachreiner & Schaufeli, 2000; Kim, Reed, Hayward, Kang & Koening, 2011), 다양한 지역사회(McCullagh, Lusk & Ronis, 2002). 이렇게 광범위하게 수행되고 있는 연구들을 고려하면 간호 지식의 타당성이 중요하다는 점을 이해하게 된다.

이론검증은 이론을 구성하고 있는 개념이나 문장의 관계들이 매우 복잡하기 때문에 문장검증보다 어렵다(그림 9.1 참조). 더구나 무엇이 바람직한 이론검증 연구인가에 대한 명확한 답이 없어서 한 간호이론의 경험적 타당성을 평가하는 것이 쉽지 않다. 이에 Silva(1986)는 개념적 모델(거대이론들)의 검증을 목적으로 하는 연구를 평가하기 위한 일곱 가지 기준을 제시하였다. Silva의 기준은 이론 검증에 대해 기존 문헌에서 다루지 않았던 방법론적으로 참고할 점을 제시하고 있기 때문에 특히 중요하다. Silva가 제시한 기준을 통해 적절한 이론검증의 구성요소가 무엇인지를 이해하는 것이 보다 분명해졌다. 간호현상에 대한 정보를 제공해 주는 다양한 중범위이론을 검증하는 것이 본 장의 목적이기 때문에 Silva(1986)의 기준을 인용하였다.

1. 연구의 목적은 이론의 가정이나 명제(이론적 문장)의 경험적 타당성을 판단하기 위함이다.
2. 이론검증 연구의 이론적 근거로서 이론을 명시한다.
3. 이론의 구조(주요 명제와 명제들 간의 상호관계)가 명백히 진술되어서 그 개념의 관계 문장은 연구가설로 명확하게 성립된다.
4. 연구가설은 이론의 가정이나 명제로부터 분명하게 연역된다.
5. 연구가설은 신뢰성 있고 타당한 도구, 적절한 연구 대상자, 연구설계에 의해 경험적으로 검증된다.
6. 경험적 검증의 결과로 이론의 주된 가정이나 명제가 타당한지 타당하지 않은지에 대한 근거가 있다.
7. 근거는 이론을 지지하거나 지지하지 않거나 이론의 어떤 한 측면을 설명해야 한다.

그러나 위의 기준에는 한 가지 빠진 것이 있다. 이론으로부터 도출된 가설은 이론뿐만 아니라 다른 여러 가지 관련된 이론과도 모순되지 않아야 할 뿐만 아니라 가설은 시종일관 경험적 관찰과 일치함을 보여줘야 한다는 것을 기억해야 한다. 예를 들어, 가난한 사람이 부자보다 더 많은 건강 문제를 경험한다는 가설은 여러 다른 이론적 모델과도 일치한다. 비슷한 예로 개별화된 간호중재를 받는 환자들이 통상적인 간호를 받는 사람들보다 더 많은 자가간호 능력을 보여줄 것이라는 이론적 근거의 예측은 또 다른 많은 이론들로부터 유도할 수 있다. 이러한 가설들은 여러 자료로부터 검증하여 지지될 수 있다고 기대하기 때문에 어떤 이론에서 도출되었는가에 대해서는 별로 염려하지 않아도 된다. 사실 앞에서 언급한 두 가지 예는 기각하기 어려운 애매한 가설들이다. 그래서 이론검증은 단순히 가설을 유도하고 검증하는 것보다 더 복잡하다. 연구자는 가설을 이끌어 낼 수 있어야 할 뿐만 아니라 그렇게 함으로써 어떤 면에서는 이론이 오류로 판명날 수도 있는 위험을 감수해야 한다(Popper, 1965).

오류 가능성을 감수하려면, 이론은 이론과 부합하지 않는 실험적 결과가 분명하게 도출될 수 있을 만큼 충분한 구체성을 가지고 예견할 수 있어야 한다(Fawcett, 1999, p. 95). 대표적인 예로, Wallace(1971)는 이러한 원칙을 구체적으로 다음과 같이 제시하였다.

> 간단한 예로 "모든 사람은 계층으로 분류되거나 분류되지 않는다."는 가설은 원칙적으로 검증이 불가능한 문장이다. 왜냐하면 이 문장은 논리적으로 가능한 경험적 결과가 불가능하게 하기 때문이다. 그러나 "모든 사람의 집단은 계층화되어 있다."라는 가설은 검증할 수 있다. 왜냐하면 이 문장은 논리적으로는 가능할지라도 실제로 계층화되지 않은 인간 집단은 발견할 수 없다고 주장하기 때문이다(p. 78).

오래된 격언을 반복하면 모든 것을 예측하는 이론은 아무것도 예측하지 못한다는 것이다. 또는 Popper(1965)의 말대로 "모든 '좋은' 과학적 이론은 한계가 있다. 그것은 어떤 것이 일어나는 것을 허용하지 않는다. 이론이 더 많은 것을 제한할수록, 그 이론은 더 좋은 것이다"(p. 36). 위와 같은 논리에 의해 저자들은 이론검증의 여덟 번째 기준을 다음과 같이 추가한다.

8. 어떤 구체적인 이론을 검증하기 위해 만들어진 가설은 제한된 결과들에서만 구체화되고 비교되어 그 이론이 반증될 위험에 놓이게 한다.

어떤 이론에서 만들어질 수 있는 예측이 더 구체화될수록 반증의 가능성은 더 커지고 그 이론을 지지하는 자료의 범위는 더 좁아진다는 것은 위의 마지막 기준과 일치한다.

이론검증에서 검증의 결과가 그 이론에 얼마나 적합한가를 판단해야 한다. 이론적 예측의 정확성이 커질수록 '적합성'에 의한 판단은 덜 모호해지고 덜 독단적이 된다(Blalock, 1979). 더욱이 자료에서 매우 구체적인 가설을 검증한 결과가 예측과 잘 맞는다면, 그 이론은 반증 가능성과 경험적 타당성이 다 있는 것으로 평가된다. 다음과 같은 예를 보자. "A와

B는 연관되어 있다"는 예측은 "B의 모든 경우에 A의 발생이 선행된다"는 예측보다 덜 구체적인 예측이다. 간호연구에서 만들어진 가설들이 점차 전자에서 후자 쪽으로 바뀌게 될수록 이론의 반증가능성이 증가할 것이다.

또 다른 복잡한 이론검증(**표 13.1**의 원칙2)은 검증 조건이 있는 가정이다(Hempel, 1966, pp. 19–32). 가정이라는 말은 사실로 여겨 믿어지는 것으로 Hempel은 "보조가정(auxiliary assumption) 또는 보조가설(auxiliary hypothesis)"(p. 23)이라고 했다. 가정은 다음과 같은 명백하고 함축적인 신념이다; (1) 측정과정의 적절한 신뢰성과 타당성, (2) 자료 수집기간 동안에 오염된 상황이 없으며, (3) 연구의 설계에서 과학적 사실이나 참(眞)이라고 가정하는 이론.

검증 결과가 어떤 이론을 지지하는 경우에 이론가들은 그 결과의 대안적 설명을 과소평가하는 실수를 한다. 반면, 결과가 이론적 예측을 지지하지 않는 경우에 그 잘못은 이론 그 자체에 있는 것이 아니라 검증조건과 관련된 가정에 있을 수 있다. 그러므로 어떠한 검증도 이론을 명확하게 입증하거나 반박할 수 없다. 이론검증은 오히려 더 철저히 검증한 다양한 연구에서 축적된 검증 결과가 중요하다.

바람직한 이론을 검증하는 반복 연구는 후에 간호과학 구축의 전략적 측면이 된다. 따라서 경험적 타당성은 이론의 질을 평가할 수 있는 조건이며 이론에 적절한 기존의 근거와 연결되는 것이다. 더 많은 연구가 되었을 때, 한때 경험적으로 타당한 것으로 평가된 이론이 나중에는 덜 타당한 것으로 여겨질 수도 있다. 그래서 추가적인 이론검증이 되면서 그 전의 이론적 예측과 일치하거나 모순되는 근거가 생기면, 이론의 경험적 타당성에 대한 판단은 달라질 수 있다.

간호에서의 이론검증의 예

Tsai와 Tak, Moore, Palencia(2003)의 이론검증 연구는 거대이론(grand theory)과 중범위이론(middle-range theory)들 간의 연결과 이론적 모델에서의 관계들의 구체화, 적절한 검증 절차의 적용, 이론 수정 등 이론개발과 검증의 많은 방법을 보여준다. 연구자들은 관절염이 있는 노인의 만성통증에 대한 중범위이론을 설명하기 위한 기틀로 Roy의 적응이론을 사용했다. 이 이론에서 만성통증(초점 자극)의 개념과 장애와 사회적 지지(연관자극), 나이와 성(잔여 자극)이 관절염이 있는 노인들의 일상적 스트레스로 인한 우울에 영향을 미친다고 보았다. 경로분석을 이용한 초기 이론의 검증은 받아들일 수 있는 수준의 적합도를 보여서

표 13.2 이론검증 연구 논문의 예

저자	논문 제목
Hoffman et al. (2009)	Testing a theoretical model of perceived self-efficacy for cancer-related fatigue self-management and optimal physical functional status
Ryan, Weiss, Traxel, and Brondino (2011)	Testing the integrated theory of health behavior change for postpartum weight management
Covell & Sidani (2013)	Nursing intellectual capital theory: testing selected propositions
Vellone et al. (2013)	Structural equation model testing the situation-specific theory of heart failure self-care
Verchota & Sawin (2016)	Testing components of a self-management theory in adolescents with type 1 diabetes mellitus

전반적으로 우울의 35%를 설명하였다. 나이와 성에서 일상 스트레스로 가는 두 개의 개별적 경로는 통계적으로 유의하지 않았다. 그러므로 중범위이론은 차후에 이들 두 개의 유의하지 않는 경로를 제거하여 수정되었다. **표 13.2**는 이론검증 연구의 추가 예를 보여준다.

Johnson, Ratner, Bottorff와 Hayduk(1993)의 고전적 연구는 이론검증 과정의 복잡성을 잘 보여준다. 이 연구의 목적 중 하나는 Pender(1987)의 초기 버전 건강증진 모델(HPM)을 검증하는 것이었다. 건강증진 모델은 건강증진행위에 영향을 미치는 두 개의 요인(조정요인과 인지-지각요인)과 행동계기로 구성되어 있다. 인구학적 특성은 인지-지각적 요인들을 조정함으로써 건강증진행위에 간접적으로 영향을 미친다. Johnson 등(1993)은 건강의 지각된 통제, 지각된 자기효능감과 지각된 건강상태가 건강증진행위에 직접적으로 영향을 미치는 것으로 가정되는 세 가지 인지-지각적 요인에 초점을 두었다. Johnson 등은 인구학적 특성과 생물학적 특성의 두 가지를 조절요인으로 하여 초점을 두었다.

Johnson 등(1993)은 구조방정식 모델(structural equation model)을 자료분석 방법으로 사용하였는데 이는 "여러 변인들을 동시에 검증할 수 있는 유일한 통계방법"(p. 132)이기 때문이다. 연구자들은 본 연구에서 검증을 위해 몇 개의 변인만을 사용하였지만, 만약 "모든 변인을 다 넣어 모델을 검증했어도 적합할 수 있다"(p. 133)고 했다. 건강증진 모델의 검증은 전국 건강조사를 한 기존 자료에서 1,000여 명의 성인을 대상으로 실시되었다. Johnson 등(1993)은 "건강증진 모델은 관찰자료로 관계를 설명하는 데 실패했다."(p. 136)라고 보고

하였다. 건강증진 모델과 달리 조절요인이 건강증진행위에 직접적인 영향을 미쳤다고 보고 했다. 마지막으로 연구자들은 "건강증진 모델의 인과구조는 건강증진 생활 습관과 상호작용에 영향을 미치는 모든 요인과 그 요인들의 관계에 대해 다시 고려되어야 한다"(p. 138)고 결론을 내렸다.

Johnson 등(1993)의 연구와 같이 일관되지 않은 결과는 연구자와 이론가가 직면하는 마지막 문제를 제기한다. 어떻게 결과를 잘 해석해야 하는가? 본질적으로 이론이 '잘못된' 것이거나 검증 조건과 검증 상황에서 오류가 생길 수 있는 보조 가정이 관련되어 있는가? 예를 들어, Johnson 등이 수행한 이론검증에서 대부분의 변인들은 한 문항의 지표로 측정된다. 이러한 문항들이 이론 개념들의 타당하고 신뢰할 만한 지표가 되는가? 이러한 질문은 본 장의 시작에서 제시한 검증 원칙 중 하나인 이론검증과 도구 타당도의 상호관련성에 관련 있다(**표 13.1**의 원칙3).

이론검증 연구에서 나타날 수 있는 추가적인 문제는 이론을 검증하기 위해 새로운 측정 도구를 만들필요가 있다는 것이다. 이는 이론이 새롭고 적절한 측정 방법이 아직 개발되지 않았거나, 이론이 상황별 측정이 필요한 문제에 적용될 때 발생할 수 있다. 예를 들어, 자기효능감은 많은 이론에서 등장한 개념이지만, 자기효능감 측정은 체중감소를 위해 필요한 식이 및 운동 행위을 수행하기 위한 자기효능감과 같은 구체적인 건강상황에 맞는 자기효능감 측정이 필요하다.

이론검증은 양적연구 방법으로 수행하는 것이 관례였지만, 이 관점은 매우 제한적이다. 질적연구 방법 역시 이론검증과 개념 타당화의 방법으로 적용될 수 있다. 그러한 예들은 이미 언급된 만성질환에서 건강증진 모델과 관련된 Stuifbergen과 Rogers(1997)의 연구와 농촌간호이론(rural nursing theory)과 관련된 Lee와 Winters(2004)의 연구이다.

이론검증을 할 때 검토해야 할 한 가지 주의사항이 있다. 현재 구조방정식 모델링과 같은 강력한 통계적 방법들은 사용 가능한 자료가 있는 모델의 적합성을 검증하기 위해 존재한다(Tabachnick & Fidell, 2013). 모델 수정을 통해 자료로 모델의 적합성을 향상시키는 것도 가능하다. 그러나 자료에서 도출된 모델 수정은 정당화에서 발견으로 맥락이 바뀐다. 다시 말해, 자료를 사용하여 동시에 검증하고 나서 모델을 재구축하고 재검증하기 위해 자료를 이용하는 것은 이론검증의 신뢰성을 손상시킨다. 이러한 작업은 진행과정에서 생기는 발달적인 것으로 고려되어야 한다. **박스 13.2**는 이론검증에서 직면할 수 있는 어려움에 대한 이해를 심화시키는 연습을 제시하였으므로 관심 있는 독자들은 보고 연습하기 바란다.

박스 13.2 비실험연구자료를 문장합성에서 사용할 때 고려할 점

다음에 제시된 이론검증이 목적인 연구 하나를 선택한다. 아래 나열된 링크에서 접속할 수 있다.

- Hoffman AJ, von Eye A, Gift AG, Given BA, Given CW, Rothert M. Testing a theoretical model of perceived self-efficacy for cancer-related fatigue self-management and optimal physical functional status. Nurs Res. 2009;58(1):32-41. Available at https://www.ncbi.nlm.nih.gov/pmc/articles/PMC3108333/pdf/nihms100201.pdf
- Ryan P, Weiss M, Traxel N, Brondino M. Testing the integrated theory of health behavior change for postpartum weight management. J Adv Nurs. 2011;67(9):2047-2059. Available at https://www.ncbi.nlm.nih.gov/pmc/articles/PMC4547450/

연구를 비판적으로 검토한다.

- 첫째, 저자는 전체 이론을 검증하였는가? 아니면 부분만 검증하였는가? 저자가 기존의 이론에는 없는 개념을 추가하였거나 검증하기 전에 이론을 변경하였는가? 그렇다면 왜 그렇게 하였는가?
- 본 장에서 제시된 이론검증을 위한 8가지 기준을 각각 살펴본다. 가장 명확하게 충족된 항목과 가장 적게 충족된 항목은 어떤 것이었는가?
- 이론검증 연구를 수행할 때 기존의 타당화된 측정의 부족이나 표본 감소 또는 작은 표본 크기와 같은 저자들이 맞닥뜨리는 어려움이 있었는가?
  - 저자는 이론검증의 타당성에 영향을 미칠 수 있는 어떤 제한점을 보고하였는가?
  - 저자는 이론검증의 결과로 이론의 변경을 권고하였는가?

마지막으로, 이론들은 관계 문장보다 범위가 더 포괄적이다. 결론적으로 이론은 잠재적으로 개별적인 근거 문장이나 구체적인 임상지침보다 실무와 연구에 대해 더 넓은 영향력을 미친다. 다시 말하면, 실무자나 근거에 의해 잘 지지된 이론들은 의료 및 간호 관련 문제들에 대해 실무나 연구자가 생각하고 해결책을 찾는 방법에 영향을 미침으로써 실무와 학문분야의 연구의 방향을 바꾼다. 예를 들어 인간 건강행위 변화에 대한 과학에서는 중재 연구를 안내하는 많은 행동 이론이 있다(National Cancer Institute, 2005). 그러므로 건강행위를 변화시키는 중재들은 보통 하나 이상의 이론을 기반으로 하여 만들어졌다. 어떤 면에서 다소 신생 과학이라고 할 수 있는 간호는 여전히 이론 기반이 성장 · 발달하고 있다. 또한 간호의 범위는 더 확장되고 있으며, 행동 같은 인간의 한 가지 측면만으로 국한되지 않는다. 그러므로 간호이론의 범위는 인간의 신체, 심리, 사회, 정신적 분야를 포함해서 더 광범위해질 수 있다. 그러한 이론들과 관련된 이론적 모델들을 개발하고 검증하는 것은 도전적이며 복잡하다[예: McCain과 Gray, Walter, Robins(2005)에 의해 개발된 HIV나 유방암의 삶과 관련된 정신신경면역학적 모델(psychoneuroimmunological model) 참조]. 이와 같이 간호학 연구의 내재된 도전에도 불구하고, 1945년 Bixler와 Bixler에 의한 간호에 대한 비평적 분석(제 1장 참조)에서 예견된 간호의 전망을 반영하고 있다.

간호지식의 범위와 주요 관심사

THE SCOPE OF NURSING KNOWLEDGE AND ITS CENTRAL CONCERNS

1952년 Nursing Research 저널의 발간은 체계적으로 발전된 간호지식을 고려하는 출발점이 되었다. 이번 6판을 마무리하는 시점에서 지식개발의 노력은 70년으로 접어들고 있다. 한 걸음 더 나아가 1945년 Bixler와 Bixler의 '간호과학'이라는 표현과 비전으로 돌아가보면, 간호지식개발의 역사는 80년에 이르게 된다. 간호지식의 범위와 간호지식에서 수용되는 주요 관심사에 대해 이 시간 동안 우리는 무엇을 배웠는가? 지평선 너머로 어떤 도전들이 곧 다가올까?

Thorne(2014)과 같은 일부 학자들은 '핵심적인 학문지식'이라는 개념, 즉, "학문이 설명하는 지적 구조는 비전과 사회적 권한에 대한 고유한(unique)[독특한(distinctive)이라고 말할 수도 있다] 초점"이라는 개념을 명확히 설명하였다(p. 1). 역설적이게도 수십 년간의 이론화와 연구에도 불구하고 Thorne은 "이것이 무엇을 구성하는지에 대한 합의는 미치도록 달성하기 어려울 수 있다."(p. 1)라고 하였다. 그러나 제 1장의 도입부분에서 언급된 경향을 고려해 볼 때 명확성은 지금 이 시점에서 특히 중요할 수 있다[간호에서의 이론개발; 초보자 가이드(Theory Development in Nursing; A Beginner's Guide) 부분 참조].

간호과학과 실무에서 명확하게 간호 관점(nursing perspective)에 대해 정의한 성취 분야가 있나요? 범위나 핵심 관심사에 대한 간략한 예들로 다음과 같은 성취가 포함될 수 있으나, 이에 국한되지는 않는다.

- Jacqueline Fawcett가 여러 권의 저작에 걸쳐 세심하게 연대순으로 기록한 간호학에서의 다양한 개념모델과 관련된 축적된 연구(Fawcett, 1993, 1995; Fawcett & DeSanto-Madeya, 2013)
- 증상 및 질병 자가관리, 그리고 질적 · 양적 관련 연구와 관련하여 간호사가 개발한 이론 및 모델(Cashion, Gill, Hawes, Henderson, Saligan, 2016; Grady & Gough, 2014; Lenz, Pugh, Milligan, Gift, Suppe, 1997; Ryan & Sawin, 2009)
- 부모되기, 삶의 변화 또는 건강 사건의 결과로서의 전환에 대한 이론 및 질적 · 양적 연구(Meleis, Sawyer, Im, & Messias, 2000; Mercer, 1995; Mercer & Walker,

2006; Rubin, 1967)

- 검증된 간호진단(Herdman & Kamitsuru, 2014)과 간호중재와 관련된 축적된 실무 지식(Butcher, Bulechek, Dochterman, & Wagner, 2013) 그리고 간호성과(Moorhead, Johnson, Maas & Swanson, 2013)에 대한 지식체의 성장

다른 사례들은 같거나 훨씬 더 설득력 있는 사례들을 제공할 수 있다(**박스 13.3**의 연습 참조). 이 글의 의도는 단지 1950년대 이후로 간호학자들이 어떤 일을 해왔는지에 대해 알려주려는 것이다. 실무학문으로서의 간호사 그리고 간호는 위에서 언급된 사례들에 대해 특정 이해관계(exclusive interest)는 없다. 그럼에도 불구하고, 이러한 영역은 인간(person)-건강(health)-환경(environment)-간호(nursing)의 메타패러다임의 핵심 요소를 반영하고 있으며(Fawcett, 1984), 결과적으로 간호의 특징적인 고유한 관점에 기여한다.

또한 간호학은 취약한 인구집단과 건강 불균형(health disparities)에 대한 관심과 같은 교차관심사(cross-cutting concerns)를 다른 건강전문가뿐만 아니라 더 넓은 지역사회와

박스 13.3 간호과학 내용의 질적 고찰/검토

이 연습의 목적은 현대 간호과학의 핵심 초점을 이해하는 것이다.

- 독자들은 3~5명으로 구성된 팀을 구성하는 것을 추천한다. 각 개인은 다음과 같은 간호학 분야의 주요 학술 저널에 집중한다.
  - International Journal of Nursing Studies
  - Journal of Nursing Scholarship
  - Journal of Advanced Nursing
  - Nursing Research
  - Worldviews of Evidence-Based Nursing
  - Research in Nursing & Health
  - Clinical Nursing Research
- 팀으로서 각 저널의 주제들을 얼마나 많이 검토할지, 저널 논문의 어떤 측면을 검토할지, 그리고 연구의 주요 변수, 개념 또는 이론적 기틀, 및 설명되는 간호의 주요 관심과 같이 연구논문으로부터 요약할 정보를 결정한다.
- 시범적으로 프로젝트에 대한 이해를 공유하기 위해 2~3개의 논문을 함께 검토하는 연습을 한다.
- 이제 정기적으로 회의를 통해 결과와 질문 및 새로운 통찰에 대해 논의하면서 개별 저널들로 나아간다. 수치적 빈도보다는 결과의 개념적 구조에 더 집중한다.
- 팀별로 결과를 종합하고, 결과를 공유한다. 여러분은 핵심적인 간호학 지식에서 찾기 힘든 부분을 발견할 수도 있다.

공유한다. 종종 이러한 관심사와 관련 문제를 해결하는 것은 학제 간 팀 및 지역사회와의 협력을 필요로 한다. 이러한 연구와 실무 환경에서 간호 핵심 지식(nursing core knowledge)을 확실하게 파악하여 간호의 건강에 대한 폭넓은 비전을 통해 환자와 가족의 결과가 혜택을 얻을 수 있도록 협력하여 노력하는 것이 특히 중요하다.

미래를 생각할 때, Grace, Willis, Roy, Jones(2016)은 "전문적인 실무를 위해 철학적, 개념적/이론적, 경험적 탐구"(p. 61)가 간호실무 학문에서 학자들의 주요 책임으로 구성된다는 것을 상기시킨다. 따라서 간호 학자들이 이러한 비전을 충분히 반영하기 위해서는 "[간호] 학문분야의 목표와 관점에 대한 깊은 역사적 이해"가 있어야 한다(Grace et al., p. 68). 이러한 학문적 혼합에서 과학적 탐구의 중요성에도 불구하고, 이론적 탐구는 이해를 심화시키고 새로운 가능성을 구상하는 데 있어 필수적이다. 마찬가지로, 간호학에서도 비평을 위해서 뿐만 아니라 간호와 인간 돌봄에 대한 윤리적, 인식론적 주제의 영역을 분명히 하고 일깨우기 위해 철학적 연구가 필요하다.

마무리 논평/맺음말

CLOSING COMMENTARY

본 책의 제 1장에서 지적한 것처럼, 간호학에서는 많은 수준의 이론을 개발해왔다. 그러나 충분히 정련되어 있고, 사용자가 현실에서 구체적으로 측정 가능한 모델로 사람들이 이해하는 이론일지라도 엄격한 검증을 거쳐야 한다. 명확하게 기술된 이론은 이론의 장점을 제멋대로 판단하는 것을 줄일 수 있다. 이는 이론이 정책과 실무를 위한 방향결정에 사용된다면 특히 중요하다. 이론의 검증성과 그 경험적 타당성은 기초과학에서 보다 실천학문인 간호학에서 비슷하거나 더 중요하다. 전문직에 대한 대중의 신뢰는 인간이 개입된 과학적 판단을 할 때 가장 최선의 절차를 사용함으로써 보증된다.

간호와 같은 실천학문에서는 실무를 위한 훌륭한 지식체를 구축하기 위해 이론개발과 검증의 상호의존성은 필수적이다. 간호실무를 위한 이론적 기반의 지속적이고 다양한 개발을 위해서는 간호사들의 자신의 일에 대한 열성과 사고뿐만 아니라 장기적인 책임이 요구된다. 이러한 책임은 간호사의 학문적 과제가 학습과정에서 체계화될 때 분명해진다. 대학원생들이 간호의 본질에 대한 열정을 가지고 프로그램을 초기에 정의하고 미래로 나아가는 것이 유용하다(Meleis, 1987). 본인의 학습과 연구 과정을 처음부터 계획하여 미래에 어떻게 발전시킬 것인지에 대한 프로그램을 수립하는 것이 좋을 것이다.

참고문헌

REFERENCES

Alfradique de Souza P, Santana RF, Cassiano KM. Differential validation of nursing diagnoses of impaired memory and chronic confusion. *J Nurs UFPE Online*. 2015;9(7):9078–9085. Retrieved June 8, 2017, at http://www.revista.ufpe.br/revistaenfermagem/index.php/revista/article/view/7915/pdf_8465

Appoloni AH, Herdman H, Napoleao AA, de Carvalho EC, Hortense P. Concept analysis and validation of the nursing diagnosis, delayed survival recovery. *Int J Nurs Knowl*. 2013;24(3):115–121.

Avant K. Nursing diagnosis: Maternal attachment. *Adv Nurs Sci*. 1979;2(1):45–55.

Beckie TM, Beckstead JW, Webb MS. Modeling women's quality of life after cardiac events. *West J Nurs Res*. 2001;23:179–194.

Berger AM, Walker SN. An explanatory model of fatigue in women receiving adjuvant breast cancer chemotherapy. *Nurs Res*. 2001;50:42–52.

Bixler G, Bixler RW. The professional status of nursing. *Am J Nurs*. 1945;45:730–735.

Blalock HM. Dilemmas and strategies of theory construction. In: Snizek WE, Fuhrman ER, Miller MK, eds. *Contemporary Issues in Theory and Research: A Metasociological Perspective*. Westport, CT: Greenwood Press; 1979.

Bova C. Adjustment to chronic illness among HIV-infected women. *J Nurs Scholarsh*. 2001;33:217–223.

Bryant AL, Walton AL, Phillips B. Cancer-related fatigue: Scientific progress has been made in 40 years. *Clin J Oncol Nurs*. 2015;19(2):137–139.

Bull A. Primary care of chronic dyspnea in adults. *Nurse Pract*. 2014;39(8):34–40.

Butcher HK, Bulechek GM, Dochterman JMMC, Wagner C, eds. *Nursing Interventions Classification*. 6th ed. St. Louis, MO: Elsevier/Mosby; 2013.

Carlson-Catalano J, Lunney M, Paradiso C, Bruno J, Luise BK, Martin T, et al. Clinical validation of ineffective *breathing pattern, ineffective airway clearance, and impaired gas exchange. Image. 1998;30(3):243–248.*

Cashion AK, Gill J, Hawes R, Henderson WA, Saligan L. National Institutes of Health Symptom Science Model sheds light on patient symptoms. *Nurs Outlook*. 2016;64(5):499–506.

Covell CL, Sidani S. Nursing intellectual capital theory: Testing selected propositions. *J Adv Nurs*. 2013;69(11):2432–2445.

Coward DD. Critical multiplism: A research strategy for nursing science. *Image*. 1990;22:163–167.

Cronbach LJ, Meehl PE. Construct validity in psychological tests. In: Jackson DN, Messick S, eds. *Problems in Human Assessment*. New York, NY: McGraw-Hill; 1967, pp. 57–77.

Demerouti E, Bakker AB, Nachreiner F, Schaufeli WB. A model of burnout and life satisfaction amongst nurses. *J Adv Nurs*. 2000;32:454–464.

Doran DI, Sidani S, Keatings M, Doidge D. An empirical test of the Nursing Role Effectiveness Model. *J Adv Nurs*. 2002;38:29–39.

Ehrenberger HE, Alligood MR, Thomas SP, Wallace DC, Licavoli CM. Testing a theory of decision-making derived from King's systems framework in women eligible for a cancer clinical trial. *Nurs Sci Q*. 2002;15:156–163.

Fawcett J. *Analysis and Evaluation of Nursing Theories*. Philadelphia, PA: Davis; 1993.

Fawcett J. *Analysis and Evaluation of Conceptual Models of Nursing*. 3rd ed. Philadelphia, PA: Davis; 1995.

Fawcett J. The metaparadigm of nursing: Present status and future refinements. *Image*. 1984;16:84–87.

Fawcett J. *The Relationship of Theory and Research*. 3rd ed. Philadelphia, PA: Davis; 1999.

Fawcett J, DeSanto-Madeya S. *Contemporary Nursing Knowledge: Analysis and Evaluation of Nursing Models and Theories*. 3rd ed. Philadelphia, PA: Davis; 2013.

Fehring R. Validating diagnostic labels: Standardized methodology. In: Hurley ME, ed. *Classification of Nursing Diagnoses: Proceedings of the Sixth Conference*. St. Louis, MO: Mosby; 1986.

Fry A, Nguyen T. Culture and the self: Implications for the perception of depression by Australian and Vietnamese nursing students. *J Adv Nurs*. 1996;23:1147–1154.

Gatti L. Maternal perceptions of insufficient milk supply in breastfeeding. *J Nurs Scholarsh*. 2008;49(4):355–363.

Gordon M, Sweeney MA. Methodological problems and issues in identifying and standardizing nursing diagnoses. *Adv Nurs Sci*. 1979;2(1):1–15.

Grace PJ, Willis DG, Roy C, Jones DA. Profession at the crossroads: A dialog concerning the preparation of nursing scholars and leaders. *Nurs Outlook*. 2016;64:61–70.

Grady PA, Gough LL. Self-management: A comprehensive approach to management of chronic conditions. *Am J Public Health*. 2014;104(8):e25–e31.

Hempel CG. *Philosophy of Natural Science*. Englewood Cliffs, NJ: Prentice Hall; 1966.

Herdman TH, Kamitsuru S. Nursing Diagnoses 2015–17: *Definitions and Classification*. 10th ed. Oxford, UK: Wiley Blackwell; 2014.

Hill PD, Humenick SS. Insufficient milk supply. *Image*. 1989;21:145–148.

Hoffman AJ, von Eye A, Gift AG, Given BA, Given CW, Rothert M. Testing a theoretical model of perceived self-efficacy for cancer-related fatigue self-management and optimal physical functional status. *Nurs Res*. 2009;58(1):32–41.

Jennings-Dozier K. Predicting intentions to obtain a Pap smear among African American and Latina women: Testing the theory of planned behavior. *Nurs Res*. 1999;48:198–205.

Johnson JL, Ratner PA, Bottorff JL, Hayduk LA. An exploration of Pender's health promotion model using LISREL. *Nurs Res*. 1993;42:132–138.

Kane RL, Shamliyan T, Mueller C, Duval S, Wilt T. *Nursing Staffing and Quality of Patient Care*. Evidence Report/Technology Assessment No. 151. Prepared by the Minnesota Evidence-based Practice Center under Contract No. 290-02-0009. AHRQ Publication No.07-E005. Rockville, MD: Agency for Healthcare Research and Quality; March 2007.

Kim S-S, Reed PG, Hayward RD, Kang Y, Koenig HG. Spirituality and psychological wellbeing: Testing a theory of family interdependence among family caregivers and their elders. *Res Nurs Health*. 2011;34:103–115.

Klaus MH, Jerauld R, Kreger MC, McAlpine W, Steffa M, Kennell JH. Maternal attachment: Importance of the first postpartum days. *N Engl J Med*. 1972;286:460–463.

Klaus MH, Kennell JH. *Maternal–Infant Bonding*. St. Louis, MO: Mosby; 1976.

Klaus MH, Kennell JH. *Parent–Infant Bonding*. 2nd ed. St. Louis, MO: Mosby; 1982.

Lee HJ, Winters CA. Testing rural nursing theory: Perceptions and needs of service providers. *Online J Rural Nurs Health Care*. 2004;4:51–63.

Lenz ER, Pugh LC, Milligan RA, Gift A, Suppe F. The middle-range theory of unpleasant symptoms: An update. *Adv Nurs Sci*. 1997;19(3):14–27.

Longo BM. The Kilauea Volcano adult health study. *Nurs Res*. 2009;58:23–31.

Marx MH. *The general nature of theory construction*. In: Marx MH, ed. Theories in Contemporary Psychology. New York, NY: Macmillan; 1963.

McCain NL, Gray DP, Walter JM, Robins J. Implementing a comprehensive approach to the study of health dynamics using the psychoneuroimmunology paradigm. *Adv Nurs Sci*. 2005;28:320–332.

McCarley C. A model of chronic dyspnea. *Image*. 1999;31:231–236.

McCullagh M, Lusk SL, Ronis DL. Factors influencing use of hearing protection among farmers: A test of the Pender Health Promotion Model. *Nurs Res*. 2002;51:33–39.

Meleis AI. ReVisions in knowledge development: A passion for substance. *Sch Inq Nurs Pract*. 1987;1(1):5–19.

Meleis AI, Sawyer LM, Im EO, Messias DK, Schumacher K. Experiencing transitions: An emerging middle-range theory. *Adv Nurs Sci*. 2000;23(1):12–28.

Mercer RT. *Becoming a Mother: Research on Maternal Role Identity from Rubin to the present*. New York, NY: Springer; 1995.

Mercer RT, Walker LO. A review of nursing interventions to foster becoming a mother. *J Obstet Gynecol Neonatal Nurs*. 2006;35(5):568–582.

Moorhead S, Johnson M, Maas M, Swanson E, eds. *Nursing Outcomes Classification*. 5th ed. St. Louis, MO: Elsevier/Mosby; 2013.

Nagley SJ, Byers PH. Clinical construct validity. *J Adv Nurs*. 1987;12:617–619.

National Cancer Institute. Theory-at-a-Glance: A Guide for Health Promotion Practice. 2nd ed. Washington, DC: U. S. Department of Health and Human Services; 2005. Available at https://cancercontrol.cancer.gov/brp/research/theories_project/theory.pdf

National Heart, Lung, and Blood Institute. *Managing Overweight and Obesity in Adults: Systematic Evidence Review from the Obesity Expert Panel*. 2013. Available at https://www.nhlbi.nih.gov/health-topics/managing-overweight-obesity-in-adults

Nivens AS, Herman J, Weinrich SP, Weinrich MC. Cues to participation in prostate cancer screening: A theory for practice. *Oncol Nurs Forum*. 2001;28:1449–1156.

Pedhazur EJ, Schmelkin LP. Measurement, Design, and Analysis: An Integrated Approach. Hillsdale, NJ: Erlbaum; 1991.

Pender NJ. *Health Promotion in Nursing Practice*. 2nd ed. Norwalk, CT: Appleton & Lange; 1987.

Polit DF, Beck CT. *Nursing Research: Generating and Assessing Evidence for Nursing Practice*. 9th ed. Philadelphia, PA: Lippincott Williams & Wilkins; 2012.

Popper KR. *Conjectures and Refutations*. New York, NY: Basic Books; 1965.

Potempa K, Lopez M, Reid C, Lawson L. Chronic fatigue. *Image*. 1986;18:165–169.

Renner M, Saligan LN. Understanding cancer-related fatigue: Advancing the science. *Fatigue*. 2016;4(4):189–192.

Rubin R. Attainment of the maternal role: Part I. Processes. *Nurs Res*. 1967;16:237–245.

Ryan P, Sawin KJ. The individual and family self-management theory: Background and perspectives on context, process, and outcomes. *Nurs Outlook*. 2009;57(4):217–225.

Ryan P, Weiss M, Traxel N, Brondino M. Testing the integrated theory of health behavior change for postpartum weight management. *J Adv Nurs*. 2011;67(9):2047–2059.

Schumacher KL, Gortner SR. (Mis)conceptions and reconceptions about traditional science. *Adv Nurs Sci*. 1992;14(4):1–11.

Shin KR, Kang Y, Park HJ, Cho MO, Heitkemper M. Testing and developing the health promotion model in low-income, Korean elderly women. *Nurs Sci Q*. 2008;21:173–178.

Silva MC. Research testing nursing theory: State of the art. *Adv Nurs Sci*. 1986;9(1):1–11.

Silva MC, Sorrell JM. Testing of nursing theory: Critique and philosophical expansion. *Adv Nurs Sci*. 1992;14(4):12–23.

Smith GT. On construct validity: Issues of method and measurement. *Psychol Assess*. 2005;17:396–408.

Stuifbergen AK, Rogers S. Health promotion: An essential component of rehabilitation for persons with chronic disabling conditions. *Adv Nurs Sci*. 1997;19(4):1–20.

Susser M. Maternal weight gain, infant birth weight, and diet: Causal sequences. *Am J Clin Nutr*. 1991;53: 1384–1396.

Tabachnick BG, Fidell LS. Using Multivariate Statistics. 6th ed. Boston, MA: Pearson; 2013.

Thorne S. What constitutes core disciplinary knowledge? *Nurs Inq*. 2014;21(1):1–2.

Tsai P, Tak S, Moore C, Palencia I. Testing a theory of chronic pain. *J Adv Nurs*. 2003;43:158–169.

Vellone E, Riegel B, D'Agostino F, Fida R, Rocco G, Cocchieri A, et al. Structural equation model testing the situation-specific theory of heart failure self-care. *J Adv Nurs*. 2013;69(11):2481–2492.

Verchota G, Sawin K. Testing components of a self-management theory in adolescents with type 1 diabetes mellitus. *Nurs Res*. 2016;65(6):487–495.

Villarruel AM, Denyes MJ. Testing Orem's theory with Mexican Americans. *Image*. 1997;29:283–288.

Wallace WL. *The Logic of Science in Sociology*. New York, NY: Aldine; 1971.

Waltz CF, Strickland OL, Lenz ER. *Measurement in Nursing and Health Research*. 4th ed. New York, NY: Springer/Davis; 2010.

Weaver K, Olson JK. Understanding paradigms used for nursing research. *J Adv Nurs*. 2006;53:459–469.

Whitley GG. Three phases of research in validating nursing diagnoses. *West J Nurs Res*. 1997;19:379–399.

Yeh C. Health-related quality of life in pediatric patients with cancer: A structural equation approach with the Roy Adaptation Model. *Cancer Nurs*. 2002;25:74–80.

Zauszniewski JA, Chung C, Krafcik K. Social cognitive factors predicting the health of elders. *West J Nurs Res*. 2001;23:490–503.

추가 자료

ADDITIONAL READINGS

Acton GJ, Irvin BL, Hopkins BA. Theory-testing research: Building the science. *Adv Nurs Sci*. 1991;14(1):52–61.

Behi R, Nolan M. Deduction: Moving from the general to the specific. *Br J Nurs*. 1995;4:341–344.

Coates VE. Measuring constructs accurately: A prerequisite to theory testing. *J Psychiatr Ment Health Nurs*. 1995;2:287–293.

Dulock HL, Holzemer WL. Substruction: Improving the linkage from theory to research. *Nurs Sci Q*. 1991;4:83–87.

Fawcett J. Testing nursing theory. In: *Analysis and Evaluation of Nursing Theories*. Philadelphia, PA: Lippincott; 1993.

Field M. Causal inference in behavioral research. *Adv Nurs Sci*. 1979;2(1):81–93.

Gibbs JP. Part 3: Test of theories. *In: Sociological Theory Construction*. Hinsdale, IL: Dryden Press; 1972.

Hall JM, Stevens PE. Rigor in feminist research. *Adv Nurs Sci*. 1991;13(3):16–29.

Hinshaw AS. Theoretical model testing: Full utilization of data. *West J Nurs Res*. 1984;6:5–9.

Jacobs MK. Can nursing theory be tested? In: Chinn PL, ed. *Nursing Research Methodology*. Rockville, MD: Aspen; 1986.

McQuiston CM, Campbell JC. Theoretical substruction: A guide for theory testing research. *Nurs Sci Q*. 1997;10:117–123.

Mullins NC. Empirical testing. In: *The Art of Theory: Construction and Use*. New York, NY: Harper & Row; 1971.

Platt JR. Strong inference. *Science*. 1964;146:347–352.

Reynolds PD. Testing theories. In: *A Primer in Theory Construction*. Indianapolis, IN: BobbsMerrill; 1971.

Sandelowski M. The problem of rigor in qualitative research. *Adv Nurs Sci*. 1986;8(3):27–37.

Wallace WL. Tests of hypotheses; decisions to accept or reject hypotheses; logical inference; theories. In: *The Logic of Science of Sociology*. New York, NY: Aldine; 1971.

Zetterberg HL. *On Theory and Verification in Sociology*. Totowa, NJ: Bedminster Press; 1965.

찾아보기
INDEX

ㅂ

ㅅ

ㅇ